MED AT

LEITFADEN MEDIZIN AUFNAHMETEST IN ÖSTERREICH

6. AUFLAGE

EFFIZIENTE LÖSUNGSSTRATEGIEN • MUSTERLÖSUNGEN ZU ALLEN AUFGABEN • BEWÄHRTE TIPPS & TRICKS • ZAHLREICHE ORIGINALGETREUE ÜBUNGSAUFGABEN • EXAKTE ANALYSE DER ORIGINALAUFGABEN • AUSFÜHRLICHE ERKLÄRUNGEN ZU TYPISCHEN FEHLERQUELLEN • DETAILLIERTER TRAININGSPLAN • ALLGEMEINE RATSCHLÄGE • FUNDIERTE BUCHEMPFEHLUNGEN • HILFE-CHAT • JÄHRLICHE AKTUALISIERUNG

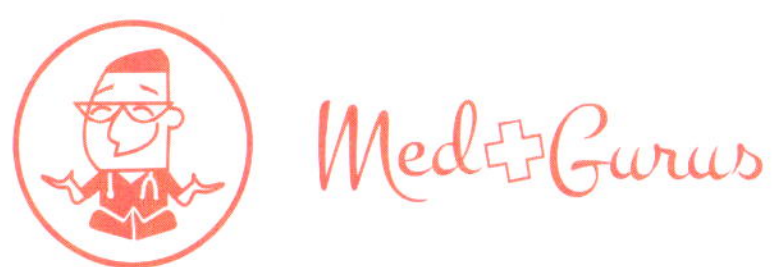

Zuschriften, Lob und Kritik bitte an:

MedGurus® Verlag
Am Bahnhof 1
74670 Forchtenberg
Deutschland

Email: buecher@medgurus.de

Bibliografische Information der Deutschen Nationalbibliothek

Die Deutsche Nationalbibliothek verzeichnet diese Publikation in der Deutschen Nationalbibliografie.
Detaillierte bibliografische Daten sind im Internet über http://dnb.dnb.de abrufbar.

1. Auflage März 2013
2. Auflage November 2013
3. Auflage März 2015
4. Auflage März 2016
5. Auflage März 2017
6. Auflage Februar 2019

Umschlaggestaltung: Studio Grau, Berlin
Layout & Satz: Studio Grau, Berlin
Lektorat: Marina Essig
Druck & Bindung: Schaltungsdienst Lange oHG, Berlin

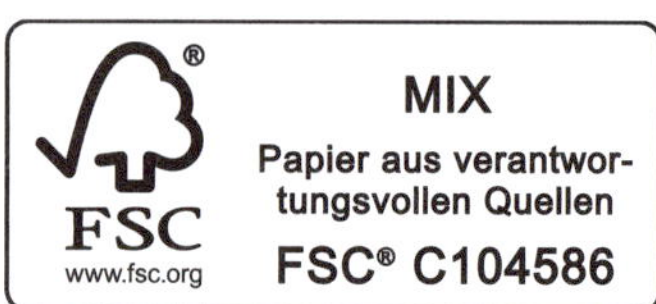

Printed in Germany
ISBN: 978-3-950333-25-1

INHALTSVERZEICHNIS

INHALTSVERZEICHNIS

13 ALLGEMEINE RATSCHLÄGE 267

14 LÖSUNGEN 275

15 BUCHEMPFEHLUNGEN, E-LEARNING UND SEMINARE 303

16 QUELLENVERZEICHNIS 313

VORWORT

Hinter dem MedGurus® Verlag steht eine Initiative von approbierten Ärzten und Medizinstudenten, die es sich zur Aufgabe gemacht haben Medizininteressierten zu ihrem Studienplatz zu verhelfen. Es ist unser Anliegen Chancengleichheit bei der Vorbereitung auf den Medizinertest herzustellen und keine Selektion durch überteuerte Vorbereitungskurse und -materialien zu betreiben. Wir haben daher in den vergangenen Jahren viel Zeit und Herzblut in die Erstellung von Seminaren, Büchern und unserer E-Learning-Plattform investiert. Inzwischen können wir dieses Vorbereitungsangebot für den TMS, EMS, MedAT und HamNat zu studentisch fairen Preisen anbieten. Wir hoffen, dass wir Dir damit den Weg ins Medizinstudium ebnen können, so wie uns das schon bei einer Vielzahl Medizinstudenten vor Dir erfolgreich gelungen ist.

Das Konzept unserer Buchreihe für den für den MedAT ist simpel:

* Der Leitfaden für den MedAT erklärt Dir anhand von verständlichen Beispielen die Lösungsstrategien zu den einzelnen Untertests des MedAT.
* Mit unseren Übungsbüchern hast Du die Möglichkeit anhand der zahlreichen Übungsaufgaben, zu den jeweiligen Untertests, die beschriebenen Lösungsstrategien einzustudieren.
* Mit unserer MedAT Simulation kannst Du zum Abschluss Deiner Vorbereitung Deine Fähigkeiten realistisch überprüfen.

Unsere MedAT Buchreihe wird dabei jedes Jahr auf den neuesten Stand gebracht und an die aktuellen Änderungen im MedAT angepasst.

Auf Dein Feedback zu unseren Büchern freuen wir uns. Für konstruktive Kritik haben wir immer ein offenes Ohr und setzen Deine Wünsche, Anregungen und Verbesserungsvorschläge gerne um. Du erreichst uns unter buecher@medgurus.de oder auf Facebook unter www.facebook.com/medgurus. Hier veröffentlichen wir auch regelmäßig Neuigkeiten zu den Medizinertests.

Im Übrigen werden fünf Prozent der Gewinne des MedGurus® Verlages für karitative Zwecke gespendet. Detaillierte Informationen zu unseren geförderten Projekten findest Du auf unserer Homepage www.medgurus.de.

Jetzt wünschen wir Dir viel Spaß bei der Bearbeitung dieses Buches, eisernes Durchhaltevermögen bei der Vorbereitung und nicht zuletzt viel Erfolg im Medizinertest!

Dein Autorenteam
Alexander Hetzel, Constantin Lechner und Anselm Pfeiffer

DANKE!
Wenn Du der Meinung bist, dass Dir dieses Buch helfen konnte, dann bewerte es bitte auf **Amazon.de** oder auf unserer Homepage **www.medgurus.de**.

EINLEITUNG

EINLEITUNG

1. AUFBAU DES MEDAT

Der MedAT wurde 2013 als Aufnahmeverfahren für die Studiengänge Humanmedizin, Zahnmedizin und Molekulare Medizin (Innsbruck) eingeführt und vereint die beiden vorherigen Aufnahmeverfahren der Medizinischen Universitäten Innsbruck, Wien und Graz, indem sowohl naturwissenschaftliche Vorkenntnisse, als auch Kognitive Fähigkeiten geprüft werden. Seit 2014 werden auch an der neu gegründeten MedUni Linz Humanmedizin-Studienplätze angeboten und nach dem Testergebnis im MedAT vergeben. Das gemeinsame Aufnahmeverfahren findet österreichweit zeitgleich statt. Man kann sich daher nur an einer der vier Universitäten bewerben. Der Test kann jedoch beliebig oft wiederholt werden.

AUFBAU DES MEDAT-H

Die Abfolge der einzelnen Untertests kann sich im MedAT kurzfristig ändern. Folge daher dem nebenstehenden QR-Link und informiere Dich in unserer Community über alle Neuigkeiten zum MedAT. Hier haben wir alles Wichtige für Dich in kurzen, informativen Artikeln zusammengefasst.

Der MedAT-H ist aus vier Testteilen aufgebaut:

* Basiskenntnistest für medizinische Studien
* Textverständnis
* Test der Kognitiven Fähigkeiten und Fertigkeiten
* Sozial-emotionale Kompetenzen

TESTTEIL	UNTERTEST	AUFGABEN	ZEITVORGABE	PUNKTE	WERTUNG
BASISKENNTNISTEST FÜR MEDIZINISCHE STUDIEN	Biologie	40	30 Min.	40	40%
	Chemie	24	18 Min.	24	
	Physik	18	16 Min.	18	
	Mathematik	12	11 Min.	12	
TEXTVERSTÄNDNIS	Textverständnis	12	35 Min.	12	10%
VORMITTAG GESAMT		106	110 MIN.	106	50%
Mittagspause					
KOGNITIVE FÄHIGKEITEN UND FERTIGKEITEN	Figuren zusammensetzen	15	20 Min.	15	40%
	Merkfähigkeit Einprägephase	8 Ausweise	8 Min.		
	Zahlenfolgen	10	15 Min.	10	
	Wortflüssigkeit	15	20 Min.	15	
	Merkfähigkeit Abrufphase	25	15 Min.	25	
	Implikationen erkennen	10	10 Min.	10	
SOZIAL-EMOTIONALE KOMPETENZEN	Emotionen erkennen	10	15 Min.	10	10%
	Soziales Entscheiden	10	15 Min.	10	
NACHMITTAG GESAMT		95	118 MIN.	95	50%
MEDAT-H GESAMT		201	228 MIN.	201	100%

AUFBAU DES MEDAT-Z

Der MedAT-Z ist aus vier Testteilen aufgebaut:

- Basiskenntnistest für medizinische Studien
- Manuelle Fähigkeiten
- Test der Kognitiven Fähigkeiten und Fertigkeiten
- Sozial-emotionale Kompetenzen

TESTTEIL	UNTERTEST	AUFGABEN	ZEITVORGABE	PUNKTE	WERTUNG
BASISKENNTNISTEST FÜR MEDIZINISCHE STUDIEN	Biologie	40	30 Min.	40	40%
	Chemie	24	18 Min.	24	
	Physik	18	16 Min.	18	
	Mathematik	12	11 Min.	12	
MANUELLE FÄHIGKEITEN	Draht biegen	2	30 Min.		20%
	Formen spiegeln	5	30 Min.		
VORMITTAG GESAMT		101	135 MIN.	94	60%
Mittagspause					
KOGNITIVE FÄHIGKEITEN UND FERTIGKEITEN	Figuren zusammensetzen	15	20 Min.	15	30%
	Merkfähigkeit Einprägephase	8 Ausweise	8 Min.		
	Zahlenfolgen	10	15 Min.	10	
	Wortflüssigkeit	15	20 Min.	15	
	Merkfähigkeit Abrufphase	25	15 Min.	25	
SOZIAL-EMOTIONALE KOMPETENZEN	Emotionen erkennen	10	15 Min.	10	10%
	Soziales Entscheiden	10	15 Min.	10	
NACHMITAG GESAMT		85	108 MIN.	85	40%
MEDAT-Z GESAMT		186	243 MIN.	179	100%

NEUES BEIM MEDAT 2019

Der MedAT wurde als dynamischer Test konstruiert, der jährlich an neue Erkenntnisse und Anforderungen angepasst werden kann. Die Veränderungen im Hinblick auf das Vorjahr sind jedoch verhältnismäßig gering. Ausschließlich die Quotenregelung zur Vergabe der Studienplätze hat sich grundlegend verändert. Hierzu findest Du alle Informationen im folgenden Kapitel Zulassungsquoten. Inhaltlich gibt es keine Neuerungen im MedAT 2019.

2. ZULASSUNGSQUOTEN

Seit dem MedAT 2019 wird die Studienplatzvergabe für die Studienplätze in der Human- und Zahnmedizin neu gehandhabt. Bei der Vergabe der Zahnmedizin-Studienplätze wurde die Quotenregelung komplett abgeschafft, sodass die Studienplatzvergabe komplett unabhängig von der Herkunft des Bewerbers erfolgt.

Auch bei der Vergabe der Humanmedizin-Studienplätze gibt es weitreichende Änderungen. Die EU-Quote und Nicht-EU-Quote existieren de facto nicht mehr. Stattdessen gibt es eine kombinierte Quote, bei der alle Bewerber in einen gemeinsamen Topf geworfen werden. Unabhängig davon bleibt die AT-Quote jedoch erhalten. Da das alles sehr theoretisch klingt, erklären wir Dir nun wer zu welcher Quote gehört und was diese Neuregelung für Konsequenzen hat.

HUMANMEDIZIN AT-QUOTE

75 Prozent der Studienplätze werden auch weiterhin ausschließlich an Bewerber aus der AT-Quote vergeben. Neu ist jedoch, dass die Teilnehmer der AT-Quote, die keinen Studienplatz über die AT-Quote erhalten haben, mit den EU-lern und Nicht-EU-lern um die restlichen 25 Prozent der Studienplätze konkurrieren. Zur AT-Quote zählen die folgenden Bewerber:

* ÖsterreicherInnen mit österreichischem Reifezeugnis bzw. einem Reifezeugnis, das dem österreichischen gleichgestellt ist, z. B. österreichische Auslandsschule; mehr unter www.bmuk.gv.at
* SüdtirolerInnen, welche eine deutsch- oder ladinischsprachige Sekundarschule zweiten Grades abgeschlossen haben.
* EU-BürgerInnen mit einem Reifezeugnis aus Luxemburg oder Liechtenstein
* EU-BürgerInnen, die ein Reifezeugnis besitzen, welches einem in Österreich ausgestellten Reifezeugnis gleichgestellt ist, z. B. österreichische Auslandsschule; mehr unter www.bmuk.gv.at.

HUMANMEDIZIN EU-QUOTE

20 Prozent der Studienplätze werden im nächsten Schritt an Bewerber aus der EU-Quote und die besten Österreicher, die nicht über die AT-Quote zugelassen wurden, vergeben. Zur EU-Quote zählen die folgenden Bewerber:

* EU-BürgerInnen, deren Reifezeugnis innerhalb oder außerhalb der EU, jedoch nicht in Österreich, ausgestellt wurde, z. B. deutsche Staatsbürger mit Abitur, österreichische Staatsbürger mit deutschem Abitur oder Niederländer mit niederländischem Abschluss, etc.

HUMANMEDIZIN NICHT-EU-QUOTE

Fünf Prozent der Studienplätze werden im letzten Schritt der Vergabe an Bewerber der Non-EU-Quote und die besten EU-ler und Österreicher, die nicht über die vorherige Vergabe zugelassen wurden, vergeben. Zur Non-EU-Quote zählen die folgenden Bewerber:

* Nicht-EU-BürgerInnen: BürgerInnen eines Staates, der kein Mitgliedsstaat der EU ist, und EU-BürgerInnen, deren Abschluss nicht gleichgestellt ist mit einem Reifezeugnis, das innerhalb oder außerhalb der EU erworben wurde, z. B. Schweizer Staatsbürger mit Reifezeugnis.

QUINTESSENZ

- Die Zulassungschancen für Bewerber aus der AT-Quote bleiben unverändert gut.
- Die Zulassungschancen für Bewerber aus der EU-Quote verbessern sich, da fünf Prozent mehr Studienplätze zur Verfügung stehen und Bewerber aus der AT-Quote, die es nicht unter die besten 75 Prozent in ihrer Quote geschafft haben, in der EU-Quote kaum eine Chance haben.
- Für Bewerber aus der Nicht-EU-Quote wird es extrem schwer sich durchzusetzen, da Sie nun auch mit den Bewerbern aus der AT-Quote und EU-Quote konkurrieren müssen.
- Für Bewerber der Zahnmedizin gibt es keine Quoten mehr. Daher steigen die Zulassungschancen für Bewerber aus EU-Ländern und Nicht-EU-Ländern.

3. STUDIENPLATZZAHLEN

Die folgenden Tabellen zeigen, welche österreichische Universität wie viele Studienplätze je Studienrichtung anbietet und wie diese auf die verschiedenen Quoten (AT, EU und Nicht-EU) verteilt werden.

Studienplätze Humanmedizin 2019

	GESAMT	AT	AT & EU	AT & EU & NICHT-EU
GRAZ	336	252	67	17
INNSBRUCK	360	270	72	18
WIEN	660	495	132	33
LINZ	180	135	36	9
GESAMT	1536	1152	307	77

Studienplätze Zahnmedizin 2019

GRAZ	24
INNSBRUCK	40
WIEN	80
LINZ	–
GESAMT	144

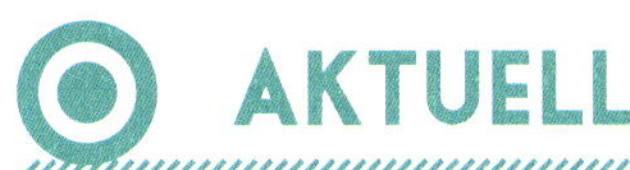

AKTUELL

- **LINZER TORTE**
  Linz erhöhte 2018 sein Studienplatzangebot auf 180 Humanmedizin-Studienplätzen. Die Kapazität soll bis zum Studienjahr 2022/23 schrittweise auf 300 Studienplätze erhöht werden. Für das Studienjahr 2019/20 stehen jedoch weiterhin nur 180 Studienplätze für das Studium der Humanmedizin zur Verfügung. Im vergangenen Jahr führte die Aufstockung der Studienplätze dazu, dass jeder einen Teil dieses neu zu verteilenden Kuchens haben wollte und die Anzahl der Bewerber sprunghaft anstieg. Mehr hierzu findest Du im **Kapitel Bewerber- und Teilnehmerstatistiken.**

4. BEWERBER- UND TEILNEHMERSTATISTIKEN

Die folgenden Tabellen sollen Dir die schwer vorstellbaren Bewerberzahlen aufschlüsseln und erklären. Die Anzahl der Bewerber beim MedAT 2018 lag bei 15 880. Diese bewarben sich an den Universitäten Innsbruck, Graz, Wien und Linz um insgesamt 1680 Studienplätze. Erschienen sind zum MedAT 2018 jedoch nur 12 552 Teilnehmer. Dies entspricht 79 Prozent der Bewerber (15 880). Das heißt jeder fünfte blieb dem Test fern. Dieses Phänomen war auch in den Jahren zuvor zu beobachten, sodass man davon ausgehen kann, dass auch 2019 wieder nur circa 80 Prozent der Bewerber am Testtag erscheinen werden, wodurch sich Deine Chancen auf einen Studienplatz enorm verbessern.

Für den MedAT 2019 rechnen wir mit circa 16 000 BewerberInnen, die um insgesamt 1536 Humanmedizin-Studienplätze und 144 Zahnmedizin-Studienplätze konkurrieren.

TEILNEHMERSTATISTIK MEDAT 2016–2018[1]

TeilnehmerInnen MedAT Human- und Zahnmedizin 2018

	HUMANMEDIZIN	AT	EU	NICHT-EU	ZAHNMEDIZIN	AT	EU	NICHT-EU
GRAZ	2287	1563	834	44	154	–	–	–
INNSBRUCK	2704	1137	1675	85	193	–	–	–
WIEN	5503	3883	1878	184	442	–	–	–
LINZ	1269	803	442	23	–	–	–	–
GESAMT	11 763				789			

TeilnehmerInnen MedAT Human- und Zahnmedizin 2017

	HUMANMEDIZIN	AT	EU	NICHT-EU	ZAHNMEDIZIN	AT	EU	NICHT-EU
GRAZ	2563	1626	875	62	148	92	52	4
INNSBRUCK	2616	–	–	–	195	–	–	–
WIEN	6057	4000	1856	201	447	294	129	24
LINZ	729	495	221	13	–	–	–	–
GESAMT	11 965				790			

1 Vgl. Medizinische Universität Graz; vgl. Medizinische Universität Wien; vgl. Medizinische Universität Innsbruck; vgl. Medizinische Universität Linz

Teilnehmerlnnen MedAT Human- und Zahnmedizin 2016

	HUMANMEDIZIN	AT	EU	NICHT-EU	ZAHNMEDIZIN	AT	EU	NICHT-EU
GRAZ	2501	1613	824	64	144	99	39	6
INNSBRUCK	2627	–	–	–	198	–	–	–
WIEN	5600	3690	1731	179	462	296	133	33
LINZ	596	275	299	22	–	–	–	–
GESAMT	11 324				804			

5. CHANCEN AUF EINEN STUDIENPLATZ

Aus der Anmeldestatistik können einige interessante Daten herausgelesen werden, die einen Trend wiedergeben, aber keine in Stein gemeißelten Wahrheiten darstellen. Hat man sich noch nicht für einen Studienort entschieden und hegt auch keine besondere Präferenz für den Wunschstudienort, so ist es interessant zu klären, wo man die besten Chancen auf einen Studienplatz hat.

Die folgenden Tabellen demonstrieren Dir die Teilnehmerzahlen im Vergleich zu den vorhandenen Studienplätzen an den vier medizinischen Fakultäten (Graz, Innsbruck, Wien und Linz) in Österreich in den vergangenen drei Jahren. Hiermit hat man die Möglichkeit die Anzahl der Bewerber pro Studienplatz und die prozentuale Chance auf einen Studienplatz zu ermitteln. Da für Innsbruck in den Jahren 2016 und 2017 keine Aufschlüsselung der Teilnehmer nach Quoten veröffentlicht wurde, haben wir hierfür die Verhältnisse aus den Vorjahren als Näherungswerte verwendet.

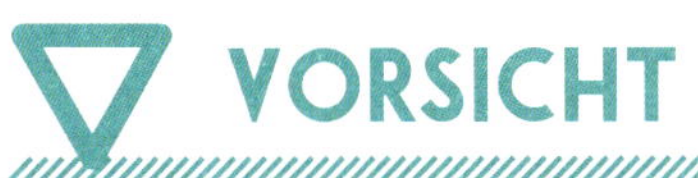

Wir haben Dir die Fakultäten mit den besten Chancen hervorgehoben. Dies war im Jahr 2018 bei Bewerbern, die unter die AT-Quote fielen, die Fakultät Innsbruck und für Bewerber, die unter die EU-Quote oder Non-EU-Quote fielen, die Fakultät Linz.

Chancen auf einen Studienplatz Humanmedizin nach Quote 2018

	PROZENTUALE CHANCE AUF STUDIENPLATZ			BEWERBER PRO STUDIENPLATZ		
	AT-QUOTE	EU-QUOTE	NICHT-EU-QUOTE	AT-QUOTE	EU-QUOTE	NICHT-EU-QUOTE
GRAZ	16,1%	8,0%	38,6%	6,2	12,5	2,6
INNSBRUCK	23,7%	4,3%	21,2%	4,2	23,3	4,7
WIEN	12,7%	7,0%	17,9%	7,9	14,3	5,6
LINZ	16,8%	8,1%	39,1%	6,0	12,3	2,5

Chancen auf einen Studienplatz Humanmedizin nach Quote 2017

	PROZENTUALE CHANCE AUF STUDIENPLATZ			BEWERBER PRO STUDIENPLATZ		
	AT-QUOTE	EU-QUOTE	NICHT-EU-QUOTE	AT-QUOTE	EU-QUOTE	NICHT-EU-QUOTE
GRAZ	16,6%	8,2%	29%	6,0	12,1	3,4
INNSBRUCK	28,6%	5,4%	38,4%	3,5	18,9	2,6
WIEN	13,8%	8%	18,4%	7,2	12,5	5,4
LINZ	18,1%	10,8%	46,3%	5,5	9,2	2,1

Chancen auf einen Studienplatz Humanmedizin nach Quote 2016

	PROZENTUALE CHANCE AUF STUDIENPLATZ			BEWERBER PRO STUDIENPLATZ		
	AT-QUOTE	EU-QUOTE	NICHT-EU-QUOTE	AT-QUOTE	EU-QUOTE	NICHT-EU-QUOTE
GRAZ	16,9%	8,7%	27,8%	5,9	11,4	3,6
INNSBRUCK	28,5%	5,2%	38,4%	3,5	19,0	2,6
WIEN	15%	8,5%	20,8%	6,6	11,7	4,8
LINZ	32,8%	8,0%	27%	3,0	12,4	3,7

AKTUELL

- **THE TIMES THEY ARE A-CHANGIN'**
  Da die bisherige Quotenregelung zur Vergabe der Humanmedizin-Studienplätze 2019 nicht mehr angewendet wird, werden sich die entsprechenden Chancen auf einen Studienplatz verändern. Die AT-Quote wird weitgehend unberührt bleiben. Die EU-Quote wird sich voraussichtlich leicht verbessern. Die Nicht-EU-Quote wird mit Sicherheit einbrechen und wahrscheinlich auf das Niveau der EU-Quote sinken.

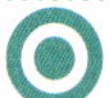

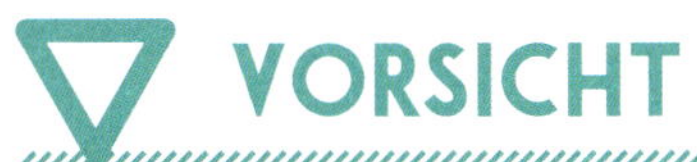

VORSICHT

Da die Quotenregelung für Zahnmedizin für 2019 komplett aufgehoben wurde und die Anmeldezahlen in den letzten Jahren sehr konstant waren, haben wir Dir in der folgenden Tabelle eine Prognose zu Deinen Studienplatzchancen für das Zahnmedizinstuzdium für den MedAT-Z 2019 erstellt. Wie beim Lotto natürlich immer ohne Gewähr.

Prognostizierte Chance auf einen Studienplatz Zahnmedizin für 2019

	PROZENTUALE CHANCE AUF STUDIENPLATZ	BEWERBER PRO STUDIENPLATZ
	GESAMTQUOTE	GESAMTQUOTE
GRAZ	15,6%	6,4
INNSBRUCK	20,7%	4,8
WIEN	18,1%	5,5

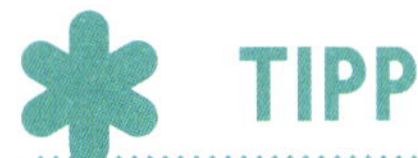

TIPP

* **TOTE FISCHE**
  Man ist geneigt zu empfehlen, man solle sich an der Universität mit den höchsten Zulassungschancen des letzten Jahres bewerben. Allerdings besteht die Gefahr, dass sich genau das sehr viele Bewerber denken und sich dadurch an diesen Universitäten, bedingt durch die höhere Bewerberzahl, Engpässe bilden. Als Beispiel für dieses Phänomen kann man die extrem gestiegenen Anmeldezahlen 2018 in Linz anführen. Wir empfehlen Dir daher gegen den Strom zu schwimmen und Dich dort zu bewerben, wo Du hin willst und Deine Chancen durch eine Top-Vorbereitung zu verbessern.

Doch bevor Du nach all diesen Statistiken jetzt den Kopf senkst und in Gedanken den Lebenstraum als erfolgreicher Arzt bzw. Ärztin zu arbeiten durch den Schredder jagst, weil Du mehr an die anderen, als an Dich glaubst, solltest Du schnell zum nächsten Kapitel Studienplatzchance verbessern weiterblättern und die ganzen Zahlen wieder vergessen, denn wie sagte Winston Churchill: „Ich glaube nur der Statistik, die ich selbst gefälscht habe."

QUINTESSENZ

- Die Zulassungschancen auf einen Humanmedizin-Studienplatz für Bewerber aus der AT-Quote waren in den vergangenen Jahren am besten an der Med-Uni Innsbruck.
- Die Zulassungschancen auf einen Humanmedizin-Studienplatz für Bewerber aus der EU-Quote waren in den vergangenen Jahren am besten an der Universität Linz.
- Die Zulassungschancen auf einen Humanmedizin-Studienplatz für Bewerber aus der Nicht-EU-Quote können momentan nicht sicher abgeschätzt werden.
- Die Zulassungschancen auf einen Zahnmedizin-Studienplatz waren an allen drei Universitäten ähnlich gut mit einem kleinen Vorteil an der Med-Uni Innsbruck.
- Schwimme gegen den Strom und bewirb Dich dort wo Du hin willst!

6. STUDIENPLATZCHANCEN VERBESSERN

Eine elegante Möglichkeit für Bewerber aus der EU-Quote und Nicht-EU-Quote seine Chance deutlich zu verbessern ist die österreichische Matura zu absolvieren. Denn wer eine österreichische Matura vorweisen kann, wird automatisch zur AT-Quote gezählt, unabhängig von der Nationalität. Deutsche, die noch nicht ihr deutsches Abitur gemacht haben, könnten somit ihre Chancen aufbessern.

Doch das ist natürlich eine Extremvariante der Chancenverbesserung, die sich nur für die wenigsten eröffnet. Deshalb folgt nun ein Plädoyer an die MedAT-Vorbereitung.

Man kann den Aufnahmetest annähernd mit einem Sportwettbewerb vergleichen. Natürlich haben diejenigen, die sich monatelang auf ein solches Event vorbereiten, die besten Chancen die Konkurrenz abzuhängen. Das bedeutet, Du koinkurrierst nur mit denjenigen, die sich auf einem ähnlichen Trainingsniveau befinden. Doch ein Großteil der TeilnehmerInnen hat nicht die Möglichkeit sich ausreichend auf den Test vorzubereiten. Viele haben schlichtweg zu wenig Zeit, da sie sich auch auf Abitur, Matura, ein anderes Studium oder einen Job konzentrieren müssen. Anderen fehlt es ganz einfach an Motivation, da sie sich nicht sicher sind, ob ein Medizinstudium überhaupt das Richtige für sie ist. Bei manchen BewerberInnen kommt auch beides zusammen. Das Ausmaß der eigentlichen Konkurrenz ist also bedeutend kleiner, als die oben genannten Zahlen suggerieren.

Inhaltliche Vorbereitung ist mit Abstand der wichtigste beeinflussbare Faktor für den Erfolg im Test. Fasst man den Begriff der Vorbereitung etwas weiter, fallen auch noch andere, nicht zu unterschätzende, Faktoren darunter. Ein Beispiel hierfür wäre die Prüfungsangst, unter der bis zu 15 Prozent der SchülerInnen leiden. Diese sind am Testtag nicht in der Lage ihre beste Leistung abzurufen. Es gibt viele Mittel gegen Prüfungsangst, das effektivste ist eine gründliche Vorbereitung.

Auch äußere Faktoren, wie eine wenig erholsame Nacht vor dem Testtag, weil man beispielsweise im Auto übernachten musste, fallen unter diesen Begriff. Wer sich frühzeitig um einen gemütlichen Schlafplatz kümmert, hat sich auch hier besser vorbereitet. Weitere hilfreiche Tipps zur optimalen Vorbereitung findest Du im Verlauf dieses Buches.

Ein letzter Hinweis zur optimalen Vorbereitung: Masse ist nicht gleich Klasse! Das heißt, Du solltest Dich nicht nur ausgiebig vorbereiten, sondern vor allem auch strukturiert und kontinuierlich. Versuche Dich dabei für die Themen, die Du lernst, zu begeistern und ihnen etwas Positives abzugewinnen.

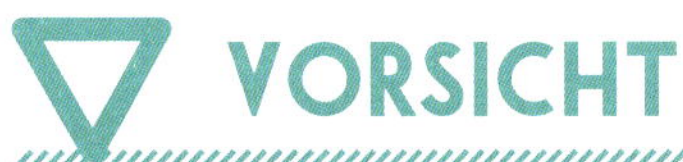

Wer sich Zeit nimmt, sich gut vorzubereiten und am Testtag ausgeschlafen und wohl genährt erscheint, hat gute Chancen einen Studienplatz zu ergattern, egal in welcher Quote!

7. BENÖTIGTE PUNKTZAHL IM MEDAT

Der Aufbau des MedAT hat sich über die Jahre deutlich verändert. Durch diese stetigen Änderungen gab es entsprechend Abweichungen bezüglich der möglichen Gesamtpunktzahl. Daher ist es nur sehr schwer möglich absolute Zahlen für eine Bestehensgrenze zu definieren. Wir haben trotzdem versucht die Werte, die uns zur Verfügung stehen, zusammenzutragen, um Dir einen Überblick über die letztjährigen Entwicklungen zu geben.

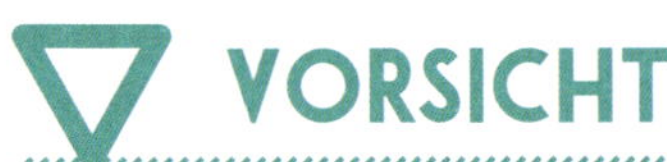

VORSICHT

Die Punktwerte in dieser Tabelle wurden von uns empirisch erhoben und sind keine offiziellen Zahlen. Sie dienen nur zur groben Orientierung. Die Angaben sind daher ohne Gewähr. Zudem gilt es zu berücksichtigen, dass jedes Jahr ein Nachrückverfahren stattfindet, da es immer wieder StudienwerberInnen gibt, die ihren Studienplatz nicht annehmen. Hiermit korrigieren sich die Punktzahlen nach unten.

Punktzahl zum Erreichen eines Studienplatzes im MedAT 2013–2018

JAHR	TEST	MAXIMAL-PUNKTZAHL	AT-QUOTE	EU-QUOTE	NON-EU-QUOTE
2018	MedAT Graz	201 P	143 P (71%)	148 P (74%)	129 P (64%)
	MedAT Ibk	201 P	138 P (69%)	151 P (75%)	130 P (65%)
	MedAT Wien	201 P	145 P (72%)	149 P (74%)	135 P (67%)
	MedAT-H Linz	201 P	139 P (69%)	147 P (73%)	124 P (62%)
2017	MedAT Graz	201 P	141 P (70%)	144 P (72%)	127 P (63%)
	MedAT Ibk	201 P	131 P (65%)	147 P (73%)	125 P (62%)
	MedAT Wien	201 P	143 P (71%)	144 P (72%)	129 P (64%)
	MedAT-H Linz	201 P	133 P (66%)	134 P (67%)	121 P (60%)
2016	MedAT-H	191 P	132 P (69%)	137 P (72%)	118 P (62%)
2015	MedAT-H	185 P	111 P (60%)	130 P (71%)	–
	MedAT-Z	173 P	112 P (65%)	–	–
2014	MedAT-H	240 P	144 P (60%)	168 P (70%)	–
	MedAT-Z	295 P	192 P (65%)	–	–
2013	MedAT-H	227 P	152 P (67%)	168 P (74%)	–
	MedAT-Z	227 P	–	–	–

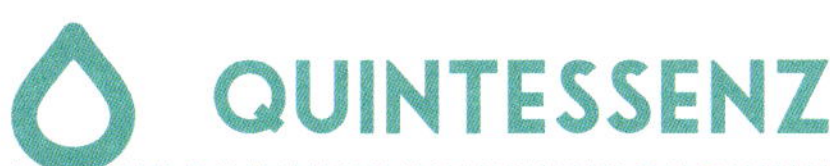

QUINTESSENZ

- Unsere klare Empfehlung ist ein Ergebnis anzustreben mit dem man sich an allen medizinischen Fakultäten in Österreich einen Studienplatz sichert.
- Für Bewerber auf einen Humanmedizin-Studienplatz aus der AT-Quote entspricht das 145 Punkten.
- Für Bewerber auf einen Humanmedizin-Studienplatz aus der EU-Quote entspricht das 151 Punkten.
- Bewerber aus der Nicht-EU-Quote müssen sich für 2019 an der EU-Quote orientieren.

8. GRUNDSÄTZLICHES ZUR VORBEREITUNG

Nachdem Du nun erfahren hast wie der MedAT im Detail aufgebaut ist, stellt sich die Frage, wie man sich strukturiert auf den Test vorbereitet. Wir wollen Dir daher eine Anleitung an die Hand geben, mit der Du Dich Schritt für Schritt auf Deinen großen Tag vorbereiten kannst. Für einen durchschlagenden Erfolg kommt dabei dem Begriff vorausschauende Planung besondere Bedeutung zu.

Unsere Erfahrungen aus den letzten Jahren haben gezeigt, dass es durchaus realistisch ist durch eine effiziente Vorbereitung vor allem bei den Untertests der Kognitiven Fähigkeiten und im Textverständnis die volle Punktzahl zu erzielen. Das entspricht beim MedAT-H bereits 50 Prozent der Gesamtwertung. Durch eine gezielte Vorbereitung ist dieses Ziel in jedem Fall zu erreichen. Wir empfehlen daher den Übungsschwerpunkt auf diese schnell trainierbaren Untertests zu legen, da man damit schon die halbe Miete zusammen hat.

Um sich auf den Basiskenntnistest für medizinische Studien vorzubereiten, sollte man von Beginn an täglich die notwendigen naturwissenschaftlichen Kenntnisse auffrischen. Dies ist mit Abstand der aufwendigste Teil der Vorbereitung und sollte daher kontinuierlich über die gesamte Vorbereitungszeit verteilt werden.

Die sozial-emotionalen Kompetenzen sind die Blackbox des MedAT. Niemand weiß genau, was einen erwartet. Zur Vorbereitung hierfür empfehlen wir die Kapitel in diesem Buch durchzuarbeiten und die offiziell bereitgestellten Übungsaufgaben zu studieren. Da es zu diesem Testteil bisher kein verlässliches Übungsmaterial gibt, arbeiten wir momentan mit Hochdruck an einem entsprechenden Übungsbuch Sozial-emotionale Kompetenzen. Wir hoffen es Dir im Frühjahr 2019 anbieten zu können. Einfach mal auf medgurus.de vorbeischauen.

Der MedAT ist kein Zauberkunststück, sondern mit einer gezielten Vorbereitung eine machbare Herausforderung. Ein intensives Training zahlt sich in jedem Fall aus und wird Dir helfen Deine eigene Bestleistung am Testtag abzurufen.

Zudem raten wir Dir davon ab, anhand von Anmeldezahlen die eigenen Chancen auf einen Studienplatz herunterzurechnen. Das ist keine gute Motivation. Viel eher solltest Du auf Dich und Deine Fähigkeiten vertrauen und den Test als eine Chance wahrnehmen. Zur Aufmunterung kann noch gesagt werden, dass circa 20 Prozent der angemeldeten Bewerber nicht zum MedAT erscheinen und ein großer Teil der Teilnehmer ohne jegliche Vorbereitung antritt. Lass Dich daher nicht von den absoluten Anmeldezahlen entmutigen. Mit einer guten Vorbereitung stichst Du unvorbereitete BewerberInnen definitiv aus. Du musst nur an Dich glauben!

9. VORBEREITUNG IN DER GRUPPE

Das ZTD – Zentrum für Testentwicklung und Diagnostik an der Universität Freiburg, das bis 2012 den österreichischen und bis heute den Schweizer EMS entwirft, führte, um allgemeine Fragen zur Vorbereitung genauer beantworten zu können, in den Jahren 2003 bis 2005 eine Studie durch, an der 3718 EMS-AbsolventInnen teilnahmen. Folgendes wurde festgestellt: „Die gemeinsame Vorbereitung scheint einer nur selbstständigen Vorbereitung etwas überlegen zu sein – vor allem, wenn die schulischen Leistungen etwas schlechter sind.“[2] Wir schließen uns dieser Empfehlung in vollem Umfang an und können aus eigener Erfahrung die Vorbereitung in einer Gruppe nur unterstützen. Eine Gruppe von 2–3 Personen ist dafür ideal. Dadurch wird die Vorbereitung nicht nur gründlicher, sondern macht auch mehr Spaß und motiviert. Bereits gemeinsam nebeneinander still zu lernen ist unerwartet motivierend. Man sollte sich allerdings über eine Sache im Klaren sein:

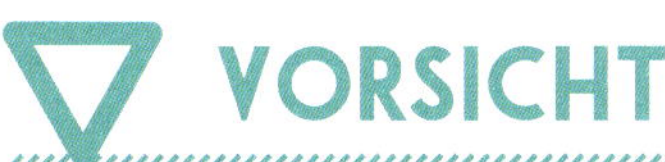

Das Erarbeiten von neuem Lernstoff ist in einer Gruppe wenig effektiv, das Verarbeiten dagegen sehr effektiv. Den höchsten Lernerfolg (90 Prozent) hat man, wenn man etwas sieht, hört, darüber diskutiert und es schließlich anwendet.

Für eine funktionierende Gruppenarbeit ist es sinnvoll, einige Regeln zu beherzigen:

- Vor jedem Gruppentreffen muss Einzelarbeit stattgefunden haben.
- Die Größe der Gruppe sollte maximal fünf Personen betragen. Am besten jedoch nur zwei bis drei Personen.
- Die Stärken der TeilnehmerInnen sollten unterschiedlich verteilt sein. Nur dann kann man voneinander profitieren.
- Vor jedem Gruppentreffen sollte ein klares Ziel definiert werden, dem alle Gruppenmitglieder zustimmen.

Bei der Suche nach LernpartnerInnen bietet es sich an auf Facebook, Instagram, dem Forum der Uni Graz, dem Medi-Learn-Forum oder auf unserer Homepage www.medgurus.de nachzuschauen.

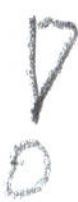

2 Vgl. Hänsgen et al., 2005

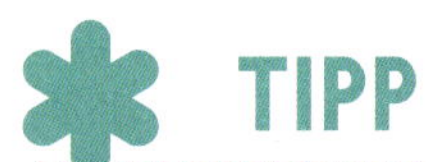

TIPP

* **DIVIDE ET IMPERA**
Wir haben für alle Testteilnehmer auf Facebook eine Plattform eingerichtet, mithilfe derer Du Dich mit anderen Teilnehmer austauschen kannst. Du findest Die **TMS / EMS / MedAT-Lerngruppen** unter **www.facebook.com/tmslerngruppen**. Teile die Seite und baue Dein Netzwerk auf. Gemeinsam ist man stark!

10. LERNPLAN

Für eine gründliche Vorbereitung ist es notwendig, das Trainingspensum für jeden Untertest strukturiert in einem Lernplan festzuhalten. Es ist sehr wichtig, Dir einen Überblick über den Lernstoff zu verschaffen und für eine gezielte Vorbereitung diesen in handliche Portionen einzuteilen. Zur Organisation eignet sich die Erstellung eines Lernplans, die Dir im Folgenden noch genauer erklärt werden wird. Wir empfehlen eine Mindestvorbereitungszeit von 5 Wochen.

Praktisch ist es, wenn Du die Planung an einem großen Terminkalender durchführst. Als Erstes solltest Du alle wichtigen Termine (Prüfungstag, Ferien, Events, Anreise etc.) darauf eintragen. Es ist wichtig, dass Du einen Zeitpuffer von etwa drei Tagen am Ende für unvorhersehbare Ereignisse, wie z. B. Grippe, Fehlplanung oder Ähnliches, einbaust. Am letzten Tag vor dem Test solltest Du nicht mehr trainieren, sondern nur noch entspannen.

Als Zweites sollte der Übersichtsplan erstellt werden. Du teilst Dir dazu die fünf Wochen bis zum Prüfungstermin ein und hältst für jede Woche fest, welche Untertests an welchem Tag geübt werden sollen.

Als Drittes folgt die Tagesplanung, bei der Du genau festlegst, was Du für den nächsten Tag durchnehmen möchtest. Das heißt, Du hältst jeden Tag für den nächsten Tag schwarz auf weiß fest, welches Kapitel, welche Seiten, welches Thema geübt werden sollen. Der Aufwand kostet nur eine Minute. Ebenso solltest Du für den kommenden Tag neben dem genauen Arbeitspensum auch die Erholung einplanen. Es ist wichtig, dass Du die zwei bis drei Stunden Trainingszeit pro Tag einhältst und Dir dabei ein realistisches Tagesziel setzt, das Dich nicht überfordert. Das Gefühl mit dem Trainingspensum nicht Schritt halten zu können, frustriert und demotiviert. Nach Erledigung eines jeden Häppchens ist es ein gutes Gefühl, dieses Etappenziel auf dem Terminplaner durchzustreichen und Dich dafür zu loben. Mit gutem Gewissen darfst Du dann auch etwas für Dein eigenes Vergnügen tun. Dieses Aufteilen und Vorausplanen hat einen enormen psychologischen Effekt. Man hat das Gefühl, die Sache unter Kontrolle zu haben. Ohne Planung hat man meist ein schlechtes Gewissen, wenn man nicht lernt, da einem der Überblick über den Stoffumfang fehlt. Eine Einteilung des Lernstoffes dient daher Deinem eigenen Wohlbefinden.

Wir haben Dir den folgenden Lernplan nach den verschiedenen Untertests des MedAT in fünf Wochen mit je einem freien Tag (Sonntag) gegliedert. Der aufwendigste Teil ist mit Sicherheit das Auffrischen der naturwissenschaftlichen Kenntnisse für den Basiskenntnistest für medizinische Studien. Für diesen Testteil ist es sinnvoll, wenn Du die Themen geblockt lernst, das heißt eine Woche Mathematik, eine Woche Physik, eine Woche Chemie und zwei Wochen Biologie. Hierbei hat man Mathematik am schnellsten wiederholt, weswegen wir es direkt an den Anfang setzen. Biologie ist hingegen der größte Block, weswegen wir ihn in die letzten zwei Wochen vor dem MedAT gelegt haben (Stichwort: Kurzzeitgedächtnis). Arbeite einfach einen Stichpunkt nach dem anderen aus den Checklisten mithilfe der empfohlenen Bücher ab, dann bist Du bestens gewappnet.

Beim Textverständnis empfiehlt es sich, regelmäßig zu lernen. Die ersten drei Wochen kannst Du jeden zweiten Tag einen Text unter Zeitdruck bearbeiten und die letzten zwei Wochen jeden Tag einen Text. Nach der Bearbeitung solltest Du weitere 15 Minuten zur Nachbearbeitung der Fehler und zum genaueren Verständnis des Textes aufwenden.

Für die Kognitiven Fähigkeiten solltest Du im Bereich Gedächtnistraining über die gesamten fünf Wochen kontinuierlich jeden Tag trainieren. Den genauen Lernplan fürs Gedächtnistraining findest Du im Abschnitt Gedächtnis und Merkfähigkeit dieses Buches. Zahlenfolgen, Figuren zusammensetzen und Wortflüssigkeit können nach anfänglichem Intensivtraining jeden dritten Tag für je 15 Minuten geübt werden.

Für den Untertest Implikationen erkennen solltest Du anfangs täglich eine Stunde investieren, um Dich mit dem Sachverhalt und der sehr ungewohnten Logik vertraut zu machen. Danach solltest Du jeden zweiten Tag 20 Minuten zur Bearbeitung eines kompletten Untertests inklusive Nachbearbeitung einplanen. Beim Untertest Soziales Entscheiden und Emotionen erkennen ist es sinnvoll regelmäßig kleine Mengen bis kurz vor dem MedAT zu trainieren.

1. WOCHE	UNTERTEST	MO	DI	MI	DO	FR	SA
BASISKENNTNISTEST FÜR MEDIZINISCHE STUDIEN	MATHEMATIK	1 Std.	1 Std.	1 Std.	1 Std.	1 Std.	1 Std.
	CHEMIE						
	BIOLOGIE						
	PHYSIK						
TEXTVERSTÄNDNIS	TEXTVERSTÄNDNIS	30 Min.		30 Min.		30 Min.	
KOGNITIVE FÄHIGKEITEN	FIGUREN ZUSAMMENSETZEN						
	ZAHLENFOLGEN						
	GEDÄCHTNISTEST	1 Std.	1 Std.	1 Std.	1 Std.	1 Std.	1 Std.
	WORTFLÜSSIGKEIT	30 Min.	30 Min.	30 Min.	30 Min.	30 Min.	30 Min.
	IMPLIKATIONEN ERKENNEN						
SOZIAL-EMOTIONALE KOMPETENZEN	SOZIALES ENTSCHEIDEN	20 Min.		20 Min.		20 Min.	
	EMOTIONEN ERKENNEN		20 Min.		20 Min.		20 Min.

2. WOCHE	UNTERTEST	MO	DI	MI	DO	FR	SA
BASISKENNTNIS-TEST FÜR MEDIZINISCHE STUDIEN	MATHEMATIK						
	CHEMIE						
	BIOLOGIE						
	PHYSIK	1,5 Std.	1,5 Std.	1,5 Std.	1,5 Std.	1,5 Std.	1,5 Std.
TEXTVERSTÄNDNIS	TEXTVERSTÄNDNIS	30 Min.		30 Min.		30 Min.	
KOGNITIVE FÄHIGKEITEN	FIGUREN ZUSAMMENSETZEN						
	ZAHLENFOLGEN	30 Min.	30 Min.	30 Min.	30 Min.	30 Min.	30 Min.
	GEDÄCHTNISTEST	1 Std.	1 Std.	1 Std.	1 Std.	1 Std.	1 Std.
	WORTFLÜSSIGKEIT			15 Min.			15 Min.
	IMPLIKATIONEN ERKENNEN	1 Std.	1 Std.	1 Std.	1 Std.	1 Std.	1 Std.
SOZIAL-EMOTIONALE KOMPETENZEN	SOZIALES ENTSCHEIDEN		20 Min.		20 Min.		20 Min.
	EMOTIONEN ERKENNEN	20 Min.		20 Min.		20 Min.	

3. WOCHE	UNTERTEST	MO	DI	MI	DO	FR	SA
BASISKENNTNIS-TEST FÜR MEDIZINISCHE STUDIEN	MATHEMATIK						
	CHEMIE	1,5 Std.	1,5 Std.	1,5 Std.	1,5 Std.	1,5 Std.	1,5 Std.
	BIOLOGIE						
	PHYSIK						
TEXTVERSTÄNDNIS	TEXTVERSTÄNDNIS	30 Min.		30 Min.		30 Min.	
KOGNITIVE FÄHIGKEITEN	FIGUREN ZUSAMMENSETZEN	30 Min.	30 Min.	30 Min.	30 Min.	30 Min.	30 Min.
	ZAHLENFOLGEN	15 Min.			15 Min.		
	GEDÄCHTNISTEST	1 Std.	1 Std.	1 Std.	1 Std.	1 Std.	1 Std.
	WORTFLÜSSIGKEIT			15 Min.			15 Min.
	IMPLIKATIONEN ERKENNEN	20 Min.		20 Min.		20 Min.	
SOZIAL-EMOTIONALE KOMPETENZEN	SOZIALES ENTSCHEIDEN		20 Min.		20 Min.		20 Min.
	EMOTIONEN ERKENNEN	20 Min.		20 Min.		20 Min.	

4. WOCHE	UNTERTEST	MO	DI	MI	DO	FR	SA
BASISKENNTNIS-TEST FÜR MEDIZINISCHE STUDIEN	MATHEMATIK						
	CHEMIE						
	BIOLOGIE	1,5 Std.	1,5 Std.	1,5 Std.	1,5 Std.	1,5 Std.	1,5 Std.
	PHYSIK						
TEXTVERSTÄNDNIS	TEXTVERSTÄNDNIS	30 Min.	30 Min.	30 Min.	30 Min.	30 Min.	30 Min.
KOGNITIVE FÄHIGKEITEN	FIGUREN ZUSAMMENSETZEN		15 Min.			15 Min.	
	ZAHLENFOLGEN	15 Min.			15 Min.		
	GEDÄCHTNISTEST	1 Std.	1 Std.	1 Std.	1 Std.	1 Std.	1 Std.
	WORTFLÜSSIGKEIT			15 Min.			15 Min.
	IMPLIKATIONEN ERKENNEN	20 Min.		20 Min.		20 Min.	
SOZIAL-EMOTIONALE KOMPETENZEN	SOZIALES ENTSCHEIDEN		20 Min.		20 Min.		20 Min.
	EMOTIONEN ERKENNEN	20 Min.		20 Min.		20 Min.	

5. WOCHE	UNTERTEST	MO	DI	MI	DO	FR	SA
BASISKENNTNIS-TEST FÜR MEDIZINISCHE STUDIEN	MATHEMATIK						
	CHEMIE						
	BIOLOGIE	1,5 Std.	1,5 Std.	1,5 Std.	1,5 Std.	1,5 Std.	1,5 Std.
	PHYSIK						
TEXTVERSTÄNDNIS	TEXTVERSTÄNDNIS	30 Min.	30 Min.	30 Min.	30 Min.	30 Min.	30 Min.
KOGNITIVE FÄHIGKEITEN	FIGUREN ZUSAMMENSETZEN		15 Min.			15 Min.	
	ZAHLENFOLGEN	15 Min.			15 Min.		
	GEDÄCHTNISTEST	1 Std.	1 Std.	1 Std.	1 Std.	1 Std.	1 Std.
	WORTFLÜSSIGKEIT			15 Min.			15 Min.
	IMPLIKATIONEN ERKENNEN	20 Min.		20 Min.		20 Min.	
SOZIAL-EMOTIONALE KOMPETENZEN	SOZIALES ENTSCHEIDEN		20 Min.		20 Min.		20 Min.
	EMOTIONEN ERKENNEN	20 Min.		20 Min.		20 Min.	

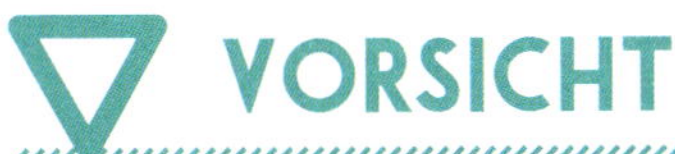

VORSICHT

Spezielles für den MedAT-Z: Für den Lernplan beim MedAT-Z ist zu beachten, dass Du Dir die Untertests **Textverständnis** und **Implikationen erkennen** sparen kannst und stattdessen **Draht biegen** und **Formen spiegeln** zu diesen Zeitpunkten trainierst. Der Rest der Vorbereitung ist identisch.

11. LERNEN ZU LERNEN

Dieser Abschnitt soll zur effizienteren Vorbereitung auf den Basiskenntnistest für Medizinische Studien dienen, der eine große Stoffmenge aus den Bereichen Biologie, Chemie, Physik und Mathematik abprüft.

Wir messen diesem Kapitel in unserem Leitfaden besondere Bedeutung bei, da man hier nicht nur etwas für die Prüfung, sondern – wie es so schön heißt – fürs Leben lernen kann. Wir haben in den sechs Jahren Medizinstudium viele Lernstrategien ausprobiert, die wir uns teils angelesen, teils intuitiv erschlossen haben. Rückblickend hätten wir uns gewünscht, früher mit dem Thema Kontakt gehabt zu haben. Denn je früher man sich mit dem Thema Lerntechniken beschäftigt, desto mehr Zeit spart man sich langfristig. Langfristig, da man mit einer richtigen Strategie Lerninhalte weitaus effizienter, besser und länger im Gedächtnis abspeichern kann.

Unser Gedächtnis gliedert sich in drei Teile (3-Speicher-Modell). Das Ultrakurzzeitgedächtnis speichert Informationen für ca. 250 Millisekunden. Die Informationen sind in der Regel sensorischer Natur, wie akustische und optische Reize. Vom sensorischen Speicher gelangt dann die Information weiter in das Kurzzeitgedächtnis, das die Inhalte für einige Minuten behält. Hier werden die Informationen selektiert und für die weitere Verarbeitung interpretiert. Der nächste große Schritt ist die Einspeicherung vom Kurzzeitgedächtnis ins Langzeitgedächtnis, wo Informationen jahrelang gespeichert werden können. Unser Gehirn arbeitet dabei in höchstem Maße ökonomisch und selektiert irrelevante Informationen aus. Bildlich kann man sich diesen Filterprozess wie den Zugang zu einem OP-Saal vorstellen. Tür um Tür und Schleuse um Schleuse werden die Anforderungen an die Reinheit (Relevanz der Informationen) größer, bis man schließlich in den OP-Saal (Langzeitgedächtnis) gelangt.

Die Gretchenfrage ist also, wie man diese Türen und Schleusen überwindet, um Informationen gezielt im Langzeitgedächtnis ablegen zu können. Dazu ist es notwendig zu verstehen, wie unser Kurzzeitgedächtnis arbeitet und mit welchen Methoden die darüber gewonnen Inhalte tiefer im Gedächtnis verankert werden können.

Das Kurzzeitgedächtnis hat eine Kapazität von circa sieben Gedächtnisinhalten oder sogenannten Bits. Ein solcher Gedächtnisinhalt kann eine Zahl, ein Ereignis oder ein Wort etc. sein. So entsprechen die Zahlen 9 5 1 4 vier Bits. Das Kurzzeitgedächtnis könnte also noch weitere ein bis fünf Bits für einige Minuten speichern. Kann man diese Gedächtnisinhalte jedoch zu sogenannten Chunks bündeln, zählen sie nur wie ein Bit. Sortiert man die Zahlen zu 1945 um, könnte man damit eine Assoziation zum Ende des Zweiten Weltkriegs herstellen und hätte aus vier Bits ein Bit gemacht.

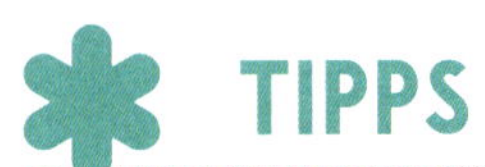

TIPPS

* **SIEBEN AUF EINEN STREICH!**
  Unser Kurzzeitspeicher nimmt maximal fünf bis neun Gedächtnisinhalte auf.

* **IN·TER·FE·RENZ**
  Die Bündelung und Assoziation von Informationen mit bereits vorhandenem Wissen erhöht die Aufnahmefähigkeit. Praktisch lässt sich so eine Bündelung z. B. in Form eines Spickzettels oder einer Karteikarte durchführen. Der Löwenanteil für das Vergessen der Informationen im Kurzzeitspeicher geht auf das Konto von sog. **Interferenzen**. Man könnte Interferenzen auch als Überforderung bezeichnen. Diese werden vorwiegend durch zu große Mengen an Informationen, Ähnlichkeit von Informationen (z. B. spanische und italienische Vokabeln nacheinander lernen) und der Gleichzeitigkeit von Informationen (z. B. WhatsApp und Lernen) bedingt. Dabei merkt man in der Regel nicht, wann diese Interferenzen auftreten, sondern erst dann, wenn man das Gelernte rekapitulieren will.

* **KITKAT**
  Gezielte Pausen zwischen den Lernblöcken erhöhen die Wahrscheinlichkeit, dass die Informationen vom Kurz- ins Langzeitgedächtnis wandern. Eine ideale Lerneinheit sieht also folgendermaßen aus: Erste Kurzentspannung – Lernphase – Zweite Kurzentspannung

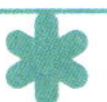

Die erste Kurzentspannung hilft dabei, das Gedächtnis zu säubern und die zweite Kurzentspannung die Lerninhalte störungsfrei ins Langzeitgedächtnis zu befördern. Hier ist weniger mehr. Es zahlt sich aus weniger zu lernen und zu pausieren, als viel und ohne System zu lernen.

Eine Kurzentspannung lenkt die Aufmerksamkeit von außen nach innen. Man schenkt also nicht mehr der Umgebung, sondern vielmehr sich selbst die Aufmerksamkeit und erleichtert so den Lernprozess. Man kann die im Folgenden genannten Entspannungsübungen auch vor einer Prüfung anwenden, um sicherzustellen, dass das Abrufen und die Anwendung des Gelernten ideal funktionieren.

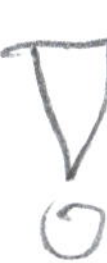

ÜBUNG: VORSTELLUNG EINES GEGENSTANDS

Du brauchst für diese Übung nichts weiter als einen kleinen Gegenstand in deiner Umgebung, wie z. B. einen Apfel, einen Kugelschreiber, ein Buch etc. Im ersten Schritt siehst Du Dir den Gegenstand genau an und versuchst Dir davon jedes Detail einzuprägen. Farbe, Form, Kontrast, Oberfläche, Geruch, Gewicht, Temperatur usw. Im zweiten Schritt schließt Du jetzt die Augen und versuchst den Gegenstand mental zu rekonstruieren. Dabei kannst Du Dir wieder die oben genannten Fragen zu den Details des Gegenstands stellen. Welche Farbe, Form, Kontrast, Oberfläche, Geruch, Gewicht und Temperatur hatte der Gegenstand? Im dritten Schritt öffnest Du die Augen wieder und vergleichst die Vorstellung mit dem realen Objekt. Welche Unterschiede sind festzustellen? Anschließend kannst Du Dir den Gegenstand erneut vorstellen oder in Deiner Vorstellung gewisse Änderungen am Gegenstand vornehmen, wie eine andere Farbe, Form, Oberfläche etc.[3]

Du findest weitere sehr hilfreiche Entspannungstechniken in dem Kapitel Allgemeine Tipps.

Aber wie schafft man es, den Informationen effizient den Weg vom Kurz- ins Langzeitgedächtnis zu ebnen? Der Satz „Repetitio est mater studiorum“ (Die Wiederholung ist die Mutter des Lernens) hat auch heute noch seine Berechtigung. Allerdings kann die reine Wiederholung monoton werden. Vielmehr sollte man die Informationen im Kurzzeitgedächtnis bearbeiten. Es gilt allgemein, je mehr Aufmerksamkeit Du einer Information schenkst, desto besser bleibt sie haften. Verschiedene Techniken können einem beispielsweise helfen, einen zu lernenden Text in die Tiefen seines Gehirns aufzunehmen.

Wer den Text nur durchliest, abschreibt oder Textteile unterstreicht, wird wenig behalten. Wer den Text zusammenfasst, einzelne Passagen mit eigenen Worten herausschreibt und eigene Überschriften vergibt, überflüssige Textteile wie Beispiele herausstreicht, Anmerkungen zum Text formuliert, wie „Das verstehe ich nicht“, „Das Beispiel ist mir unklar“, wird sich den Text schon besser merken. Diejenigen, die eine Assoziation zu persönlichen Ereignissen suchen, eine fiktive Rezension verfassen, sich eine mögliche Verfilmung überlegen, den Text auf eine Karteikarte zusammenfassen oder den Inhalt visualisieren, werden den Text sehr gut in Erinnerung behalten. Eine sehr effektive Methode ist es, einen Text vor einer Gruppe vorzutragen bzw. jemandem zu erklären.

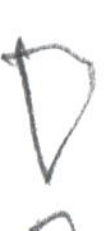

Im Speziellen möchten wir den Begriff Visualisierung hier noch mal etwas genauer erklären, da er enorm wichtig ist. Zur Aufnahme von Informationen werden einige unserer fünf Sinne stärker bevorzugt als andere. So nehmen wir laut Hofmann & Löhle[4] mit dem Auge 83%, mit dem Ohr 11%, mit dem Geruch 3,5%, mit dem Tastsinn 1,5% und mit dem Geschmackssinn 0,1% der Informationen auf. Diese Prozentwerte sind natürlich bei jedem Menschen etwas anders.

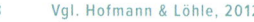

3 Vgl. Hofmann & Löhle, 2012
4 Vgl. Hofmann & Löhle, 2012

Was passiert jedoch, wenn die Sinnesmodalitäten kombiniert werden? Je unterschiedlicher wir uns unseren Lernstoff aneignen, desto vielfältiger sind die Möglichkeiten des Erinnerns und Behaltens. Deshalb steigt die Erinnerungsquote deutlich an, je mehr Sinne am Lernprozess beteiligt sind:

* Nur Hören:	20 Prozent
* Nur Sehen:	30 Prozent
* Sehen und Hören:	50 Prozent
* Sehen, Hören und Diskutieren:	70 Prozent
* Sehen, Hören, Diskutieren und selbst Tun:	90 Prozent

WARUM SPEICHERN WIR VISUALISIERTE INFORMATIONEN BESSER AB?

Unsere beiden Gehirnhälften haben unterschiedliche Spezialisierungen. Vereinfacht kann man sagen, dass die linke Gehirnhälfte das Zentrum des verbalen Verstehens ist und die rechte Gehirnhälfte auf die optische Verarbeitung von Information spezialisiert ist. Wird ein Text nur gelesen, spricht man damit hauptsächlich die linke Hemisphäre an. Wird der Text jedoch geistig in ein Bild umgewandelt, wird zusätzlich das dominante Zentrum der optischen Informationsverarbeitung angesprochen. Daher gibt es eine signifikant höhere Wahrscheinlichkeit für die Abspeicherung der Information.

Erinnerungsquote nach Sinnen[5]

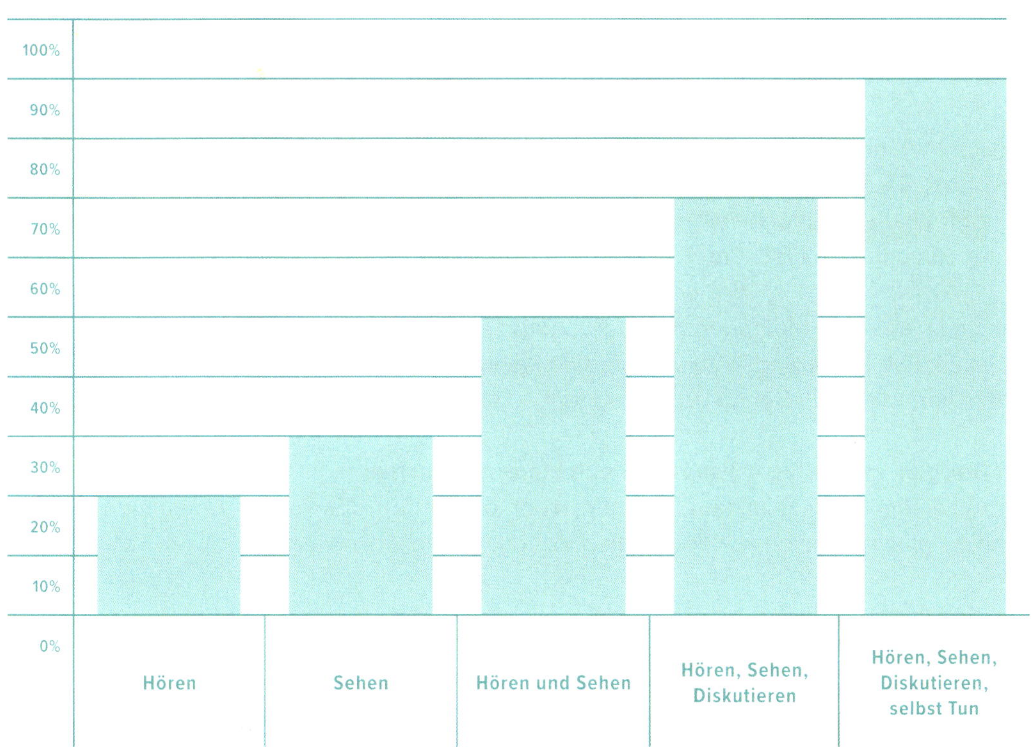

5 Vgl. Hofmann & Löhle, 2012

Im Medizinstudium kommt Detailwissen eine große Bedeutung zu, da dieses Spezialwissen gerne in Form von schwierigen Fragen in den Prüfungen auftaucht. Warum wir noch heute wissen, in welchem Organ sich vornehmlich die Glucose Transporter 1, 2, 3, 4, 5 oder 6 befinden, in welcher Reihenfolge die Gerinnungsfaktoren der in- und extrinsischen Blutgerinnung aufeinanderfolgen oder wie der Plexus brachialis aufgebaut ist, wirst Du Dir denken können. Wir haben diese Informationen visualisiert, um sie nach sechs Jahren immer noch im Gedächtnis zu haben.

Wie visualisiert man effektiv und was ist mit dem Begriff genau gemeint? Visualisierung bezeichnet einerseits die Verbildlichung eines Textes z. B. in Form einer Skizze oder eines Diagramms. So merkt man sich die oben gezeigten Prozentwerte leichter, indem man sie grafisch darstellt. Andererseits bezeichnet der Begriff die Verbildlichung vor dem geistigen Auge in abstrahierter Form. Diese Verbildlichung ist eine Mnemotechnik, die sich der sog. Loci-Methode (Loci = Ort) bedient. Dazu kannst Du in folgenden Schritten vorgehen.

Als ersten Schritt solltest Du die absolute Richtigkeit der Information genau überprüfen, denn die Informationen werden sich derart tief in die Furchen deines Gedächtnisses graben, dass anschließende Änderungen schwierig sind.

Als zweiten Schritt überlegst Du Dir, wie diese Informationen sinnvoll in einem oder mehreren Räumen sortiert werden könnten. Am einfachsten stellst Du Dir dazu Räume vor, die Dir bekannt sind, wie z. B. die Wohnung/das Haus Deiner Eltern/Großeltern etc.

Als dritten Schritt wandelst Du nun jede Information, die Du speichern möchtest, in ein Bild um. Dabei muss das Bild einprägsam und unverwechselbar sein. Die Abstrahierung einer Information, z. B. Nervus radialis wird zu „Fahrrad“, ist dabei hilfreich.

Im vierten Schritt sortierst Du nun diese Einzelbilder in den Raum/die Räume. Es reicht nicht aus, diese Räume einmal zu bauen und dann zu vergessen. Repetitio est mater studiorum. Ein paar Wiederholungen vor dem geistigen Auge schaffen diese Informationen schließlich sicher und unbeschadet vom Kurz- ins Langzeitgedächtnis.

Anfangs mag diese Methode umständlich und zeitaufwendig erscheinen, aber das Gegenteil ist der Fall. Diese Gedächtnisinhalte sind klebriger als Honig, widerspenstiger als Unkraut und haften wie Pech. Genug der Metaphern – Hauptsache die Botschaft ist nun klarer.

Ein Beispiel, um die Visualisierung noch klarer zu machen
Ein Antiemetikum bezeichnet ein Medikament, das gegen Übelkeit eingenommen werden kann. Es gibt eine Reihe von Wirkstoffen, die dafür eingesetzt werden:

- Prokinetika
- H_1-Antihistaminika
- Setrone
- Anticholinergika
- Neurokinin-1-Rezeptorantagonisten
- Kortikoide

Um mir diese Gruppe von Medikamentenwirkstoffen besser gesammelt merken zu können, transportiere ich sie als ersten Schritt in einen Raum. Ich wähle dazu ein Dixi-Klo, da mir hier die Assoziation mit Übelkeit leicht gelingt. Als zweiten Schritt abstrahiere ich die Begriffe. Da mir die Begriffe geläufig sind, kann ich später auch wieder von den Bildern auf die Begriffe rückschließen.

* Prokinetika → Chinese
* H_1-Antihistaminika → Hisbollah-Kämpfer mit Zigarette (steht für 1)
* Setrone → Thron eines Königs
* Anticholinergika → Cola-Dose
* Neurokinin-1-Rezeptorantagonisten → Neurologin mit Zigarette
* Kortikoide → Patient mit Stammfettsucht (Nebenwirkung des Kortison)

Ich platziere nun dieses Gruselkabinett an Menschen um mein Dixi-Klo herum. Der Chinese steht in der Tür und übergibt sich, während davor eine rauchende Neurologin einem Hisbollah-Kämpfer eine Zigarette anbietet. Wartend sitzt ein ziemlich dicker Mensch auf einem Thron daneben, der eine Cola trinkt. Fertig. Nachdem ich dieses Bild nun einige Male vor meinem geistigen Auge wiederholt habe, wird mir diese Medikamentengruppe wohl nicht mehr so leicht entfliehen. Und Spaß hat es obendrein auch noch gemacht.

Genauere Informationen zu dem Thema Visualisierung findest du in dem Kapitel Gedächtnis und Merkfähigkeit. Eine weitere Methode zur Einprägung von Faktenwissen sind Merksprüche oder auch Eselsbrücken.

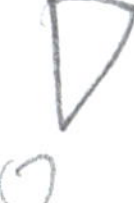

Beispiel 1

Gallensteine bekommen in der Regel PatientInnen mit den fünf F:

* Female
* Fat
* Fourty
* Fertile
* Fair (blond)

Beispiel 2

Die Symptome der akuten Sarkoidose (M. Boeck bzw. Löfgren-Syndrom)

* Hiluslymphknotenvergrößerung
* Arthralgie
* Fieber
* Erythema nodosum

H A F E n – Boeck war Norweger und Löfgren Schwede: „Die Wikinger hatten viel am HAFEn zu tun."

Eselsbrücken nutzen die assoziative Arbeitsweise des Gehirns aus. Dabei werden zwei unabhängige Ideen durch ein Assoziationsglied miteinander verknüpft. Im ersten Beispiel ist ein Reim das Bindeglied (akustische Assoziation) und im zweiten Beispiel wird ein ungewöhnlicher Sachverhalt durch ein Bild erinnert (visuelle Assoziation). Merksprüche gibt es in der Medizin zuhauf. Man sollte sich aber nicht scheuen auch eigene, kreative Eselsbrücken zu basteln.

Als dritten Punkt zur Vertiefung einer Information wollen wir das Karteikartensystem herauspicken und es nochmal etwas genauer beleuchten. Viele verwenden Karteikarten, um Vokabeln für Fremdsprachen zu lernen. Aber diese wunderbare Lernmethode eignet sich ebenso gut für das Lernen von Formeln in Physik, von chemischen Reaktionen in Biochemie oder von Krankheitsbildern in der Medizin. Die Liste ließe sich unendlich fortsetzen.

Und warum sind Karteikarten genial? Das Erstellen einer Karteikarte folgt den Gesetzmäßigkeiten des „Chunkings". Eine gute Karteikarte ist so gestaltet, dass die Menge der enthaltenen Information zwar begrenzt ist, diese dann aber zu möglichst vielen Assoziationen anregen, also eine Art Stichwort für andere Gedächtnisinhalte geben.[6] Die Arbeit an einer guten Karteikarte, auf der man sich auf das Wichtigste zu reduzieren versucht, ist also in Bezug auf die Vertiefung eines Lerninhalts eine sehr sinnvolle Tätigkeit. Da, wie wir weiter oben gelernt haben, durch das Ansprechen mehrerer Sinne die Lernerfolgsquote steigt, solltest Du Dir bei der Abfrage die Begriffe am besten laut vorlesen. Damit wird nicht nur der Sinn „Sehen", sondern ebenso der Sinn „Hören" involviert.

1973 stellt Sebastian Leitner zu dieser Lernmethode ein praktisches System vor. Dabei erstellt man sechs Trennkarten, die später die Karteikartenbox untergliedern sollen. Die Trennkarten werden mit folgenden Begriffen beschriftet und in der gezeigten Reihenfolge in den Karteikasten sortiert:

* Vorrat
* Neue Lernkarten
* 1. Wiederholung
* 2. Wiederholung
* 3. Wiederholung
* Ablage

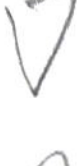

Nachdem man nun mehrere neue Lernkarten erstellt hat, sortiert man diese in Neue Lernkarten ein. Die Karten im Fach Neue Lernkarten werden täglich wiederholt, die Karten im Fach 1. Wiederholung jeden zweiten Tag, die Karten im Fach 2. Wiederholung jeden vierten und die Karten im Fach 3. Wiederholung jeden siebten Tag. Wird die Lösung einer Karteikarte richtig erkannt, so wird diese hinten in das jeweils nächste Fach gesteckt. War die Lösung nicht bekannt, so wandert sie nicht in das jeweils nächste, sondern wieder zurück ins vordere Fach Neue Lernkarten. Je nach Lerntyp können die Zeitintervalle zwischen den Wiederholungen auch weitaus größer gewählt werden.

Eine sehr praktische Alternative zu den geschriebenen Karteikarten ist eine Karteikarten App. Die App „flashcards deluxe" erlaubt beispielsweise die Bebilderung einer jeden Karteikarte und wiederholt die Lerninhalte nach dem Leitner-System. Anstatt eine Karteikartenbox mit sich herumzuschleppen, hat man auf seinem Smartphone oder Tablet-PC den ganzen Lernstoff ständig parat und kann so die Zeit, z.B. in der Bahn, sinnvoll nutzen.

6 Vgl. Hofmann & Löhle, 2012

WIE LESE ICH EINEN TEXT EFFEKTIV BZW. WIE VERFOLGE ICH EINE VORLESUNG?

Im Folgenden wollen wir einige der bereits genannten Lernstrategien zusammenfassen und daraus eine praktische Anwendung formen. Als letzten Punkt gehen wir daher auf das Thema Mit- und Herausschreiben ein. Wir saßen nun fünf Jahre im Hörsaal und haben Berge von Papier produziert, um die Vorlesungen unserer Professoren besser behalten zu können. Aber nicht nur bei Vorträgen ist es sinnvoll eigene Mitschriften zu verfassen, sondern genauso zweckmäßig ist es, aus Texten Zusammenfassungen zu erstellen. Denn wer das Wesentliche einer Text- oder Verbalinformation mitschreibt, hat eine siebenfach höhere Wahrscheinlichkeit, das Gehörte oder Gelesene im Gedächtnis abzuspeichern.[7]

Folgende Faustregeln solltest Du für das Mit- bzw. Herausschreiben beherzigen:

* Du solltest einen Text immer bearbeitet haben, bevor Du ihn weglegst (z. B. Wichtiges unterstreichen, eigene Überschriften ausarbeiten, wichtigste Punkte zusammenfassen).
* Du solltest einen Text maximal 15 Minuten lang lesen. Danach solltest Du die Kernaussage(n) formulieren und aufschreiben.

Die SQ3R-Methode ist eine 1946 von Francis P. Robinson entwickelte Methode zur Vertiefung von gelesenen Texten. Dabei steht SQ3R für: Survey, Question, Read, Recite und Review.

Das Lesen wird also in fünf Schritte eingeteilt:

* Survey: Hier geht es darum einen Überblick zu gewinnen, indem die wichtigsten Textelemente gelesen werden: Titel, Überschriften, Einleitung etc.
* Question: Man stellt sich dabei Fragen, wie z. B. „Welche Information suche/erwarte ich?" Dieser Schritt weckt die Motivation, im Text Antworten auf die Fragen finden zu wollen.
* Read: Jetzt wird der Text langsam und aufmerksam nach Abschnitten gelesen. Dabei solltest Du Dir Schlüsselwörter und Zusammenhänge farbig markieren.
* Recite: Das Gelesene wird in Erinnerung gerufen. Das sollte am besten nach jedem Abschnitt erfolgen, indem Du Dich fragst, was die Schlüsselworte und die Zusammenhänge waren. Nach mehreren Abschnitten solltest Du die Kernaussagen in eigenen Worten aufschreiben oder am besten farbig in einer Mindmap darstellen.
* Review: Das Kapitel wird noch einmal durchgeblättert und die Überschriften werden erneut gelesen. Dabei überlegst Du Dir, wie die einzelnen Abschnitte zusammenhängen und wie Du das Gelernte selbst praktisch anwenden könntest.

Diese Methode ist zwar zeitaufwendig, speichert aber dafür effektiv das Gelernte im Gedächtnis ab, da man sich aktiv mit dem Lernstoff auseinandersetzt.

7 Vgl. Hofmann & Löhle, 2012

12. TESTDURCHFÜHRUNG DES MEDAT-H

Der MedAT-H wird nach strengen Regeln durchgeführt, die auch beim Probetest beachtet werden sollten um eine möglichst reale Testsimulation zu erzeugen. Mitgebracht werden müssen in jedem Fall die offizielle Einladung zum MedAT und ein gültiger, amtlicher Personalausweis oder Reisepass.

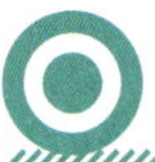

AKTUELL

- **BIG BEN**
  Jegliche Art von digitalen oder analogen Uhren, Wecker oder Stoppuhren sind inzwischen im MedAT verboten.

- **NO TRESPASSING**
  Auch Schreibutensilien jeglicher Art sind inzwischen im MedAT verboten. Dazu zählen neben Kugelschreibern, Finelinern, Buntstiften, Textmarkern etc. auch Lineale und Papier. Zum Ausfüllen der Antwortbögen werden Kugelschreiber zur Verfügung gestellt.

- **OROBELLUM**
  Auch den geliebten Oropax wurde der Krieg erklärt. Inzwischen ist es leider verboten Oropax oder andere Ohrstöpsel zum MedAT mitzubringen

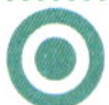

Zusätzlich zur offizielle Einladung und dem Personalausweis oder Reisepass sollte man unbedingt eine Brotzeit und Getränke mitbringen. Weiterhin mitgeführt werden dürfen Schlüssel, Geldtaschen und medizinische Geräte, die aus gesundheitlichen Gründen zwingend benötigt werden. Auch Taschentücher und einzelne Zigaretten sind erlaubt. Wobei wir an dieser Stelle anmerken wollen, dass der MedAT eine tolle Gelegenheit wäre mit dem Rauchen aufzuhören.

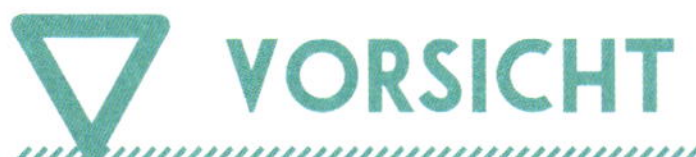

VORSICHT

Alle oben genannten Gegenstände dürfen nur in einem vollständig durchsichtigen Beutel transportiert werden. Beim nächsten Supermarktbesuch an der Gemüsetheke also einfach mal ein paar Tüten einpacken.

Darüber hinaus nicht zugelassen sind Bücher, Mobiltelefone, Kameras, Jacken, Mäntel, Kopfbedeckungen, Mäppchen, Taschen, Sitzkissen und jegliche Art von Maskottchen.

DETAILLIERTER ABLAUF DES MEDAT-H

Der Test gliedert sich in einen Vormittags- und einen Nachmittagsteil, der durch eine einstündige Mittagspause unterbrochen wird.

Nach der Begrüßung werden folgende Unterlagen ausgeteilt:

* Aufgabenheft Teil A (Vormittag)
* Antwortbogen Teil A (Vormittag)
* Konzeptpapier A3

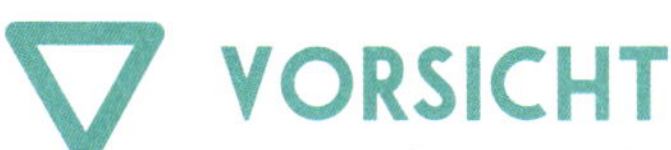

VORSICHT

Das Bearbeiten des Tests darf erst begonnen werden, wenn der Testleiter das Signal dazu gibt. Wird eher mit der Bearbeitung begonnen, führt das zum Ausschluss vom MedAT.

Nach der Durchführung des Untertests Textverständnis werden alle Unterlagen wieder eingesammelt. Es folgt nun eine einstündige Mittagspause.

Nach der Mittagspause werden folgende Unterlagen ausgeteilt:

* Aufgabenheft Teil B (Nachmittag)
* Antwortbogen Teil B (Nachmittag)
* Konzeptpapier A3

Der MedAT endet mit dem Untertest Soziales Entscheiden.

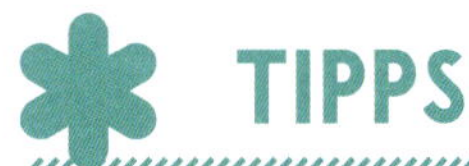

TIPPS

* **NOMEN EST OMEN**
  Bitte trage auf allen Unterlagen Deinen Namen ein, damit es später zu keinen Verwechslungen kommen kann.

* **HANDLE WITH CARE**
  Der Antwortbogen wird maschinell ausgewertet und muss daher äußerst pfleglich behandelt werden. Notizen oder Anmerkungen sind auf dem Antwortbogen strikt untersagt. Im Gegensatz hierzu darf man sich im Aufgabenheft und auf dem Konzeptpapier frei ausleben und wichtige Informationen unterstreichen, Skizzen anfertigen und sonstige Notizen machen.

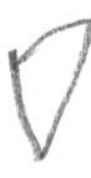

Bezüglich der Testdurchführung gilt es zu beachten, dass zwischen den einzelnen Untertests keine Pause gemacht werden darf. Für jeden Untertest steht eine genau definierte Bearbeitungszeit zur Verfügung. Nach Ablauf der Bearbeitungszeit gibt der Testleiter das Signal zum nächsten Untertest umzublättern. Es darf dann nicht mehr zurückgeblättert werden. Das Zurückblättern kann zum Ausschluss vom MedAT führen.

13. BEARBEITUNG DES ANTWORTBOGENS

Wie markiert man richtig? Grundsätzlich gilt, wie oben beschrieben, dass jede Antwort direkt auf den Antwortbogen übertragen werden sollte.

Achte darauf auf dem Antwortbogen sorgfältig und sauber die Kästchen zu markieren. Im Optimalfall sollte Deine Markierung dann wie folgt aussehen:

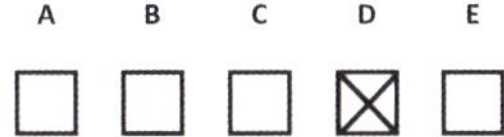

Falls Du eine falsch markierte Antwort korrigieren willst, musst Du das fälschlich markierte Kästchen ausmalen und die korrekte Antwort markieren.

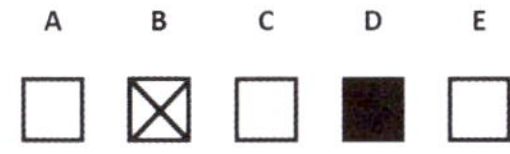

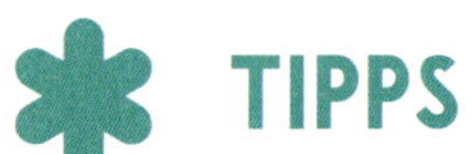

TIPPS

* **HIC ET NUNC**
  Alle Antworten müssen sofort auf den Antwortbogen übertragen werden, da nur die Markierungen auf dem Antwortbogen in die Wertung eingehen und man nach dem Ende eines Untertests keine Möglichkeit mehr hat, die Antworten aus dem Fragenheft auf den Antwortbogen zu übertragen.

* **TIMING IST ALLES**
  Nach Ablauf der Bearbeitungszeit eines Untertests hat man keine Möglichkeit mehr im Aufgabenheft zurückzublättern. Daher müssen vor Ablauf der Bearbeitungszeit eines Untertests immer alle Antworten übertragen werden. Besonders wichtig ist dies beim letzten Untertest des Vormittagsteils (Textverständnis) und des Nachmittagsteils (Soziales Entscheiden). Vor dem Ende dieser Untertests sollte man unbedingt alle unbearbeiteten Fragen auf dem Antwortbogen markieren, da man ansonsten wichtige Punkte verliert.

* **CHECKS & BALANCES**
  Bei der Übertragung der Antworten genau prüfen, ob Du Deine Markierung auch bei der richtigen Aufgabennummer setzt! Du solltest in jedem Fall für jede Markierung die Aufgabennummer im Fragenheft mit der Aufgabennummer auf dem Antwortbogen abgleichen. Das hört sich banal an, aber wenn man Aufgaben überspringt kann es schnell zu Übertragungsfehlern kommen, die dann katastrophale Folgen haben.

* **FÜNF GEWINNT**
  Da es beim MedAT für falsche Antworten keine Minuspunkte gibt sollte man immer eine Antwort markieren. Bei Aufgaben, bei denen Du die Lösung nicht kennst und die Auswahl nicht einschränken kannst, hast Du damit immer noch eine Trefferwahrscheinlichkeit von 20 Prozent. Das ist definitiv besser als nichts.

14. DIE NÄCHSTEN SCHRITTE

Der erste Schritt

Wir empfehlen Dir, Dich rechtzeitig mit ausreichend Übungsmaterial einzudecken. In der heißen Phase, das heißt circa einen Monat vor dem MedAT, suchen die Meisten nach Übungsmaterial, was bei den Herstellern gerne zu Engpässen und Lieferverzögerungen führt. Der frühe Vogel fängt den Wurm. Eine Reihe empfohlener und getesteter Übungsbücher findest Du am Ende des Buches. Eine günstige Alternative zu den meist teuren Übungsheften ist unsere **EMS, TMS, MedAT Tauschbörse**. Du findest diese Gruppe auf Facebook unter https://www.facebook.com/emstauschboerse. Hier stellen viele ehemalige Testteilnehmer ihre gesammelten Vorbereitungsmaterialien preisgünstig zur Verfügung.

Der zweite Schritt

Wir raten Dir zur Erstellung eines Lernplans. Ein Lernplan gibt Dir das Gefühl Herr der Lage zu sein und den Anforderungen zur Vorbereitung zeitgerecht begegnen zu können. Da der Lernstoff für den MedAT umfassend ist (v. a. die Vorbereitung auf den Basiskenntnistest für medizinische Studien), empfehlen wir eine Vorbereitungszeit von mindestens fünf Wochen. Wer größere Lücken zu füllen hat, sollte mit der Vorbereitung auf den BMS deutlich früher beginnen. Wichtig ist, dass Du die Vorgaben Deines eigenen Lernplans umsetzt.

Der dritte Schritt

Wir empfehlen Dir nach einer Lerngruppe zu suchen. Auf Facebook, Instagram und unserer Homepage kannst Du Dich mit Deinen Leidensgenossen kurzschließen. Sieh die anderen Teilnehmer nicht als Konkurrenz, sondern als Unterstützung auf dem Weg zum Studienplatz.

Der vierte Schritt

Das bequeme Einlesen in die einzelnen Untertests und das Aneignen der Bearbeitungsstrategien kann nun erfolgen. Dies sollte vor der eigentlichen Trainingsphase abgeschlossen sein. Zur Vorbereitung auf den Basiskenntnistest für medizinische Studien empfehlen wir Dich vor Beginn des Studiums mit dem Thema Lernen zu Lernen auseinanderzusetzen. Mit der passenden Lerntechnik zu arbeiten spart langfristig viel Zeit in der Vorbereitung, da der Lerninhalt länger und besser im Gedächtnis verankert wird.

Der fünfte Schritt

Wir raten Dir, nach zwei- bis dreiwöchigem eisernen Training, die Überprüfung des Leistungsfortschritts im Rahmen eines Probetests und die Aufdeckung von etwaigen Schwächen. Der Zeitpunkt für die Simulation sollte dabei so gelegt werden, dass im Anschluss noch ausreichend Zeit bleibt, um Lücken zu füllen und Schwächen auszugleichen. Es empfiehlt sich daher rechtzeitig einen Platz bei einer Simulation zu sichern bzw. Unterlagen zur Simulation zu besorgen. Auf unserer Homepage www.medgurus.de findest Du beides zu einem fairen studentischen Preis.

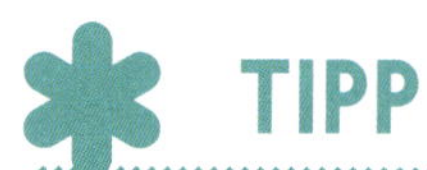

TIPP

* **REALITY CHECK**
  In unserem E-Learning Portal bieten wir Dir die Möglichkeit Dich mithilfe unseres **Echtzeit-Rankings** mit allen anderen Teilnehmern zu vergleichen und Deinen Lernfortschritt einzusehen. Zudem gibt es dort einen **kostenlosen MedAT Einstufungstest** unter Realbedingungen.

Der sechste Schritt

Der letzte Schritt ist es am Tag X vor Selbstvertrauen strotzend und mit Gelassenheit dem Test zu begegnen und das Ding nach Hause zu bringen. Nur Mut! Du schaffst das!

15. HILFE-CHAT

Du hast noch Fragen zu den Übungsaufgaben, eine Korrektur zu melden oder einen Verbesserungsvorschlag? Na dann, schieß los! Über unseren Hilfe-Chat stehen wir Dir immer zur Verfügung. Folge einfach dem nebenstehenden QR-Link und poste dort Deine Frage. Wir nehmen uns Deinem Anliegen an, und werden darauf schnell antworten.

16. NEUIGKEITEN ZUM MEDAT

Der MedAT ist ein dynamischer Test, der jährlich angepasst und leider auch immer mal wieder kurzfristig geändert wird. Da Bücher kein allzu dynamisches Medium sind ergibt sich hierdurch eine Diskrepanz, die wir so nicht stehen lassen wollen. Deswegen posten wir für Dich in unserer MedGurus Community alle Neuigkeiten zum MedAT. Einfach dem nebenstehenden QR-Link folgen und mal reinschnuppern.

KOGNITIVE FÄHIGKEITEN

KOGNITIVE FÄHIGKEITEN

Im Jahr 1912 wurde durch den Breslauer Professor William Stern (1871–1938) eine neue Maßeinheit der noch jungen Wissenschaft Psychologie eingeführt, die schnell ein Exportschlager wurde. Dabei handelte es sich um den Intelligenzquotienten (IQ). Mit ihm sollten die geistigen Fähigkeiten einer Person gemessen werden. Allerdings gab und gibt es rege Kritik an solchen Tests. Ist es denn überhaupt möglich, mit einem kurzen Test die so weitläufige Eigenschaft Intelligenz zu testen? Oder sind wir eigentlich „nicht intelligent genug, um zu wissen, was Intelligenz ist", wie der Schriftsteller Hans Magnus Enzensberger meint?[8]

Intelligenztests bauen immer auf verschiedenen theoretischen Konzepten auf und verwenden unterschiedliche Aufgabentypen. Daher lassen sich auch errechnete IQ-Werte nicht direkt miteinander vergleichen, sondern sind immer im Zusammenhang mit dem Testverfahren zu sehen. Der kognitive Teil des MedAT prüft vor allem die nummerische Intelligenz und schlussfolgerndes Denken (Zahlenfolgen, Implikationen erkennen), figural-räumliche Intelligenz (Figuren zusammen-setzen) und die verbale und figurale Merkfähigkeit (Gedächtnis und Merkfähigkeit, Wortflüssigkeit).[9]

Louis Leon Thurstone (1887–1955) postulierte, dass sich Intelligenz aus sieben Primärfaktoren zusammensetzen würde:

* Zahlenrechnen (numbers)
* Sprachverständnis (verbal comprehension)
* Raumvorstellung (space)
* Gedächtnis (memory)
* Schlussfolgerndes Denken (reasoning)
* Wortflüssigkeit (word fluency)
* Auffassungsgeschwindigkeit (perceptual speed)

8 Vgl. Böhmert, 2013
9 Vgl. Amelang & Schmidt-Atzert, 2006

Inhaltlich erfasst der kognitive Teil des MedAT demnach fünf der sieben Primärfaktoren nach Thurstone, nämlich die nummerische und figural-räumliche Intelligenz, die Wortflüssigkeit und, als Summenscore der beiden Erstgenannten, schlussfolgerndes Denken (Reasoning) und die Merkfähigkeit. Der Untertest Textverständnis (nur MedAT-H) prüft zusätzlich die Fähigkeiten Sprachverständnis und Auffassungsgeschwindigkeit. Somit werden alle sieben Primärfaktoren überprüft.

Nach Cattell's Zwei-Faktoren-Modell (1966) gliedert sich Intelligenz in zwei Komponenten: die fluide und die kristallisierte Intelligenz. Dabei stellt die fluide Intelligenz die Fähigkeit dar, neue Probleme oder Situationen zu lösen, ohne dabei auf alte Lernerfahrungen zurückgreifen zu müssen. Die kristallisierte Intelligenz hingegen ist die Summe aller im Leben erlernten Fähigkeiten, wie z. B. Faktenwissen, Fahrradfahren oder Rechnen. Der individuelle Punktewert für den fluiden Teil der Intelligenz errechnet sich somit aus den Komponenten verbale, figurale und nummerische Intelligenz und derjenige für die kristallisierte Intelligenz aus der Summe von 120 Wissensfragen aus dem Bereich Naturwissenschaften.

Die Kernfrage bleibt jedoch: Lässt sich Intelligenz trainieren? Studien haben gezeigt, dass sich Intelligenz und Leistung in einem gewissen Rahmen trainieren lassen. Es ist also möglich, durch eine ausreichende Vorbereitung zu jedem Untertest des Med-AT einen höheren Punktewert zu erreichen, als ganz ohne Training. Das Einüben des Aufgabentyps und einer passenden Lösungsstrategie führt auch bei einem IQ-Test zu einem besseren Ergebnis, sagt Gerhard Roth, einer der renommiertesten Hirnforscher Deutschlands.[10] Durch die Routine und die Sicherheit im Hinblick auf die Lösung von Testaufgaben, lässt sich ein nicht unerheblicher Zeitvorteil gewinnen.

Der Gedächtnistest, der im Grunde die Fähigkeit prüft Lerninhalte bildhaft abzuspeichern, ist gut trainierbar. Hier darf man schnelle Erfolge erwarten. Aber auch der Untertest Zahlenfolgen testet nicht nur das schlussfolgernde Denken, sondern auch den Umgang mit Zahlen, weshalb er sich gut vorbereiten lässt. Der Untertest Figuren zusammensetzen stellt ebenso eine Anforderung an die visuelle und räumliche Intelligenz dar und kann mit ein paar hilfreichen Tricks einfacher bearbeitet werden. Also ran an den Speck!

10 Vgl. Spillner, 2009

FIGUREN ZUSAMMENSETZEN

FIGUREN ZUSAMMENSETZEN

Figuren zusammensetzen oder erkennen ist ein klassischer Untertest für Eignungs- oder Einstellungstests. Bei diesem Test soll Dein räumliches Vorstellungsvermögen geprüft werden, das später in der Chirurgie oder bei bildgebenden Verfahren benötigt wird. Dieser Test prüft also Deine visuellen Fähigkeiten. Zu Deiner Erleichterung kann man sagen, dass sich visuelle Aufgaben viel besser trainieren lassen als beispielsweise schlussfolgerndes Denken. Laut den Rückmeldungen der TestteilnehmerInnen der letzten Jahre konnte der Untertest nach gründlicher Vorbereitung mit dem **Übungsbuch Kognitive Fähigkeiten und Fertigkeiten** gut bis sehr gut gemeistert werden. Hab also keine Angst!

1. ALLGEMEINES UND AUFBAU

Bei diesem Test werden einfache geometrische Figuren wie Dreiecke, Vierecke, Vielecke, Kreise, Halbkreise oder Ellipsen dargestellt. **Deine Aufgabe ist es eine, in mehrere Teilausschnitte zerlegte, Figur gedanklich wieder zusammenzusetzen, um die korrekte Ausgangsfigur identifizieren zu können.** Dabei muss die Figur aus ihren Teilausschnitten so zusammengesetzt werden, dass keine Ecken überstehen und kein Platz zwischen den Stücken bleibt. Die Teilausschnitte dürfen für das Zusammensetzen nur gedreht, aber nicht gespiegelt werden. Meist ergeben die zusammengesetzten Teilausschnitte eine Figur, die 15–20 Prozent größer ist als die abgebildeten Figuren, die zur Auswahl stehen. Lass Dich davon nicht in die Irre leiten.

Zu den Teilausschnitten werden vier Figuren als Antwortmöglichkeit dargestellt. Als fünfte Möglichkeit steht **Antwort E: Keine Figur ist richtig.** zur Auswahl. Für diesen Untertest stehen **20 Minuten Bearbeitungszeit** zur Verfügung. In dieser Zeit müssen **15 Figuren zusammengesetzt** werden, das entspricht 1:20 Min. pro Aufgabe.

Das Prinzip dieser Aufgabe ist Dir vielleicht bereits von Tangram bekannt, einem Spiel bei dem aus einem Satz von unterschiedlich großen Dreiecken, einem Viereck und einem Parallelogramm komplexere Figuren gelegt werden sollen.

WELCHE FIGUREN WURDEN BISHER VERWENDET?

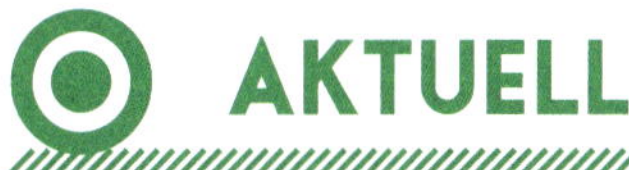

AKTUELL

- **QUADRATUR DES KREISES**

  In den MedAT Durchführungen der letzten Jahre wurden die folgenden Figuren als Lösungsfiguren dargestellt:

  - Rechteck, 3-Eck, 4-Eck, 5-Eck, 6-Eck, 7-Eck, 8-Eck
  - Kreis, Halbkreis, ¼-Kreis, ¾-Kreis, Ellipsen
  - Trapez

  Im MedAT 2018 wurden hierbei fast ausschließlich **4–6-eckige Figuren** verwendet, die in viele, kleine Teilstücke zerlegt waren. Im MedAT 2017 waren es hingegen vermehrt **Kreisformen und Ellipsen**.

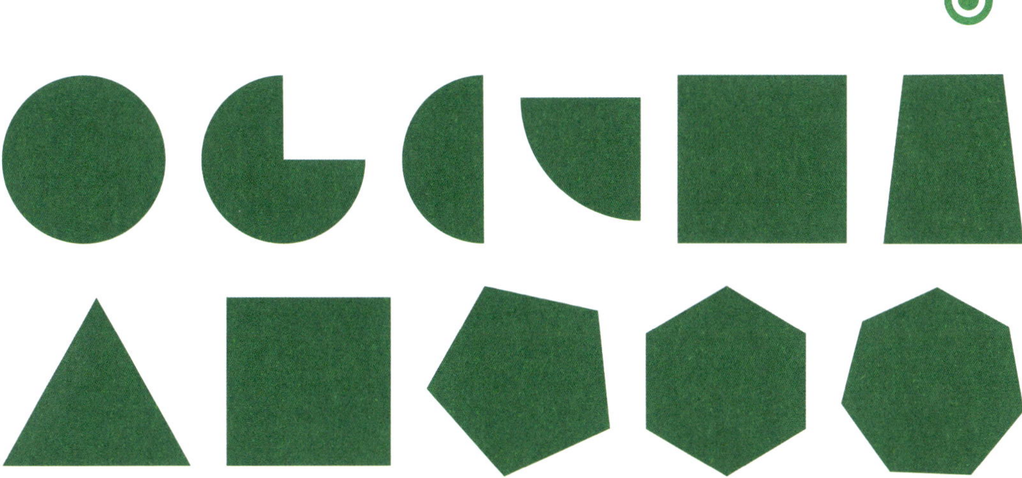

WIE SEHEN DIE TEILAUSSCHNITTE AUS?

In der Regel werden vier bis fünf Teilausschnitte dargestellt, die vor dem geistigen Auge zu einer Figur zusammengebaut werden sollen. Allerdings sind bei schwereren Aufgaben bis zu sechs Teilstücke abgebildet. Die Teilstücke weisen in der Regel „Zähne“ oder eine „L-Form“ auf, damit man einfacher das passende Puzzlestück dazu finden kann. Sind keine „Zähne“, sondern nur gerade Kanten dargestellt, wird das Zusammensetzen ungleich schwerer.

2. BEISPIELAUFGABEN

Im Folgenden sind fünf Beispielaufgaben dargestellt, die nach Schwierigkeit geordnet sind. Schwierigere Aufgaben zeichnen sich durch mehr als drei Teilstücke aus, die gedreht abgebildet sind und sehr ähnliche Antwort-Figuren zeigen. Die Lösungen zu den Aufgaben findest Du im Kapitel Lösungen.

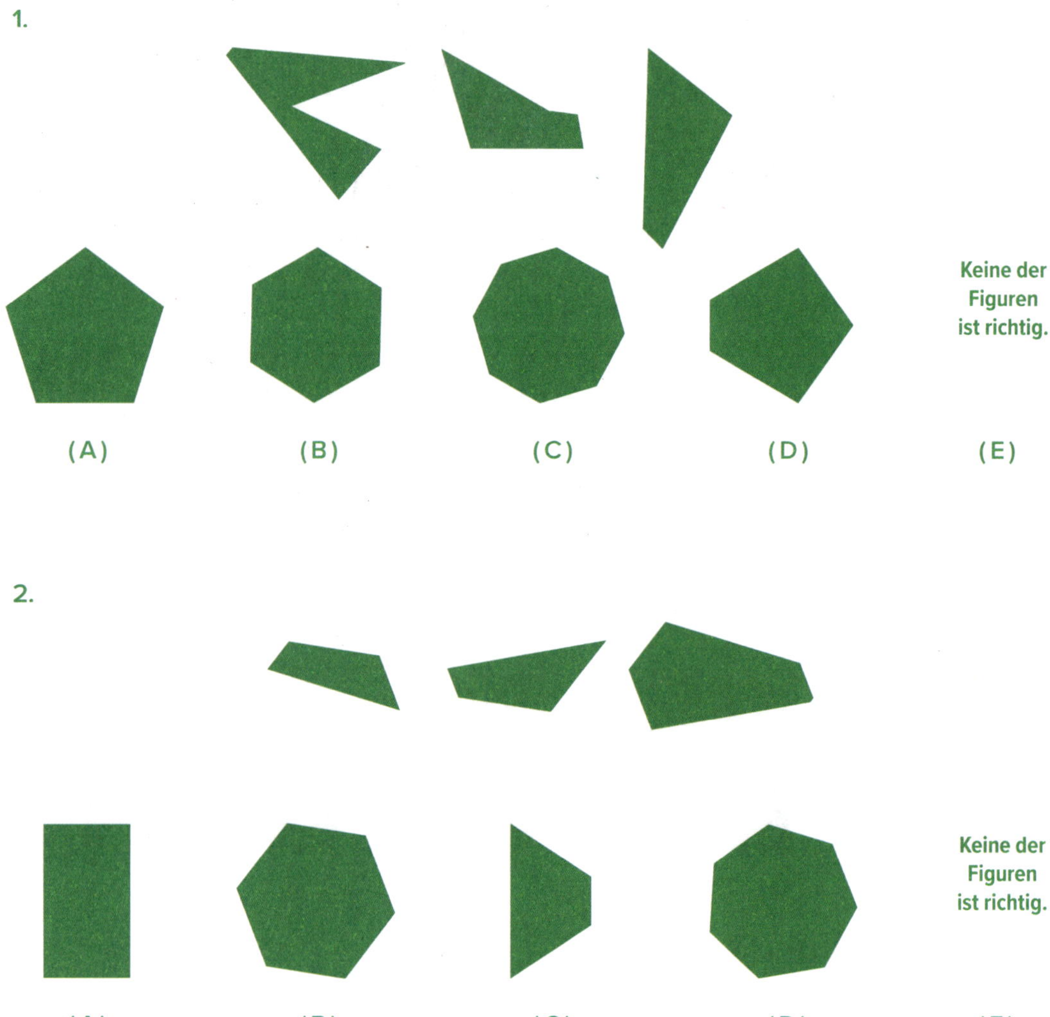

3.

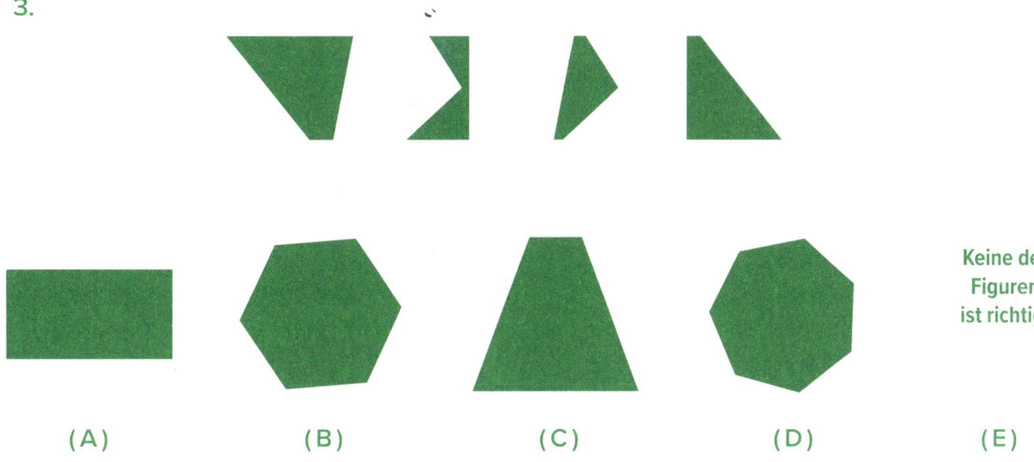
Keine der
Figuren
ist richtig.
(A)
(B)
(C)
(D)
(E)

4.

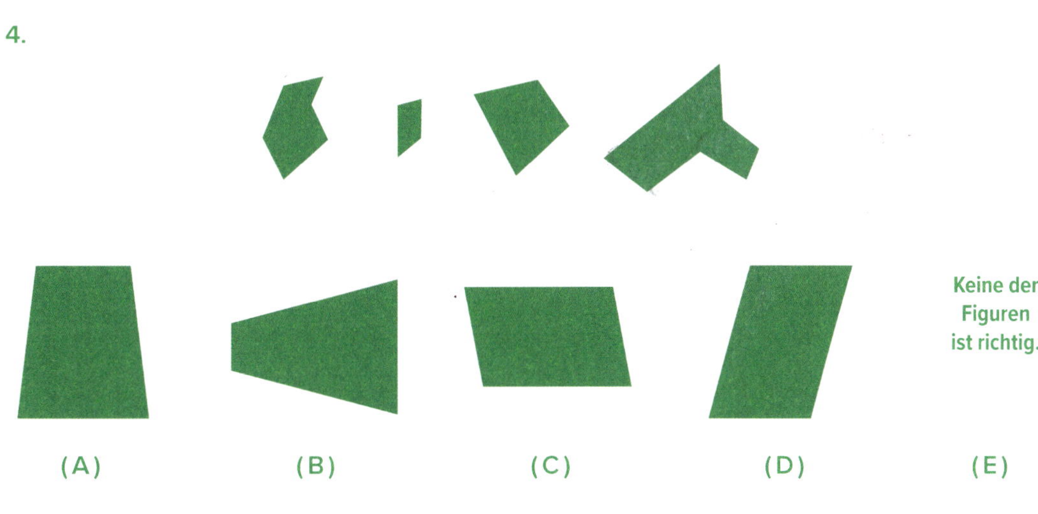
Keine der
Figuren
ist richtig.
(A)
(B)
(C)
(D)
(E)

5.

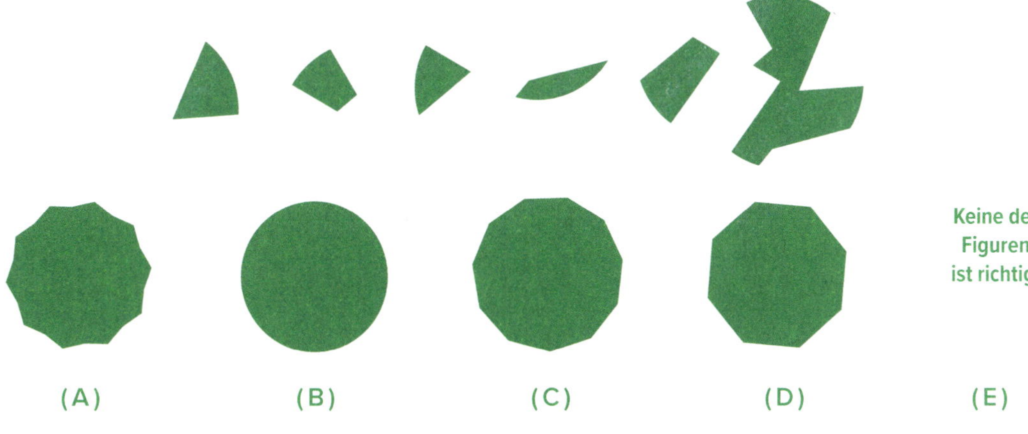
Keine der
Figuren
ist richtig.
(A)
(B)
(C)
(D)
(E)

3. BEARBEITUNGSSTRATEGIE

Wie bei jedem Untertest ist auch hier die Zeit knapp bemessen. Allerdings ist 1:20 Min. pro Aufgabe genügend Zeit, um eine sichere Lösung zu finden. Eine zeiteffiziente Vorgehensweise ist jedoch empfehlenswert.

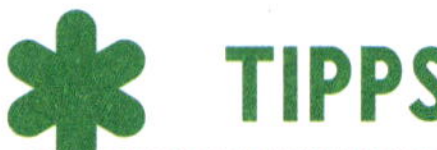

TIPPS

* **MISSION IMPOSSIBLE**
  Der erste Blick muss immer auf die Antworten fallen. Dabei solltest Du Dich fragen welche Figuren kann ich sofort ausschließen, weil diese unmöglich aus den Teilstücken zusammengesetzt werden können? Siehe Beispielaufgabe 5 Antworten A, C und D

* **SAME SAME BUT DIFFERENT**
  Gibt es zweimal die gleiche Figur oder sehr ähnliche Figuren (meist nur gedreht) unter den Antwortmöglichkeiten? Siehe Beispielaufgabe 4 Antworten C und D.

* **AUS DEN AUGEN AUS DEM SINN**
  Ist eine Figur als nicht zutreffend erkannt worden, kannst Du diese direkt wegstreichen.

Nachdem Du im **ersten Schritt** die Antwortmöglichkeiten nach den oben beschriebenen Regeln minimiert hast, muss im **zweiten Schritt** die Passgenauigkeit eines Teilausschnitts überprüft werden. Hierfür ziehst Du folgende Merkmale zurate:

1. Bei **Vielecken (Dreieck, Viereck und andere Polygone)** suchst Du als Erstes ein klar identifizierbares Randstück und fragst Dich:
   * Wie ist der Winkel des Teilausschnitts im Vergleich zu dem der abgebildeten Figuren? Stumpf, spitz, rechtwinklig?
   * Wie lang ist die Kantenlänge zwischen zwei Ecken des Teilausschnitts und wie lang die der abgebildeten Figuren? (Bedenke, dass die Teilausschnitte leicht vergrößert sind.)
   * Kann man die Anzahl der Ecken aller Teilausschnitte abzählen? Wie viele Ecken haben die abgebildeten Figuren?

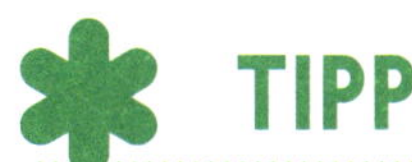

TIPP

* **HANDARBEIT**

  Zur Überprüfung der Passgenauigkeit ist es sinnvoll, sich bereits im Vorfeld Gedanken über mögliche Hilfsmittel zu machen. Zur Abmessung der Kantenlänge kann man den Kugelschreiber oder den eigenen Finger verwenden, auf dem man die Kantenlänge abzeichnet oder die Länge auf dem Skizzenpapier auftragen. Doch Vorsicht, die Teilstücke sind größer abgebildet, als die Antwortfiguren. In diese Falle darf man nicht tappen. Daher raten wir zur Überprüfung der Winkel, da diese unabhängig von der Größe sind. Auch hierzu kann man die Finger oder das Skizzenpapier verwenden. Da im MedAT keinerlei Hilfsmittel erlaubt sind bleiben einem außer den Fingern, dem Skizzenpapier und dem Kugelschreiber auch keine weiteren Möglichkeiten.

2. Bei **allen anderen Figuren**:
   * In welche Figur passt das größte Teilstück nicht hinein?

Falls man nach diesen beiden Arbeitsschritten noch nicht die korrekte Lösung gefunden hat, kann die Anfertigung einer Skizze hilfreich sein.

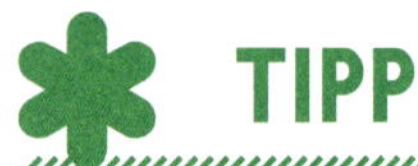

TIPP

* **STREETART**

  Hängst Du bei einer Aufgabe, kann es hilfreich sein, eine Skizze anzufertigen. Meist kommt man dadurch schneller auf die Lösung. Eine andere Möglichkeit wäre, die Teilausschnitte in die Figur einzuzeichnen. Das solltest Du allerdings nur machen, wenn Du bereits eine Idee für die Lösung im Kopf hast, sonst könnte es nach einer etwaigen Korrektur unübersichtlich werden.

Beispielskizze

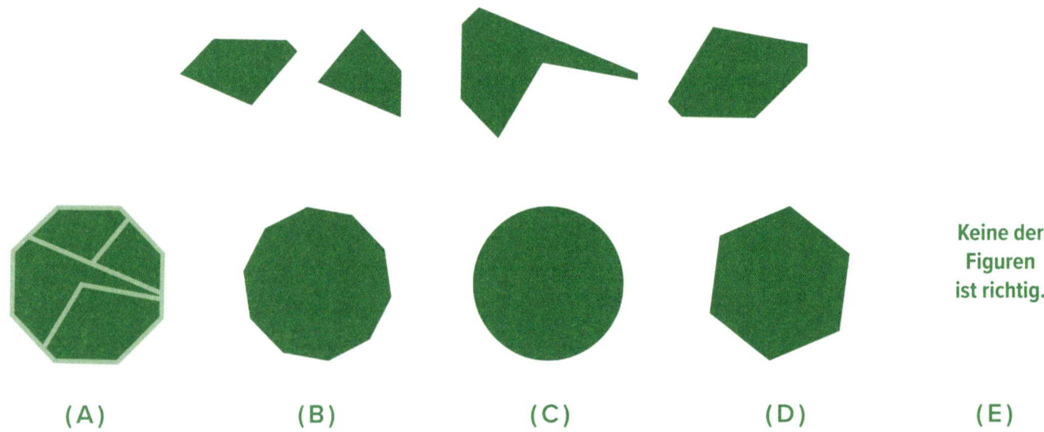

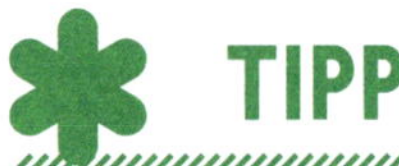

TIPP

* **FLOTTER VIERER**

  Hast Du bei einigen Aufgaben getrödelt und Zeit verloren, empfiehlt es sich für die Lösung der restlichen Aufgaben wie folgt vorzugehen. Du solltest in diesem Fall nicht jede Figur bis zur Gänze zusammensetzen, denn bei einfachen geometrischen Formen reicht es in der Regel aus nur ein Teilstück zu identifizieren, das in eine Figur passt. In oben gezeigten Beispielskizze wäre das markanteste Teilstück das dritte von links. Versucht man dieses in die Figuren einzusetzen, fällt **Figur B** aufgrund der zu vielen Ecken, **Figur C** aufgrund der Kreisform und **Figur D** aufgrund des zu stumpfen Winkels weg. Bei dieser Methode entscheiden wir uns dazu die **Antworten A** bis **D** anzukreuzen und **E: Keine Figur ist richtig.** nicht zu kreuzen.

4. BEARBEITUNGSSTRATEGIE SCHRITT FÜR SCHRITT

Beispiel

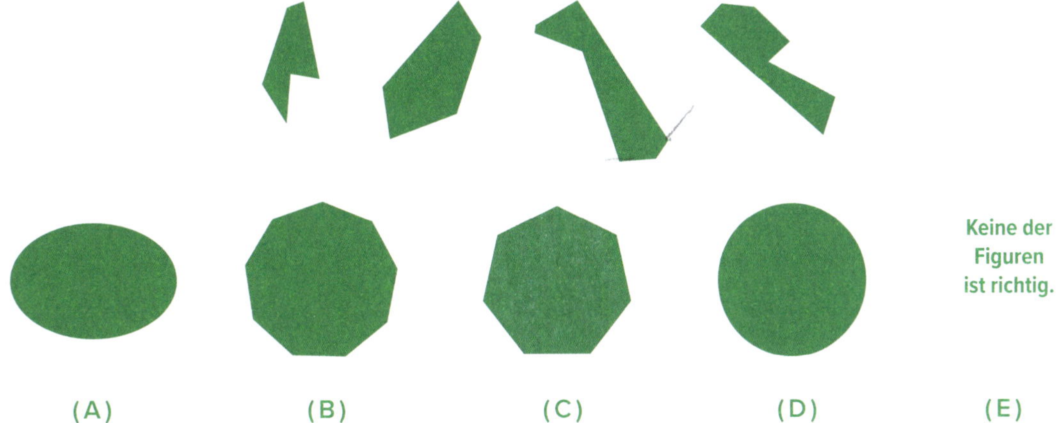

1. **Wahl des markanten Randstücks und Ausschluss der Antwortfiguren**
   In diesem Beispiel wäre das markante Randstück das 3. Teilstück von links, da es das größte ist und einen Winkel am unteren Ende aufweist, anhand dessen man die Passgenauigkeit später überprüfen kann. Figur A und D können sofort weggestrichen werden, da unser Teilstück weder in die Figuren passt, noch der Winkel stimmt.

2. **Überprüfung der Passgenauigkeit**
   Als nächstes gilt es die Winkel des Teilstücks zu überprüfen. Hierzu kannst Du Dich der oben beschriebenen Tipps bedienen. Im Anschluss daran sollte man zur Sicherheit die Ecken der Teilstücke abzählen, um definitiv die richtige Figur zu wählen. In diesem Beispiel sind es 7 Ecken.

3. **Skizze anfertigen**
   Zu guter Letzt, kann man versuchen die Teilstücke in die Figur einzuzeichnen oder die Figur an ein Teilstück anzuzeichnen.

Lösungsskizze

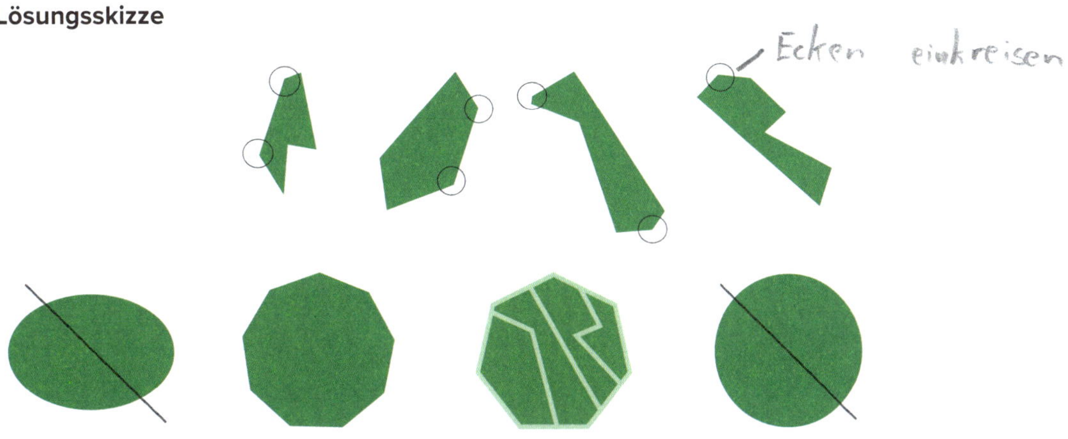

QUINTESSENZ

- Es muss nicht die ganze Figur vor dem geistigen Auge zusammengesetzt werden. Das Erkennen eines markanten Teilstücks reicht aus.
- Die Anzahl der Ecken, die Kantenlänge, der Winkel der Ecke bzw. des Bogens hilft, die gesuchte Figur zu finden.
- Mit der Aufgabe arbeiten! Eine Skizze verrät einem schnell, welche Teilstücke an welchen Platz gehören.
- Da das Aufgabenniveau in den letzten Jahren deutlich anspruchsvoller geworden ist, sollte man sich unbedingt Aufgaben mit hohem Niveau (5–6 Teilausschnitte, 7-Ecke, 8-Ecke, Kreisformen und Ellipsen) besorgen.
- Das Brettspiel Tangram (auch als App erhältlich) schult das räumliche Vorstellungsvermögen. Da das Spiel nur sieben Teilstücke aufweist, wird die Übung auf Dauer monoton und einseitig. Im Test sind die Teilstücke komplexer. Zum Einstieg ist diese Übung jedoch sehr empfehlenswert.

5. ÜBUNGSAUFGABEN

Im Folgenden findest Du zwei Simulationen zu je 15 Übungsaufgaben, für die Dir je 20 Minuten Zeit zur Verfügung stehen. Die Lösungen und Lösungsskizzen zu den Aufgaben findest Du im Kapitel Lösungen. Die Aufgaben sind nicht nach Schwierigkeit vorsortiert.

VORSICHT

Die folgenden Simulationen dienen lediglich zum Einstieg in die Materie. Da das Niveau in den letzten Jahren deutlich anspruchsvoller geworden ist, sind zusätzliche, aktuelle Übungsaufgaben extrem wichtig geworden.

SIMULATION 1

Bearbeitungszeit: 20 Minuten

1.

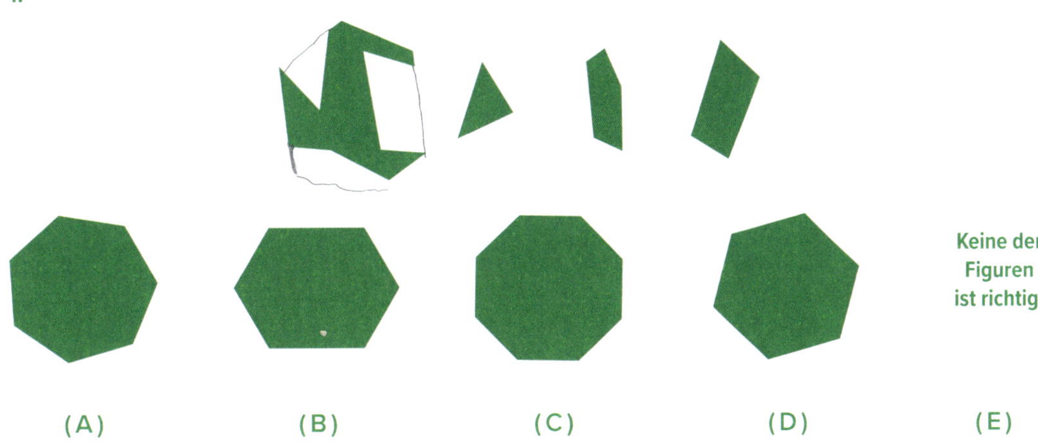

2.

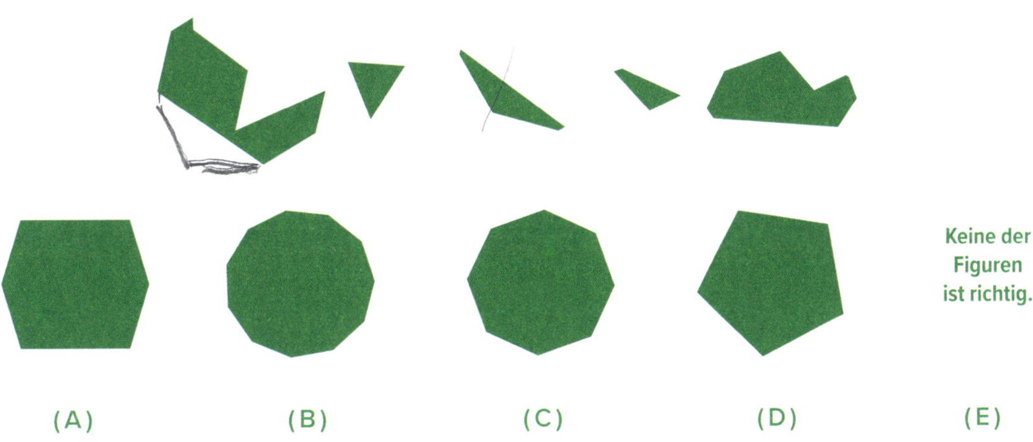

3.

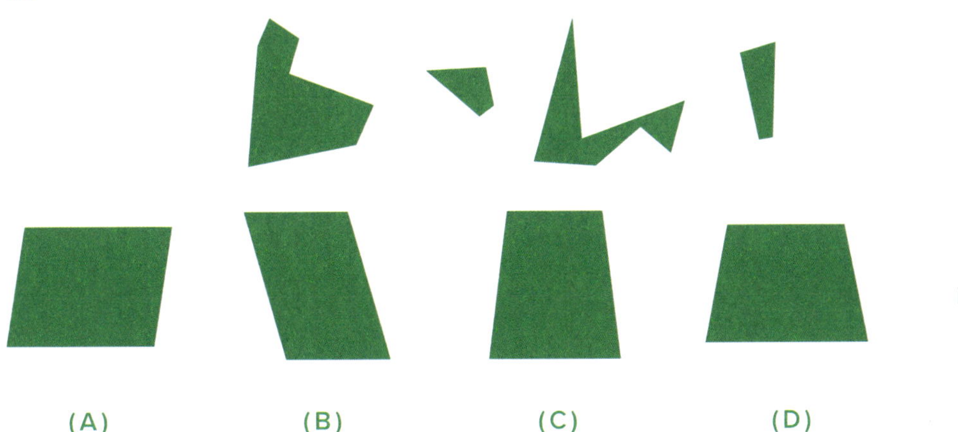

4.

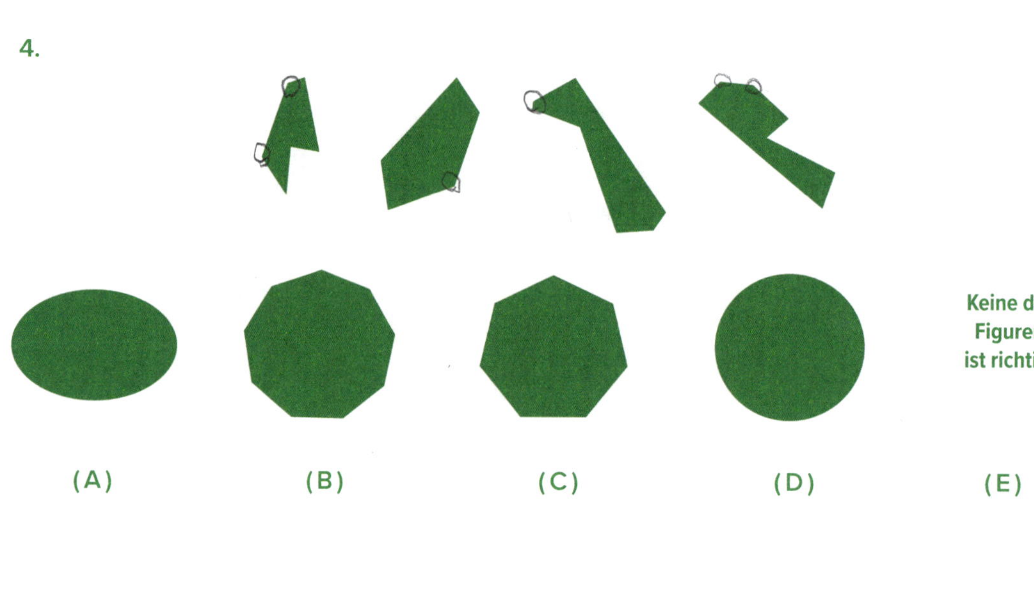
Keine der Figuren ist richtig.
(A)
(B)
(C)
(D)
(E)

5.

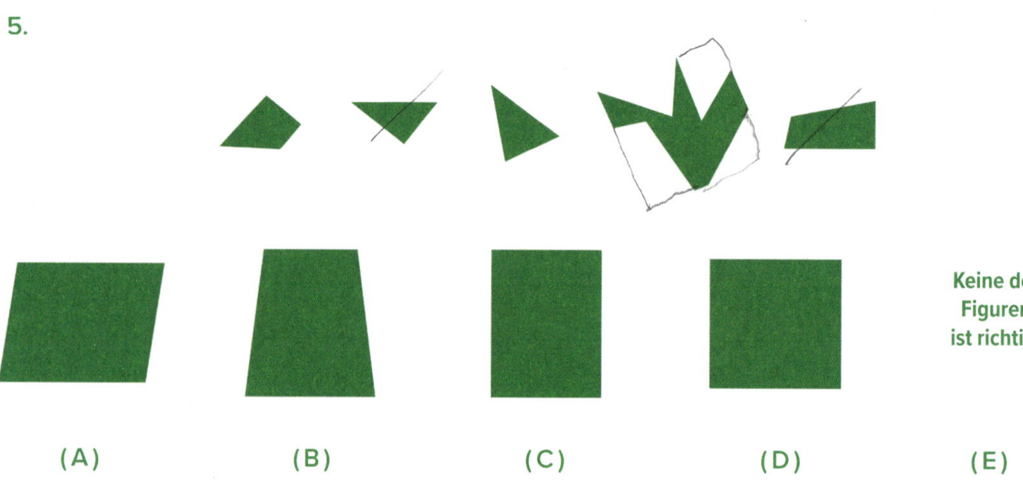
Keine der Figuren ist richtig.
(A)
(B)
(C)
(D)
(E)

6.

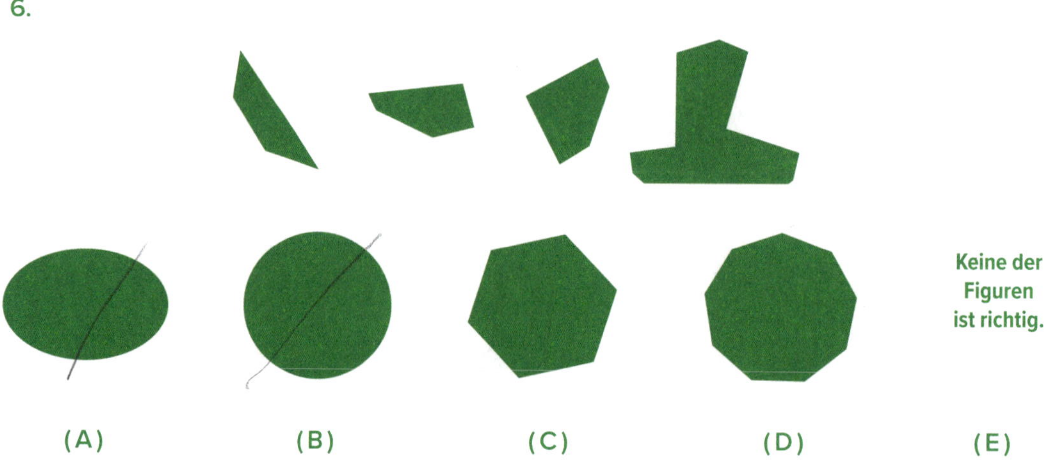
Keine der Figuren ist richtig.
(A)
(B)
(C)
(D)
(E)

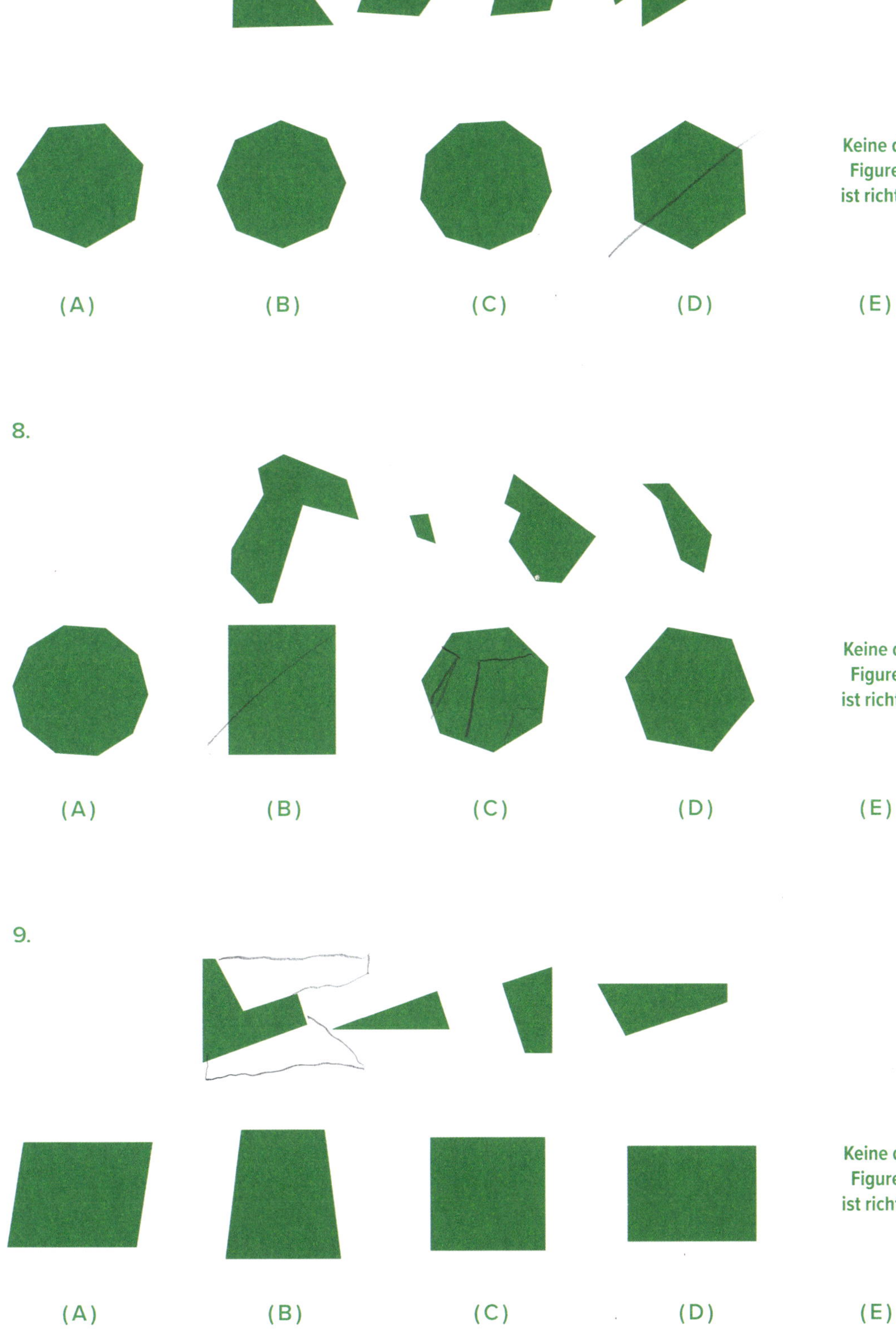
7.
(A)
(B)
(C)
(D)
Keine der Figuren ist richtig.
(E)
8.
(A)
(B)
(C)
(D)
Keine der Figuren ist richtig.
(E)
9.
(A)
(B)
(C)
(D)
Keine der Figuren ist richtig.
(E)

10.

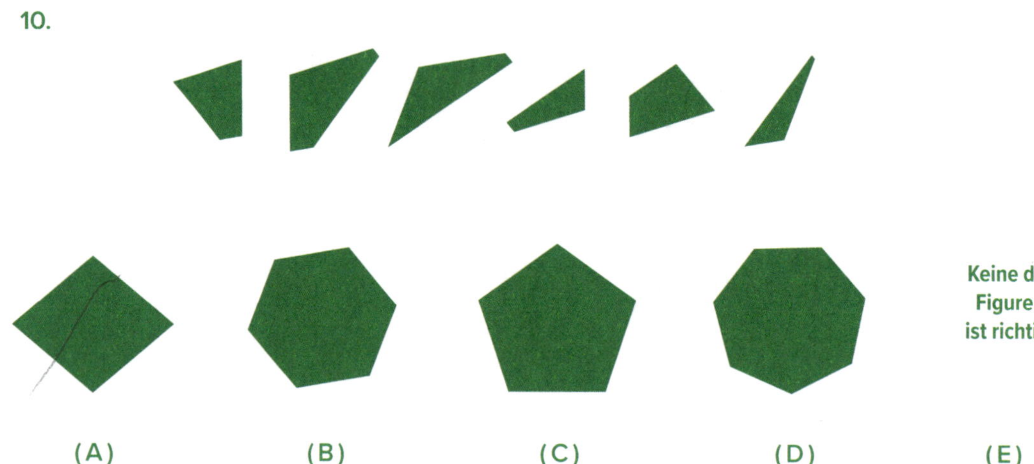
Keine der Figuren ist richtig.
(A)
(B)
(C)
(D)
(E)

11.

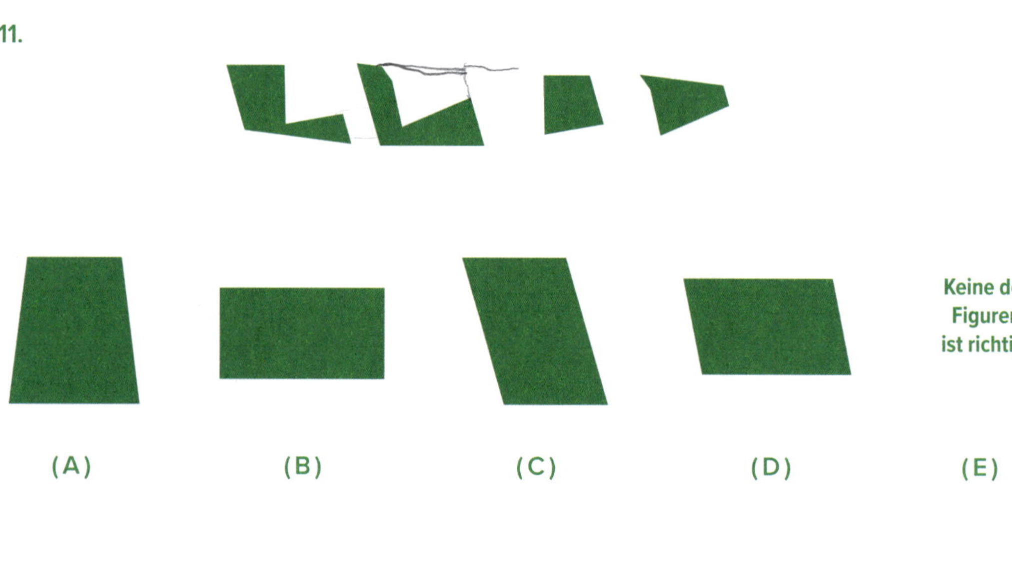
Keine der Figuren ist richtig.
(A)
(B)
(C)
(D)
(E)

12.

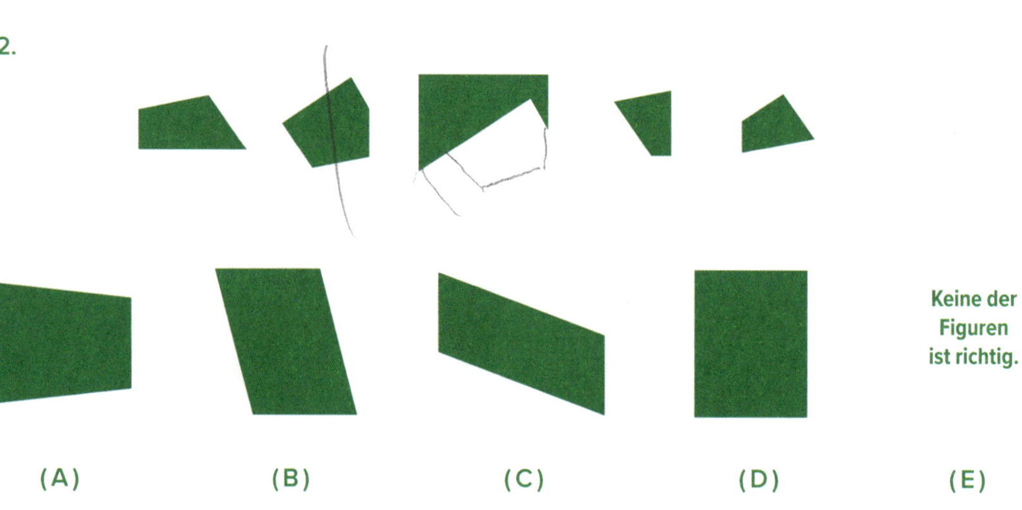
Keine der Figuren ist richtig.
(A)
(B)
(C)
(D)
(E)

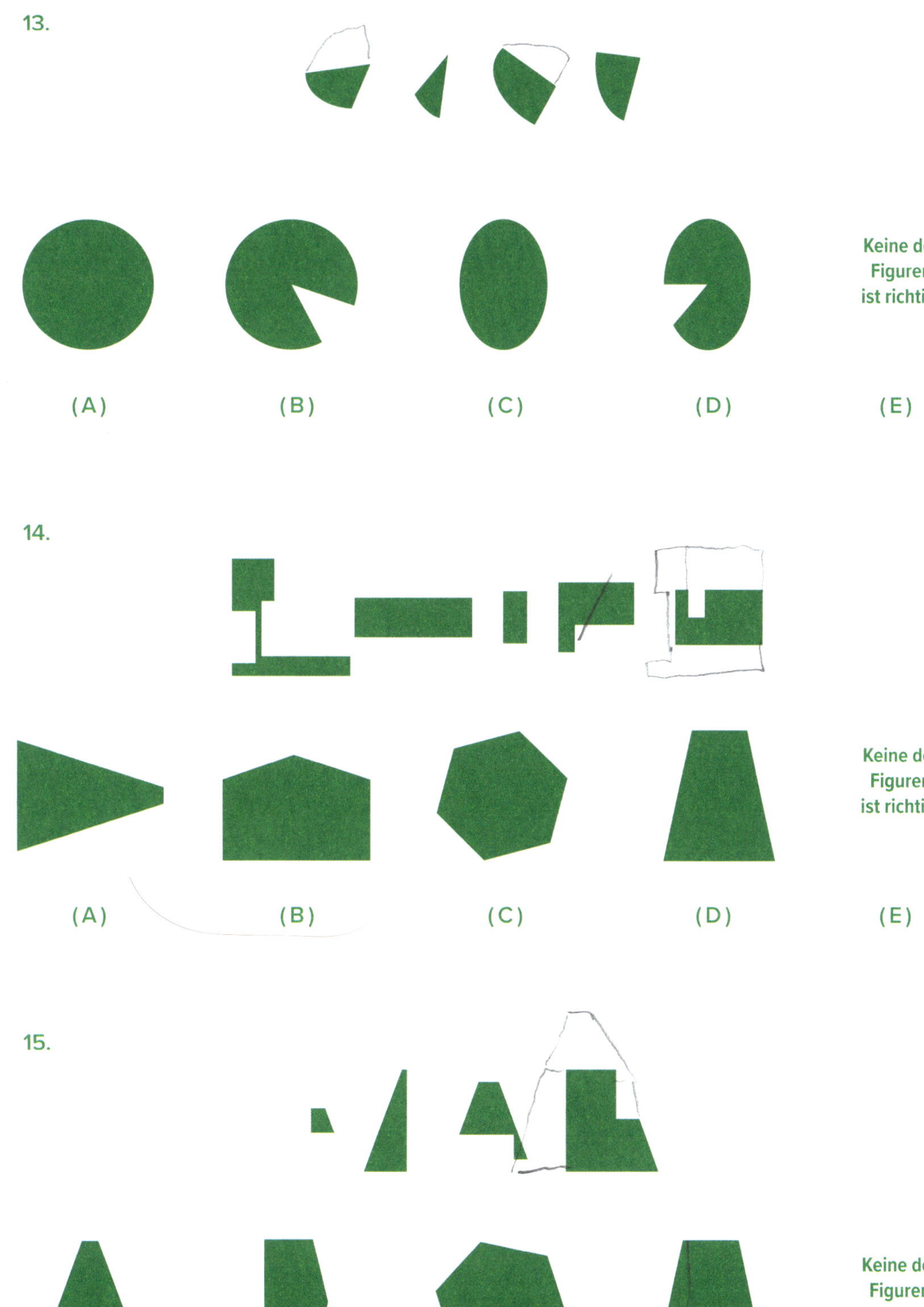
13.
(A)
(B)
(C)
(D)
Keine der Figuren ist richtig.
(E)
14.
(A)
(B)
(C)
(D)
Keine der Figuren ist richtig.
(E)
15.
(A)
(B)
(C)
(D)
Keine der Figuren ist richtig.
(E)

SIMULATION 2

Bearbeitungszeit: 20 Minuten

1.

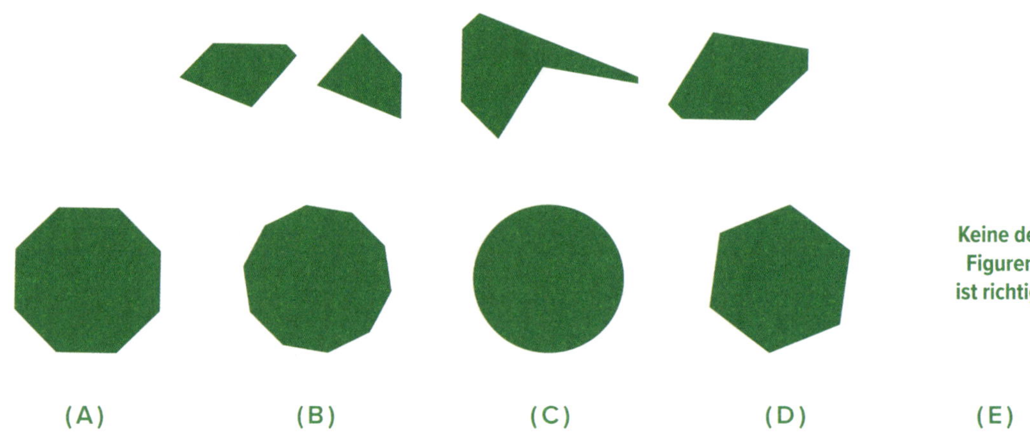

2.

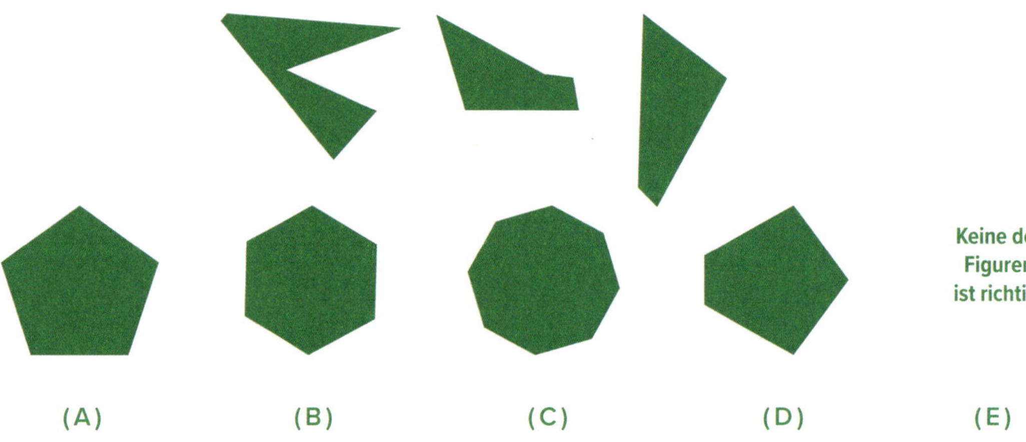

3.

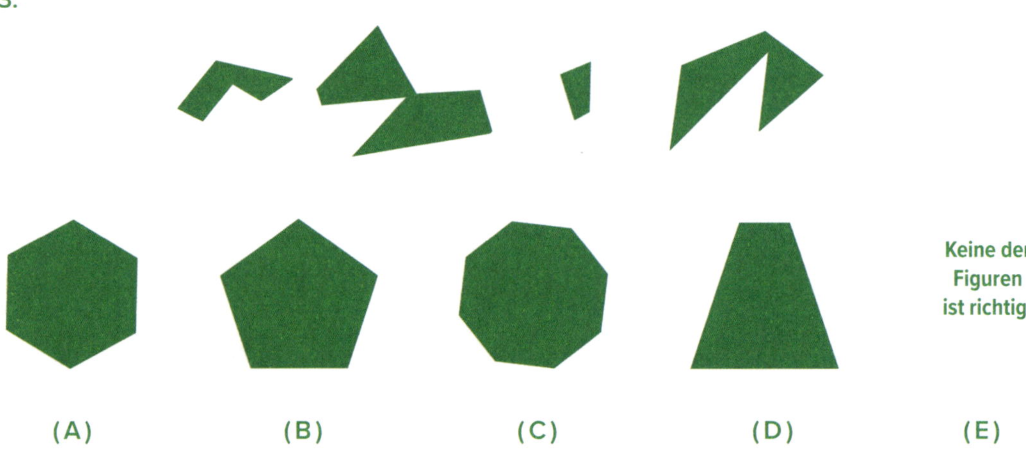

4.

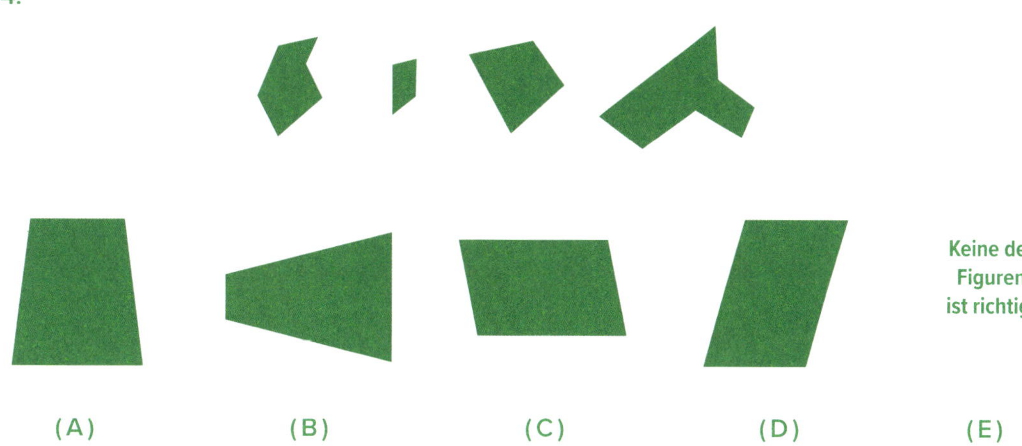
Keine der
Figuren
ist richtig.
(A)
(B)
(C)
(D)
(E)

5.

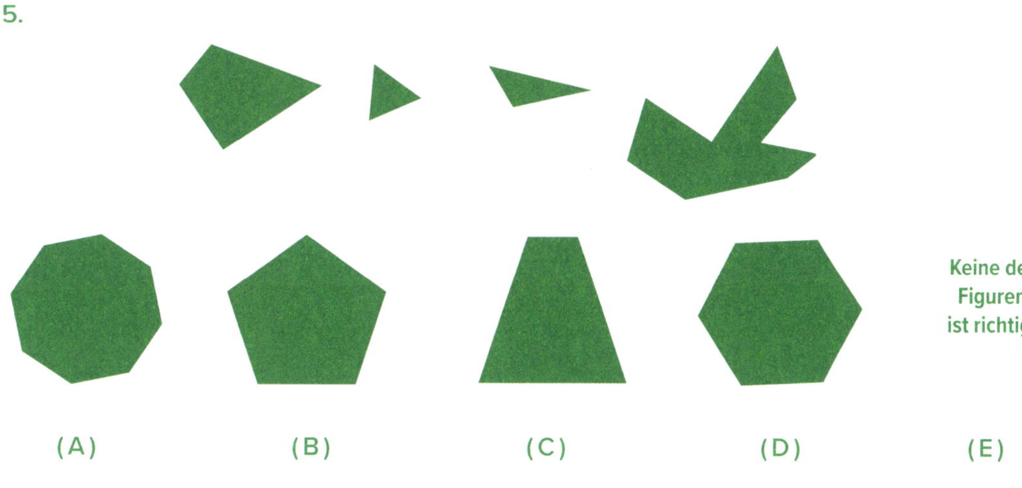
Keine der
Figuren
ist richtig.
(A)
(B)
(C)
(D)
(E)

6.

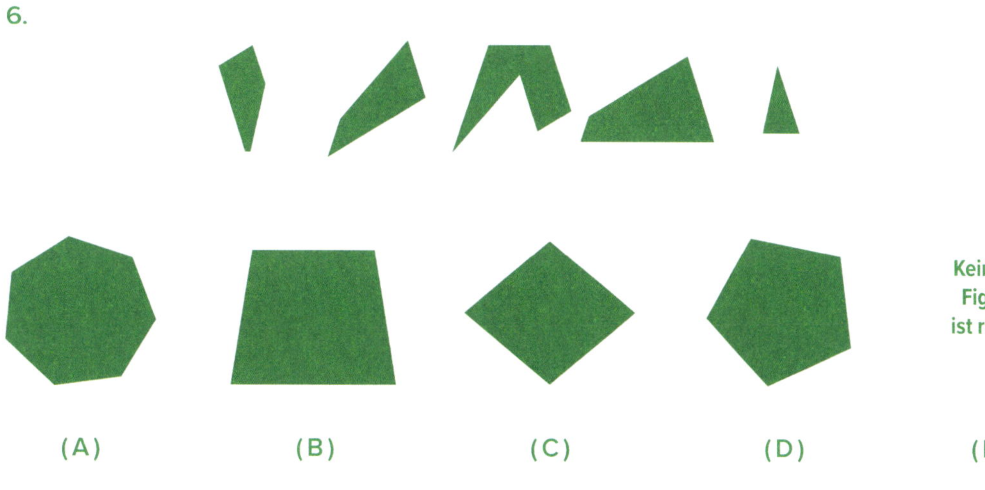
Keine der
Figuren
ist richtig.
(A)
(B)
(C)
(D)
(E)

7.

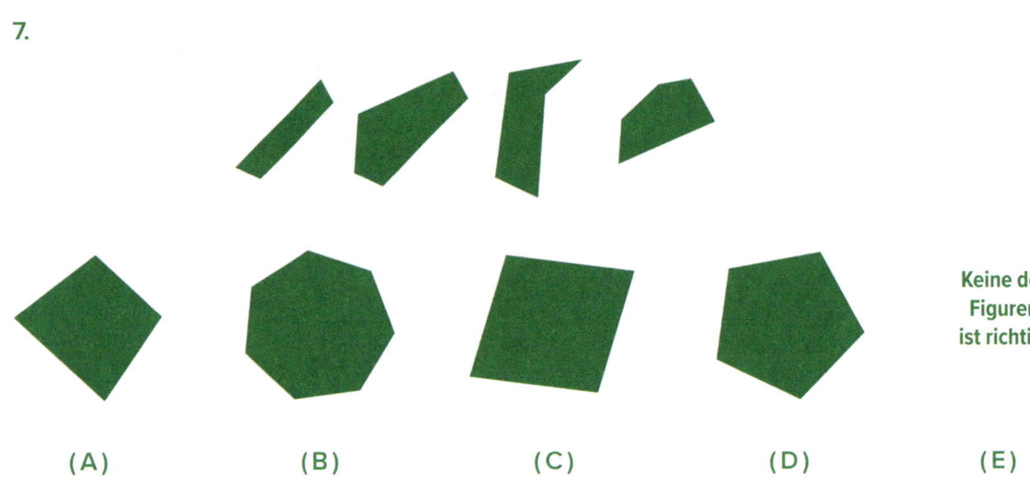
Keine der Figuren ist richtig.
(A)
(B)
(C)
(D)
(E)

8.

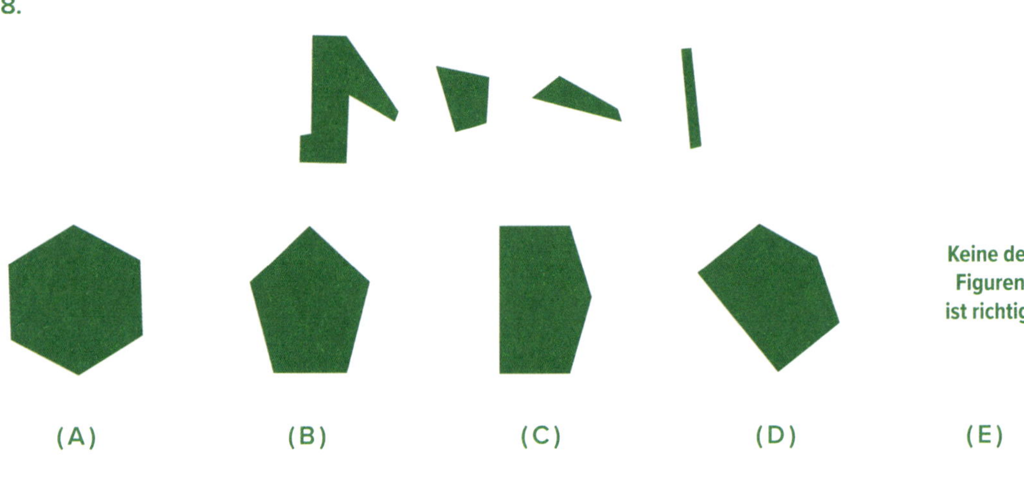
Keine der Figuren ist richtig.
(A)
(B)
(C)
(D)
(E)

9.

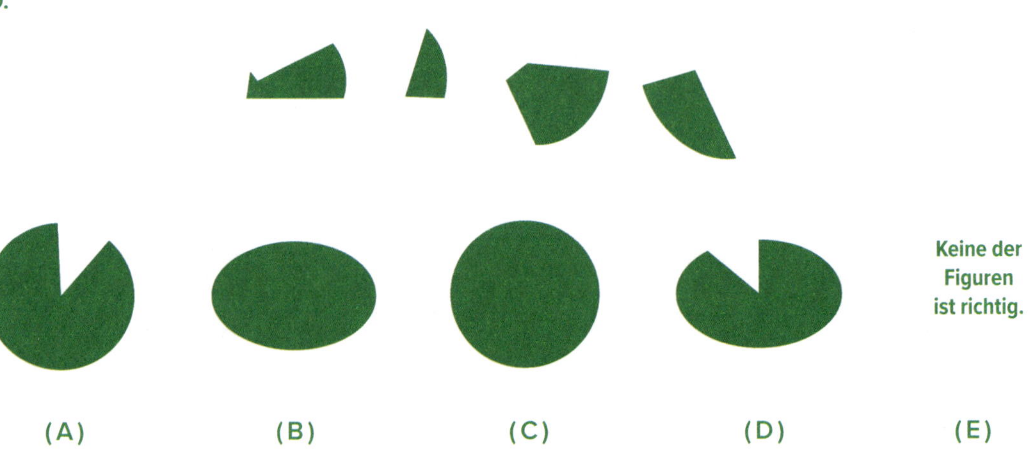
Keine der Figuren ist richtig.
(A)
(B)
(C)
(D)
(E)

10.

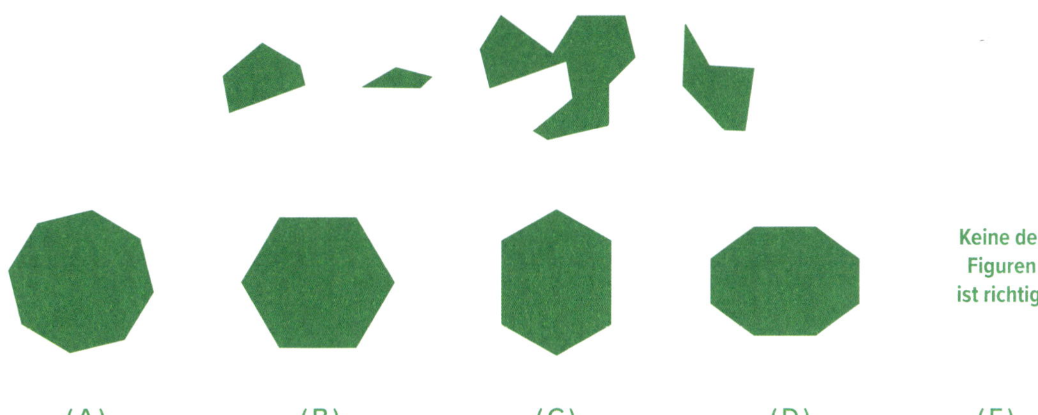
Keine der Figuren ist richtig.

(A) (B) (C) (D) (E)

11.

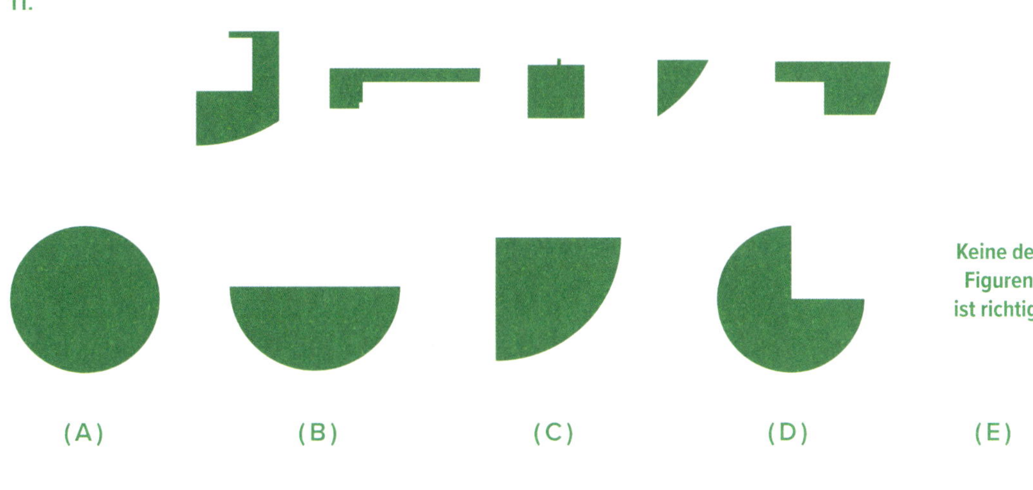
Keine der Figuren ist richtig.

(A) (B) (C) (D) (E)

12.

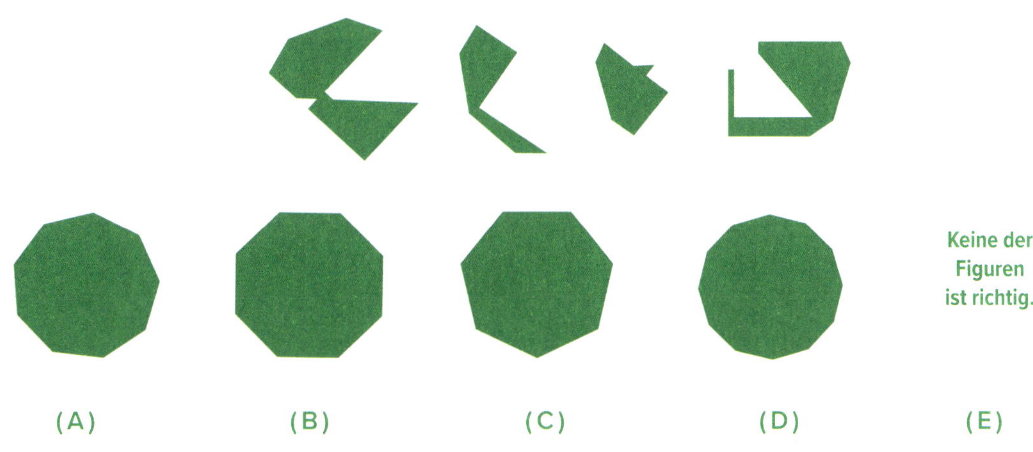
Keine der Figuren ist richtig.

(A) (B) (C) (D) (E)

13.

Keine der Figuren ist richtig.

(A) (B) (C) (D) (E)

14.

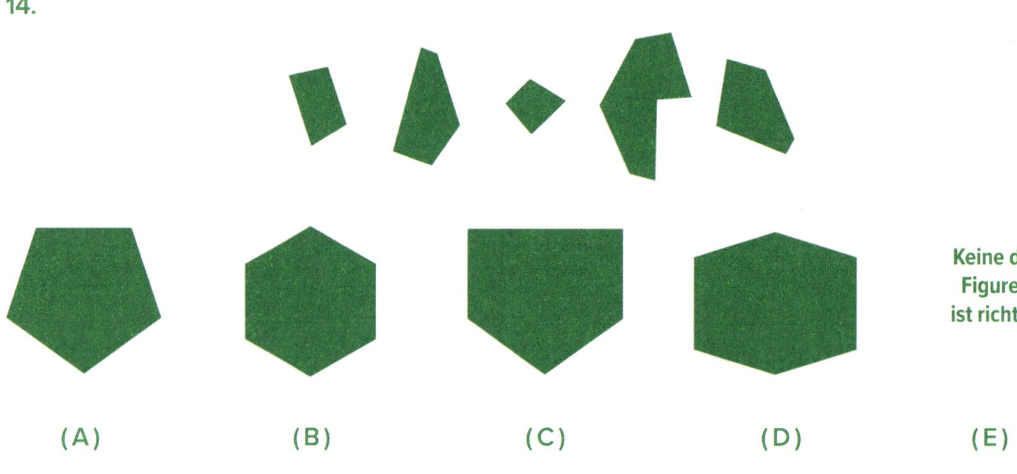

Keine der Figuren ist richtig.

(A) (B) (C) (D) (E)

15.

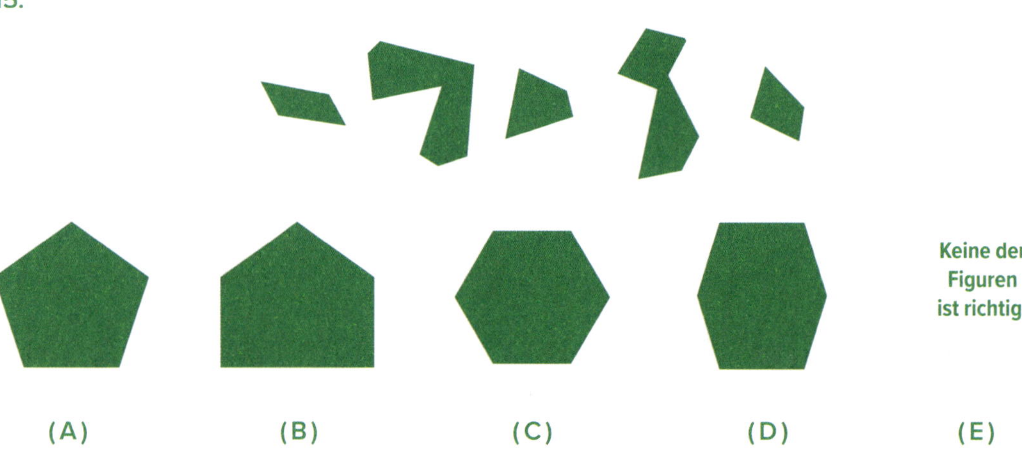

Keine der Figuren ist richtig.

(A) (B) (C) (D) (E)

GEDÄCHTNIS UND MERKFÄHIGKEIT

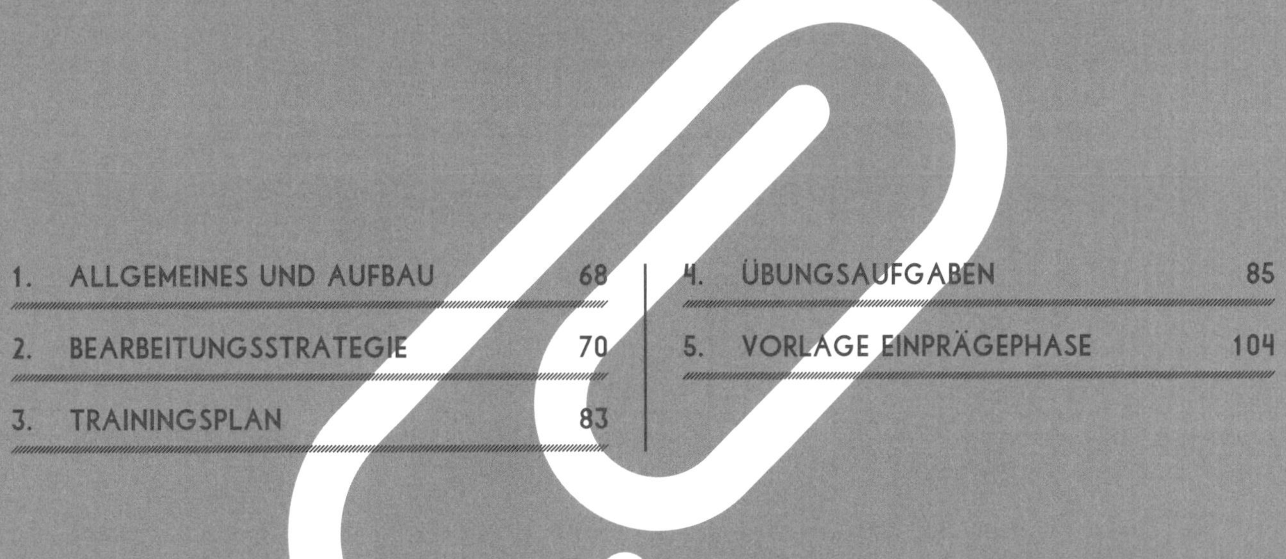

GEDÄCHTNIS UND MERKFÄHIGKEIT

1. ALLGEMEINES UND AUFBAU

Eine überdurchschnittliche Merkfähigkeit ist für zukünftige Ärzte von großer Bedeutung. Nicht nur während des Studiums, auch im Berufsalltag wird der Mediziner täglich mit vielen Fakten und Daten konfrontiert. Es ist also überaus sinnvoll sich mit dem Thema der Mnemotechniken schon vor dem Beginn des Studiums zu beschäftigen. Wer jetzt denkt, dass er mit einem schlechten Gedächtnis geboren wurde, der täuscht sich, denn die erfreuliche Nachricht ist, dass jeder seine Gedächtnisleistung in kürzester Zeit um ein Vielfaches verbessern kann. Bei einer Studie des Max-Planck-Institutes in Berlin wurden jeweils zwei Gruppen von Studenten beim Vokabeln lernen verglichen. Eine der beiden Gruppen wurde jedoch zuvor drei Stunden lang mit der sogenannten Loci-Methode trainiert. Diese trainierte Gruppe schaffte ein um 600 Prozent besseres Ergebnis im Vergleich zur Kontrollgruppe. Diese und andere Methoden möchten wir Dir in den nächsten Abschnitten näher bringen. Und das Beste ist, wenn Du diese Methoden richtig beherrschst, wirst Du nicht nur mit Leichtigkeit diesen Teil des MedAT Tests meistern, sondern hast auch im Studium einen klaren Vorteil.

Der Untertest gliedert sich in eine **Einprägephase** (8 Minuten) und eine **Abrufphase** (15 Minuten). Dazwischen liegen beim MedAT die **Untertests Zahlenfolgen** und **Wortflüssigkeit**, die zusammen 35 Minuten dauern. Diese Untertests sollen Deine Erinnerung an die gelernten Fakten zerstören. Das wird natürlich nicht passieren. Denn der **Merkfähigkeitstest** zählt zu den sehr gut **trainierbaren** Untertests, bei dem sich mit der richtigen Strategie sehr viele Punkte holen lassen. In der **Abrufphase** werden Dir 25 Fragen in 15 Minuten gestellt. Bei diesem Untertest werden Dir mehrere Allergieausweise präsentiert, von denen es sich folgende Inhalte zu merken gilt:

- Passfoto
- Name
- Geburtsdatum
- Medikamenteneinnahme
- Blutgruppe
- Bekannte Allergien
- Ausweisnummer
- Ausstellungsland

Das heißt, insgesamt müssen acht Qualitäten auswendig gelernt werden. Allerdings können bei bestimmten Qualitäten auch mehrere Angaben gemacht werden, wie z. B. Bekannte Allergien: Hunde, Tomaten. Die Informationsqualitäten sind zudem sehr heterogen, lassen sich aber in drei Hauptgruppen zusammenfassen:

- Fakten (Name, Medikamente, Allergien, Ausstellungsland und Blutgruppe)
- Zahlen (Ausweisnummer und Geburtsdatum)
- Visuell (Passfotos)

Beispiel

ALLERGIEAUSWEIS

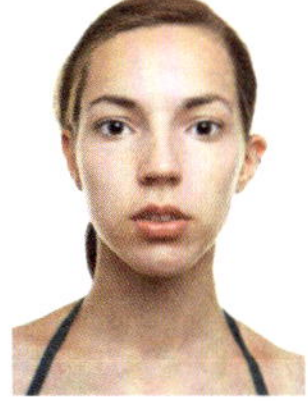

Name: SCHEFFETAB
Geburtstag: 07. Mai
Medikamenteneinnahme: Ja
Blutgruppe: A
Bekannte Allergien: Gräser
Ausweisnummer: 4 1 7 0 6
Ausstellungsland: Deutschland

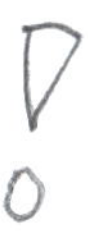

TIPP

- **QUAL DER WAHL**
  Was wird wie abgefragt?! Diese Frage solltest Du Dir vor jeder Prüfungssituation gestellt haben. Im MedAT wird ausschließlich nach dem Single-Choice-Prinzip abgefragt. Das heißt, Du musst den abgefragten Stoff nicht selbständig abrufen, sondern kannst aus vorgegebenen Antwortmöglichkeiten auswählen. Das vereinfacht die Bearbeitung enorm.

2. BEARBEITUNGSSTRATEGIE

Für jede der oben genannten Hauptgruppen gibt es eine eigene Strategie, welche wir der Reihe nach besprechen werden, um sie schlussendlich zu einer Gesamtstrategie zusammen zu fügen.

FAKTEN

Die Loci-Methode

Fakten kannst Du Dir am effektivsten mit der in der Einleitung bereits erwähnten Loci-Methode merken. Bei dieser Methode werden die zu lernenden Fakten an vorher bestimmten, imaginären Wegpunkten abgelegt und untereinander verknüpft. Zuerst musst Du aber jeden Fakt in ein kreatives Bild umwandeln. Dabei gilt die Regel: je abstrakter, bizarrer, brutaler, sexueller, desto besser kann man sich die Bilder merken. Und da in der Abrufphase nur Antwortmöglichkeiten gegeben werden, die auch in der Einprägephase genannt wurden, musst Du später die richtige Antwort nur wiedererkennen, was deutlich leichter ist, als sie selbst zu reproduzieren. Lass Deiner Fantasie also freien Lauf!

Vereinfachen der Fakten und umwandeln in ein kreatives Bild

Du solltest aus den Fakten Bilder machen, die Du Dir leichter vorstellen kannst. Das können zum Beispiel Wörter sein, die gleich oder ähnlich klingen. Auch Reime und Worte, bei denen der Anfang oder ein Teilstück des Wortes sich gleicht, sind geeignet, z. B. Spanien – Bananien. Sehr hilfreich ist es auf Bekanntes zurückzugreifen, da diese Bilder schon ausgesprochen gut in Deinem Gedächtnis verknüpft sind. Solltest Du also beispielsweise unter einer Birkenpollenallergie leiden und es hat eine der Personen auf den Ausweisen auch eine Allergie gegen diese Pollen, dann stell Dir vor, wie Du neben der Person sitzt und mit ihr um die Wette niest. Versuche mit Deinen Merkbildern immer möglichst viele Kanäle und Sinne anzusprechen. Stelle Dir die eben genannte Situation nicht allein bildlich vor, sondern erinnere Dich auch an das Gefühl, wenn Dir die Nase läuft und die Augen tränen, das Geräusch eines Niesanfalls, etc. Nutze Deine Kreativität, um Dein Gedächtnis zu beflügeln.

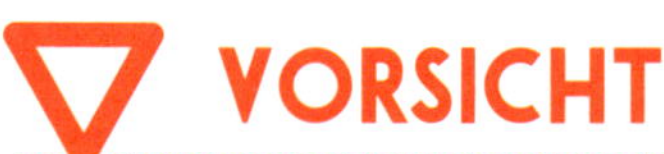

VORSICHT

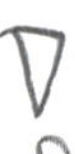

Je unterhaltsamer Dir ein Bild erscheint, desto einprägsamer ist es.

Bei manchen Fakten, zum Beispiel bei den Medikamenten (Ja/Nein) oder den Blutgruppen (A, B, AB und 0) gibt es nur begrenzte Möglichkeiten. Hier kannst Du Dir vorab verschiedene Bilder überlegen und sparst Dir somit in der stressigen Einprägephase wichtige Sekunden und Nerven. Dies trifft eingeschränkt auch auf die anderen Fakten zu. Wer sich vorab Bilder für die wichtigsten Allergien und Länder erstellt, hat im Test sicherlich einen Zeitvorteil. Wichtig ist es aber auch sicher im Umgang mit völlig unbekannten Fakten zu werden, damit Du nicht in Panik gerätst, wenn beim MedAT ein Ausweis mit dem Ausstellungsland Königreich Kongo oder den Sandwich-Inseln auftaucht.

NAMEN

Im MedAT waren die zu lernenden Namen stets sehr abstrakt. Es wird Dir also nicht Herr Meier begegnen, sondern Begriffe wie Merlok, Mimal, Tamtam oder Cascit. Sei also kreativ und vereinfache die Begriffe, damit Du sie Dir leichter merken kannst.

Merlok	→	Merlin der Zauberer
Mimal	→	Mimose (Pflanze) oder Malstift
Tamtam	→	TomTom (Navigationssystem)
Cascit	→	Kit das Auto oder Fidel Castro

ALLERGIEN

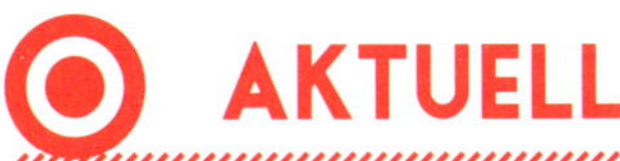

- **THINK DIFFERENT**
  Im MedAT wurden zuletzt sehr **spezifische und seltene Allergien** abgefragt wie beispielsweise Hymenopteren (Vespen und Hornissen). Da man sich hierunter nichts vorstellen kann, wenn man den Begriff nicht kennt, erschwert dies die Aufgabe ungemein. Doch mit etwas Kreativität löst man dieses Problem im Handumdrehen mittels Vereinfachung. Die Vorstellung eines Menschen mit enormem Hydrozephalus brennt sich definitiv in Dein Gedächtnis ein. Auch **Baum- und Pollenallergien** mussten in den letzten Jahren häufig memoriert werden. Dabei wurden diese sehr ähnlich gewählt (z. B. Birke, Buche, Bergahorn, Erle, Esche, Eiche). Wenn man kein besonderes Interesse an Forstwirtschaft hat, ist es zunächst schwierig, die verschiedenen Arten zu unterscheiden.

AUSSTELLUNGSLAND

AKTUELL

- **KOSMOPOLIT**
  Im letztjährigen MedAT wurden Ausweise aus Ländern der ganzen Welt abgeprüft. Wobei anzumerken ist, dass hier Name und Herkunftsland nicht korrespondierten. Fräulein Müller konnte folglich auch aus Somalia stammen. Zudem wurden häufig ähnliche Länder wie beispielsweise Luxemburg und Liechtenstein verwendet.

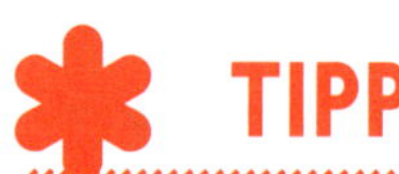

TIPP

* **STEREOTYP**
  Schubladendenken ist an sich eine schlechte Eigenschaft, aber bei diesem Untertest hilft es ungemein. So kannst Du Dir zum Beispiel das Ausstellungsland Deutschland mit dem schmackhaften Bild **Sauerkraut und Bratwurst** merken.

MERKTABELLEN

Im Folgenden findest Du Merktabellen für die Blutgruppen, Länder der EU und eine Vielzahl von Allergien, die Du selbst vervollständigen und mit eigenen Merkbildern auffüllen sollst. Achte darauf, dass Du viele intensive Assoziationen mit deinen Merkbildern verknüpfst. Diese können positiv aber auch negativ sein (z. B. der **AB**wasch).

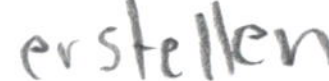

BLUTGRUPPE	MERKBILD	BLUTGRUPPE	MERKBILD
A	Ameisen	0	SchNuller
B	Bart	AB	ABwasch

LAND	MERKBILD	ALLERGIE	MERKBILD
Österreich	Osterei	Hund	
Deutschland		Katze	
Schweiz	Taschenmesser/Käse	Hausstaub	
Frankreich		Fisch	
Italien	Gigolo	Hülsenfrüchte	
Spanien	Bananien	Krustentiere	Krebs
Polen		Nickel	
Dänemark		Kupfer	
Belgien		Penicillin	„Penner“ (Obdachloser)
Holland		Schmerzmittel	
Tschechien		Kontrastmittel	
Ungarn		Gräser	
Kroatien		Pollen	
Serbien		Nüsse	Tritt in die „Nüsse“
Slowenien		Karotten	
Griechenland		Tomaten	
Türkei		Pilze	
Norwegen		Latex	Domina
Schweden	Degen (Fechtdegen)	Äpfel	
Finnland	Spinnland (Spinne)	Erdbeeren	
Luxemburg		Antibiotika	
Liechtenstein		Kiwi	
Portugal		Kastanie	
Andorra		Birke	Birkenstock-Sandale
Rumänien	Rumflasche	Buche	(Lese-)Buch
		Erle	Erlkönig
		Esche	
		Espe	
		Hainbuche	
		Hasel	
		Ambrosia	
		Histamin	
		Glutamat	
		Novaminsulfon	

ABLEGEN DER FAKTEN AN WEGPUNKTEN UND GEGENSEITIGES VERKNÜPFEN

Um diesen nächsten Schritt tun zu können, musst Du Dir Deine Route und die Wegpunkte, die Du abschreiten willst, vorher genau überlegen. Durch das Ablegen der Fakten können diese viel länger gemerkt und später einfacher zugeordnet werden. Folgende Regeln sollten für die Erstellung der Wegpunkte gelten:

* Die Reihenfolge der Wegpunkte wird am Anfang festgelegt und danach nicht mehr verändert.
* Die Wegpunkte sollten eindeutig sein und an markanten Stellen liegen.
* Nutze eine Dir vertraute Umgebung (z. B. Dein Zuhause).

Ohne regelmäßiges Training ist es natürlich unmöglich, sich auf Anhieb alle Ausweise in der knapp bemessenen Zeit zu merken. Du solltest Dich also langsam herantasten und Deine Route immer weiter ausbauen. Versuche Dir deshalb am Anfang nur für drei Allergieausweise eine Route zu erstellen.

→ Route aufschreiben

Beispiel

Ein Zimmer für einen Ausweis

Es bietet sich an, für jeden Ausweis ein jeweils eigenes Zimmer vorzubereiten, am besten Du nimmst dafür Zimmer aus Deinem Zuhause. In jedem der drei Zimmer solltest Du vorab acht Wegpunkte fixiert haben. Dabei solltest Du Dir Deine Route so detailliert wie möglich vorstellen und mit geschlossenen Augen in Gedanken ablaufen. Stell Dir vor, wie die Türe knarzt, das Bett quietscht oder die Blume duftet, wie das Fett in der Pfanne brutzelt oder der Fernseher rauscht. All diese Informationen machen Deine Route interessanter, realistischer, detailreicher und damit einprägsamer.

Unsere Beispielroute

1. **Schlafzimmer**
   - 1.1 Eingangstüre
   - 1.2 Nachttisch
   - 1.3 Bett
   - 1.4 Kleiderschrank
   - 1.5 Palme
   - 1.6 Schreibtisch
   - 1.7 Fenster
   - 1.8 Bücherregal

2. **Wohnzimmer**
   - 2.1 Eingangstüre
   - 2.2 Sitzsack
   - 2.3 Snowboards in der Ecke
   - 2.4 Couch
   - 2.5 Schuhregal (eher ein Schuhberg)
   - 2.6 Wohnungstüre
   - 2.7 Jackenständer
   - 2.8 Fernseher

3. **Küche**
   3.1 Eingangstüre
   3.2 Herd
   3.3 Brotkorb
   3.4 Waschbecken
   3.5 Kühlschrank
   3.6 Esstisch
   3.7 ...

Dabei ist es wichtig die Reihenfolge der Zimmer so zu belassen, wie sie in Wirklichkeit auch ist. Außerdem solltest Du ein System festlegen, wie Du die Wegpunkte (WP) abschreitest, beispielsweise als ersten Wegpunkt die Eingangstüre und danach im Uhrzeigersinn die anderen Wegpunkte abgehen. Belasse die Reihenfolge der Qualitäten auch für jeden Allergieausweis gleich: 1. WP – Passfoto, 2. WP – Name, 3. WP – Geburtsdatum, etc. Durch Üben wirst Du Deine für Dich optimale Strecke herausfinden. Wichtig ist es natürlich, dass Du Deine Strecke schnell ablaufen kannst.

Genauso gut eignen würde sich zum Beispiel Dein Weg zur Schule oder zur Uni. Wir erhielten die Rückmeldung von einem Schüler, dass die Wege nicht zu lang sein sollten, da man für das „Ablaufen" dieser Wege sonst auch im Kopf länger brauche. Wir schließen uns diesem Hinweis an und empfehlen Dir am besten kurze Strecken oder, noch besser, Räume zu verwenden. Egal welche Route Du schlussendlich benutzt, es sind viele Wegpunkte, die Du Dir merken musst. Für acht Allergieausweise sind das immerhin schon 64 Wegpunkte.

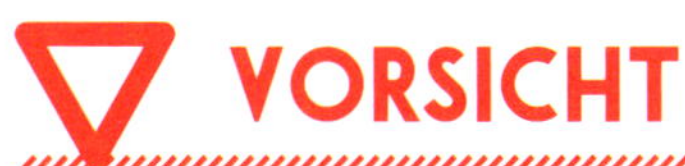

Verlängere deine Route Stück für Stück (bzw. Zimmer für Zimmer) und nutze Deine so erstellte Route auch nach dem MedAT für Prüfungen in der Universität.

ZAHLEN

Versuche Dir folgende Nummer in vier Sekunden zu merken:

91499285718443

Keine Angst, ohne die richtige Technik ist es natürlich unmöglich, dies zu schaffen. Zahlen sind etwas sehr abstraktes und rufen bei uns für gewöhnlich keine Bilder und Assoziationen hervor. Genau aus diesem Grund ist es so schwierig, sich an viele Zahlen über einen längeren Zeitraum zu erinnern. Auch hier müssen wir die zu lernenden Qualitäten (Ausweisnummer und Geburtsdatum) wieder in amüsante Bilder verwandeln.

Nun versuche, Dir folgenden Satz in vier Sekunden zu merken:

Peter Pan fliegt froh herum.

Dies fällt Dir wahrscheinlich wesentlich leichter. Damit Du Dir alle x-beliebigen Zahlen selber in so bunte Bilder umwandeln kannst, musst Du zuerst das System dahinter verstehen und leider auswendig lernen.

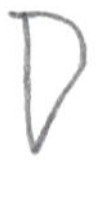

DAS MAJOR SYSTEM

Um aus Ziffern Worte zu bilden, müssen wir zuerst die Regeln festlegen:

* Ziffern werden nur in Konsonanten kodiert.
* Doppelte Konsonanten stehen für nur eine Ziffer.
* Vokale (a, e, i, o, u, ä, ü, ö) und der Buchstabe h sind neutral.

Da wir mehr Konsonanten als Ziffern haben, können manche Ziffern von mehreren Konsonanten kodiert werden. Entscheidend hierfür ist der Klang.

ZIFFER	HAUPTKONSONANT	MERKHILFE	WEITERE KONSONANTEN
0	s	zero (engl.)	z, ß
1	t	ein senkrechter Strich	d
2	n	zwei senkrechte Striche	
3	m	drei senkrechte Striche	
4	r	vier wie in Revier	
5	l	low five (engl. für „Gib mir fünf!")	
6	sch	sechs	ch
7	k	Koloss von Rhodos (eines der sieben Weltwunder)	ck, g
8	f	V8-Motor	v, w, ph
9	p	p ist das Spiegelbild von 9	b

MAJOR WÖRTER

Wir haben Dir eine Tabelle mit den Zahlen von 0–99 erstellt und einige unserer Major-Wörter bereits eingetragen. Komplettiere die Tabelle nach den oben genannten Regeln mit Deinen eigenen Major-Wörtern. Am besten Du erklärst Deinen Freunden oder Deiner Familie die Regeln und Ihr erstellt die Liste gemeinsam.

0	See	25		50		75	
1		26	Nische	51		76	
2		27		52		77	
3		28		53		78	
4		29		54	Lehre**	79	
5		30		55		80	Fuß
6	Schi	31		56		81	
7	Kuh	32		57		82	
8		33		58		83	
9		34	Mohr	59		84	
10		35		60		85	
11		36		61		86	
12		37		62	Schnee	87	
13		38		63		88	
14	Tor	39		64		89	
15		40	Rose	65		90	
16		41	Ratte	66		91	
17		42		67		92	
18		43		68		93	
19		44		69		94	
20		45		70	Käse	95	Pool
21		46		71		96	
22	Nina*	47		72		97	
23		48		73	Kamm	98	
24		49		74		99	

* Solltest Du keine **Nina** kennen, kannst Du alternativ auch **Nonne** verwenden.

** Für das Beispiel 54 **Lehre** haben wir einen jungen Mechaniker-Lehrling im Blaumann vor Augen.

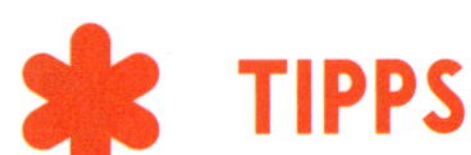

TIPPS

* **MAJOR TOM**
  Du solltest für jedes Major-Wort ein eindeutiges Bild haben.

* **WIE SCHÖN, DASS DU GEBOREN BIST**
  Das Geburtsdatum wird immer im gleichen Format abgefragt, das heißt Tag und Monat ohne Jahr. Alternativ kannst Du Dir auch die Monate Januar bis Dezember mit eigenen Merkbildern einprägen. So könntest Du Dir den Dezember als Christkind, den Januar mit den Heiligen Drei Königen etc. merken. Der Vorteil wäre, dass Du Dein gemerktes Geburtsdatum klar von der Ausweisnummer unterscheiden kannst und es hier zu keinen Verwechslungen kommen kann.

* **VIER GEWINNT**
  Mut zur Lücke beim Lernen der Zahlen zu beweisen, kann gut ausgehen. Zuletzt waren die Ausweisnummern jedoch so ähnlich, dass man mit dieser Mini-Max-Strategie an die Wand gefahren wäre. Für diejenigen, die mit den Zahlen Probleme haben, könnte ein Kompromiss darin liegen, immer nur die ersten beiden und die letzten beiden Zahlen auswendig zu lernen. Man spart sich damit ein Bild und viel Zeit.

* **HANDS OFF!**
  Leider ist es im MedAT nicht erlaubt Notizen auf den Ausweisen während der Einprägephase zu machen. Gewöhne Dir daher am besten direkt an, die Major Methode ohne Notizen anzuwenden.

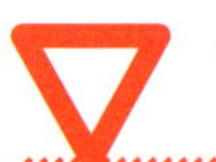

VORSICHT

Bitte achte beim Auswendiglernen der Ausweisnummer auf die Reihenfolge der Bilder. Die Zahlenkombination 7 34 62 wird nach oben gezeigter Tabelle in Kuh – Mohr – Schnee transformiert. Um die Reihenfolge der Zahlen beizubehalten, könnten die einzelnen Bilder z. B. so übersetzt werden: Kuh rammt Mohr und schleift ihn über Schnee. Wohingegen die Kombination Kuh kokst (Schnee) mit Mohr auch versehentlich in die Zahl 7 62 34 übersetzt werden könnte. Auch wenn wir das der Kuh und dem Mohr nicht vergönnen wollen, wäre aber für Dich im Test ungünstig.

Die ausgefüllte Tabelle kannst Du bis zum MedAT auswendig lernen, so sparst Du Dir entscheidende Sekunden, da Du die Wörter nicht immer neu konstruieren musst. Noch wichtiger ist es, dass Du diese Methode täglich trainierst, bis sie in Fleisch und Blut übergeht. Neben Deinen täglichen MedAT-Trainingseinheiten solltest Du auch alle Zahlen, die Dir im Alltag begegnen, mit dieser Methode kodieren. Fange an mit Deinem PIN-Code, Deiner Kontonummer, Telefonnummern, etc.

Diese Technik ist aufwendig und zu Beginn sehr mühsam. Doch es lohnt sich: In den letztjährigen MedAT-Tests wurde ein Großteil der Fragen zu den Ausweisnummern gestellt. Das ist auf den ersten Blick natürlich fies, da die Nummern am schwersten zu merken sind. Aber ärgere Dich nicht, nutze es als Chance um Dich im Wettbewerb um Deinen Studienplatz noch weiter von der Konkurrenz abzusetzen.

PASSFOTOS

Um Dir Gesichter einzuprägen und auch über einen bestimmten Zeitraum zu behalten, genügt es nicht nur das Foto anzuschauen. Wie bei den Zahlen musst Du Deinem Gedächtnis wieder mit Assoziationen auf die Sprünge helfen. Überlege Dir bei den Passfotos folgende Merkhilfen:

* Kenne ich jemanden, der der Person ähnlich sieht?
* In welchem Umfeld könnte ich mir die Person vorstellen?
* Welches markantes Merkmal / welche Eigenschaft hat diese Person?

Mithilfe dieser drei einfachen Fragen kannst Du an jedem Passfoto etwas Besonderes feststellen und es Dir so besser merken.

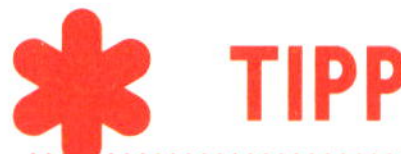

TIPP

* **FREUDSCHE FREUDEN**
  Meist ist der erste Gedanke zu einem Foto die beste Assoziation, da diese Assoziation spontan auftaucht und deshalb später in der Abrufphase beim Erblicken des Bildes wiederkommen wird.

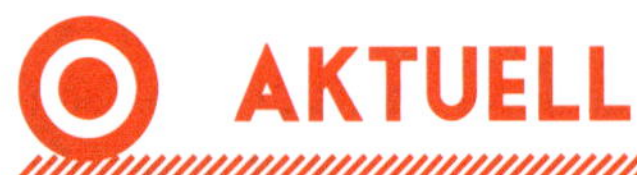

AKTUELL

- **SCHAU MIR IN DIE AUGEN, KLEINES!**
  Analysiert man die Fotos in den veröffentlichten Originalaufgaben des VMC Graz, fällt auf, dass die Fotos der Allergieausweise sehr ähnlich sind. Beide Fotos zeigen junge Frauen mit dunkler Bluse, Kurzhaarschnitt und dunklen Haaren. Diese bewusste Ähnlichkeit der Bilder soll die Schwierigkeit erhöhen. Im MedAT 2016 trugen alle acht Personen auf dem Foto ein weißes Hemd und waren zwischen 20-30 Jahre alt. Zwei männliche Personen sahen sich zum Verwechseln ähnlich. Dieses Phänomen war auch im MedAT 2017 wieder zu beobachten. Hier wurden Fotos von sehr ähnlichen Personen dargestellt, die alle eine weiße Bluse bzw. Hemd trugen und von einem kaukasischen Hauttyp waren. Auch im MedAT 2018 waren wieder sehr ähnliche Bilder abgedruckt. Hierbei handelte es sich vor allem um blonde Frauen. Es ist daher wichtig auf kleine Unterschiede und Details zu achten und sich diese einzuprägen. Ohrringe, Pferdeschwanz, Haare offen, Attraktivitätsgrad, Bartlänge, Augenringe, Augenabstand, Segelohren etc.

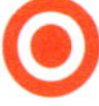

VERKNÜPFUNG DER TECHNIKEN

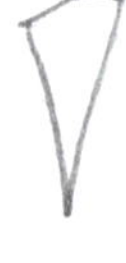

Um Dir alle Angaben auf den Ausweisen zu merken, musst Du alle drei oben genannten Schritte kombinieren und die zu merkenden Fakten möglichst gut miteinander verknüpfen. Versuche, Dir bei dem Beispiel eigene Merkbilder zu basteln, denn unsere Ideen werden Deine Sinne nicht so intensiv ansprechen können, da Du nicht dieselben Bilder vor Augen hast wie wir. Unterhaltsam wird es aber auf jeden Fall.

Beispiel

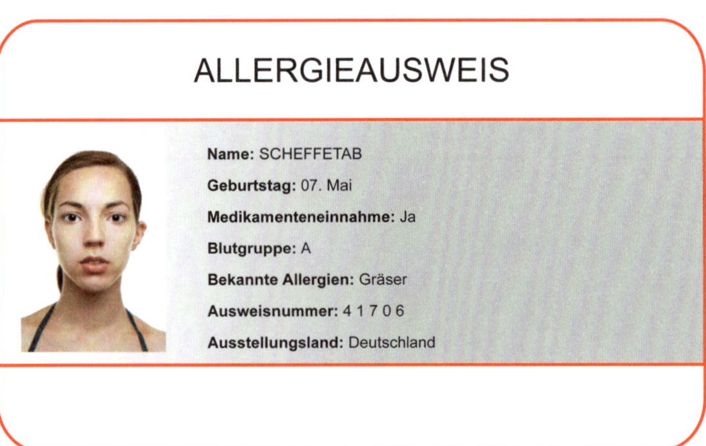

ALLERGIEAUSWEIS

Name: SCHEFFETAB
Geburtstag: 07. Mai
Medikamenteneinnahme: Ja
Blutgruppe: A
Bekannte Allergien: Gräser
Ausweisnummer: 4 1 7 0 6
Ausstellungsland: Deutschland

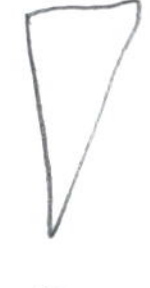

1. Analyse des Passfotos

* Erster Gedanke: Fisch/Alien (wegen der seltsamen Augen)
* Ähnlichkeit: keine
* Umgebung: keine
* Merkmal: komische Augen, Spaghettiträger

2. Kodieren der Zahlen

* 7. Mai

7	→	Kuh
Mai	→	Bollerwagen
* 41706	→	Ratte-Käse-Schi

3. Vereinfachen der Fakten

* Scheffetab	→	Schäferstab
* Medikamenteneinnahme: Ja	→	positiv = Smiley
* Blutgruppe A	→	Ameisen
* Gräser	→	Gras
* Deutschland	→	Sauerkraut und Bratwurst

4. Ablegen der Bilder an unseren Wegpunkten

1.1 Der Fisch-Alien öffnet mir meine **Schlafzimmertüre** und reicht mir seine nasse, kalte Flosse zur Begrüßung. Ich lehne diese angeekelt ab.

1.2 Am **Nachttisch** bewaffne ich mich mit einem Schäferstab. Das ist sicherer, wenn Aliens im eigenen Schlafzimmer hausen.

1.3 Mit diesem Schäferstab schaffe ich es, die Kuh, die einen Bollerwagen zieht, von meinem **Bett** zu vertreiben.

1.4 Ich öffne den **Kleiderschrank** auf der Suche nach trockenen Klamotten, doch mich lächelt nur ein überdimensionierter Smiley an. Ich muss lachen.

1.5 Meine gute Laune ist schnell vorbei, denn meine **Palme** wird von Ameisen attackiert. Die Palme schüttle ich so lange, bis alle Ameisen abgefallen sind.

1.6 Wenigstens wächst mein Gras, das ich auf dem **Schreibtisch** angepflanzt habe. Ich streichele über das Gras, welches auf meinem Schreibtisch wächst.

1.7 Durch das **Fenster** beobachte ich eine fette Ratte mit einem Stück Käse in den Pfoten beim Skifahren.

1.8 Ich bekomme auch Hunger und nehme mir eine Portion Sauerkraut mit Bratwurst aus dem **Bücherregal**.

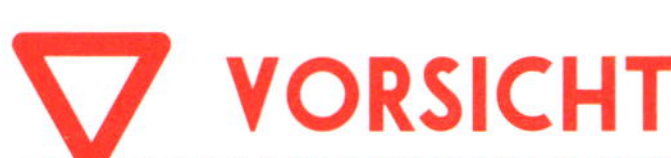

Du wirst gemerkt haben, dass wir absichtlich Brücken zwischen den einzelnen Gegenständen im Raum gebaut haben, um die Verknüpfung zu intensivieren.

Eine Alternative könnte sein, aus jedem Ausweis ein einziges klares Bild zu bauen und dieses dann an einem der acht Wegpunkte im Raum abzulegen.

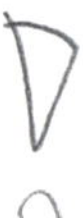

In unserem Beispiel wäre das ein Alien mit Fischaugen, der einen Bollerwagen aus Kuhfell hinter sich herzieht und an einem Schäferstab läuft, mit dem er Ameisen im Gras zerdrückt, die sich in einer langen Ameisenstraße über eine Bratwurst mit Sauerkraut hermachen. Auf seiner linken Brusttasche trägt er einen Smiley-Button. Von seiner rechten Schulter fährt eine Ratte mit einem Stück Käse in den Pfoten auf Skiern herab.

Dieses Gesamtbild könnte dann an einem Wegpunkt, z. B. der Schlafzimmertüre, abgelegt werden. Die noch verbleibenden sieben Ausweise können dann an den restlichen sieben Wegpunkten abgelegt werden.

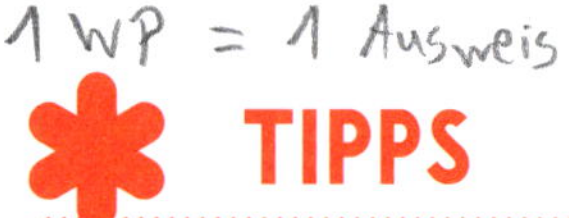

✱ TIPPS

* **THE SAME PROCEDURE AS EVERY YEAR**
  Bei diesem Verfahren ist es sinnvoll bestimmte Eigenschaften, z. B. die Ausweisnummer, immer am gleichen Ort abzulegen. In unserem Beispiel rechts.

* **SINGULARITÄT**
  Du darfst für jede Eigenschaft, die in das Gesamtbild eingebaut wird, nur genau ein Bild verwenden. Ein Schäferstab ist also nur durch den alten, knorrigen Holzstab definiert. Dazu gehören aber keine Schafe, kein Schäferhund und keine grünen Hügel. In der Abrufphase würden diese Details nur verwirren, da man dahinter die dazugehörigen Eigenschaften sucht.

* **REWIND**
  Wiederhole Deine Bilder! Unser Kurzzeitgedächtnis merkt sich nur 7 +/–2 Bits bzw. Gedächtnisinhalte. Diese Wiederholung solltest Du spätestens nach dem dritten Ausweis beginnen. Zusätzlich solltest Du während des Zertrümmerungstests kurz innehalten und die Ausweise wiederholen.

DIE ABRUFPHASE

Hier werden in 15 Minuten 25 Fragen gestellt. Nach Aussage der Absolventen des MedAT in den vergangenen Jahren ist die Zeit sehr knapp bemessen. Es empfiehlt sich demnach zügig zu arbeiten. In der Abrufphase ist es erlaubt Notizen zu machen. Ein Hilfestellung für eine schnellere Bearbeitung von Kombinationsfragen könnte sein, die Blutgruppen und Medikamenteneinnahme (ja/nein) kurz niederzuschreiben. Das spart Zeit bei Fragen wie: „Welche Personen haben die Blutgruppe B?“ oder „Welche Personen nehmen Medikamente ein?“

3. TRAININGSPLAN

Die oben besprochenen Strategien werden Dir am Anfang sehr schwierig und komplex vorkommen, aus diesem Grund solltest Du Dich langsam herantasten und dann schrittweise steigern. Wichtig ist, dass Du über einen längeren Zeitraum kontinuierlich übst. Denn von einem Streiche fällt noch keine Eiche. In der folgenden Tabelle haben wir Dir einen Trainingsplan für einen Zeitraum von fünf Wochen erstellt. Du kannst ihn aber an Dein individuelles Zeitfenster und Deine Rahmenbedingungen anpassen. Wenn Du Deine Aufgabe erfüllt hast, streiche das Kästchen durch. So hast Du jeden Tag ein kleines Erfolgserlebnis und siehst Deinen täglichen Fortschritt.

1. WOCHE	AUFGABE	ZEITAUFWAND
MONTAG	Erstelle Dir eine Liste mit den Monatsbildern und lerne sie auswendig.	1 Stunde
DIENSTAG	Lerne die Liste mit dem Ziffern-Konsonanten-Code auswendig und erstelle selber einige Major-Wörter.	1 Stunde
MITTWOCH	Vervollständige die Liste mit den Major-Wörtern und lerne sie auswendig. Vervollständige die Länderliste.	1 Stunde
DONNERSTAG	Vervollständige die Liste mit den Major-Wörtern und lerne sie auswendig. Vervollständige die Allergien-Liste.	1 Stunde
FREITAG	Überlege Dir Deine Route für die Loci-Methode für drei Räume mit jeweils acht Wegpunkten.	1 Stunde
SAMSTAG	Wiederhole die Major-Wörter, die Wegpunkte und die Monatsbilder.	25 Minuten

2. WOCHE	AUFGABE	ZEITAUFWAND
MONTAG	Lerne drei Ausweise auswendig. Nimm Dir so viel Zeit wie Du brauchst. Überprüfe nach einer halben Stunde Pause, ob Du die Daten noch weißt.	offen
DIENSTAG	Lerne drei Ausweise auswendig. Gib Dir dafür 30 Minuten Zeit. Überprüfe nach einer halben Stunde Pause, ob Du die Antworten noch weißt.	1 Stunde
MITTWOCH	Lerne drei Ausweise auswendig. Gib Dir dafür 25 Minuten Zeit. Überprüfe nach einer halben Stunde Pause, ob Du die Antworten noch weißt.	1 Stunde
DONNERSTAG	Lerne drei Ausweise auswendig. Gib Dir dafür 20 Minuten Zeit. Überprüfe nach einer halben Stunde Pause, ob Du die Antworten noch weißt.	1 Stunde
FREITAG	Lerne drei Ausweise auswendig. Gib Dir dafür 10 Minuten Zeit. Überprüfe nach einer halben Stunde Pause, ob Du die Antworten noch weißt.	1 Stunde
SAMSTAG	Reserve Tag	
SONNTAG	Reserve Tag	

3. WOCHE	AUFGABE	ZEITAUFWAND
MONTAG	Ergänze Deine Route durch drei neue Räume mit jeweils acht Wegpunkten.	1 Stunde
DIENSTAG	Lerne sechs Ausweise auswendig. Gib Dir dafür 30 Minuten Zeit. Überprüfe nach einer halben Stunde Pause, ob Du die Antworten noch weißt.	1 Stunde
MITTWOCH	Lerne sechs Ausweise auswendig. Gib Dir dafür 25 Minuten Zeit. Überprüfe nach einer halben Stunde Pause, ob Du die Antworten noch weißt.	1 Stunde
DONNERSTAG	Lerne sechs Ausweise auswendig. Gib Dir dafür 20 Minuten Zeit. Überprüfe nach einer halben Stunde Pause, ob Du die Antworten noch weißt.	1 Stunde
FREITAG	Lerne sechs Ausweise auswendig. Gib Dir dafür 10 Minuten Zeit. Überprüfe nach einer halben Stunde Pause, ob Du die Antworten noch weißt.	1 Stunde
SAMSTAG	Reserve Tag	
SONNTAG	Reserve Tag	

4. WOCHE	AUFGABE	ZEITAUFWAND
MONTAG	Ergänze Deine Route durch zwei neue Räume mit jeweils acht Wegpunkten.	1 Stunde
DIENSTAG	Lerne acht Ausweise auswendig. Gib Dir dafür 25 Minuten Zeit. Überprüfe nach einer halben Stunde Pause, ob Du die Antworten noch weißt.	1 Stunde
MITTWOCH	Lerne acht Ausweise auswendig. Gib Dir dafür 20 Minuten Zeit. Überprüfe nach einer halben Stunde Pause, ob Du die Antworten noch weißt.	1 Stunde
DONNERSTAG	Lerne acht Ausweise auswendig. Gib Dir dafür 15 Minuten Zeit. Überprüfe nach einer halben Stunde Pause, ob Du die Antworten noch weißt.	1 Stunde
FREITAG	Lerne acht Ausweise auswendig. Gib Dir dafür 10 Minuten Zeit. Überprüfe nach einer halben Stunde Pause, ob Du die Antworten noch weißt.	1 Stunde
SAMSTAG	Reserve Tag	
SONNTAG	Reserve Tag	

5. WOCHE	AUFGABE	ZEITAUFWAND
MONTAG	Lerne acht Ausweise auswendig. Gib Dir dafür 9 Minuten Zeit. Überprüfe nach einer halben Stunde Pause, ob Du die Antworten noch weißt.	1 Stunde
DIENSTAG	Lerne acht Ausweise auswendig. Gib Dir dafür 9 Minuten Zeit. Überprüfe nach einer halben Stunde Pause, ob Du die Antworten noch weißt.	1 Stunde
MITTWOCH	Lerne acht Ausweise auswendig. Gib Dir dafür 8 Minuten Zeit. Überprüfe nach einer halben Stunde Pause, ob Du die Antworten noch weißt.	1 Stunde
DONNERSTAG	Lerne zehn Ausweise auswendig. Gib Dir dafür 8 Minuten Zeit. Überprüfe nach einer halben Stunde Pause, ob Du die Antworten noch weißt.	1 Stunde
FREITAG	Lerne zehn Ausweise auswendig. Gib Dir dafür 8 Minuten Zeit. Überprüfe nach einer halben Stunde Pause, ob Du die Antworten noch weißt.	1 Stunde
SAMSTAG	Reserve Tag	
SONNTAG	Reserve Tag	

QUINTESSENZ

- Nur langfristig angelegtes Training bringt hier Verbesserung. Teile Dir Dein Training mithilfe eines Trainingsplans in kleine Häppchen auf.
- Entdecke und nutze Deine Kreativität. Merke Dir die trockenen Fakten mithilfe von bunten Merkbildern.
- Investiere überdurchschnittlich viel Zeit zum Erlernen der Mnemotechniken. Erreiche mit diesen Techniken in diesem Untertest die maximale Punktzahl und erleichtere Dir später das Pauken im Studium.

4. ÜBUNGSAUFGABEN

Im Folgenden findest Du zwei komplette Simulationen. Hierbei werden Dir je acht Allergieausweise gezeigt, die es in einer Bearbeitungszeit von acht Minuten auswendig zu lernen gilt. Zuerst solltest Du Dir keinen Zeitdruck machen, sondern versuchen vor allem kreative Bilder zu finden und die erklärten Methoden zu trainieren. Erst im weiteren Verlauf solltest Du versuchen unter Zeitdruck zu arbeiten. Im Anschluss daran solltest Du Dich mindestens 30 Minuten anderweitig beschäftigen und erst dann die je 25 Fragen der Abrufphase bearbeiten. Wie im Originaltest werden Dir pro Seite nur zwei Ausweise gezeigt. Die Lösungen zu den Übungsaufgaben findest Du im Kapitel Lösungen.

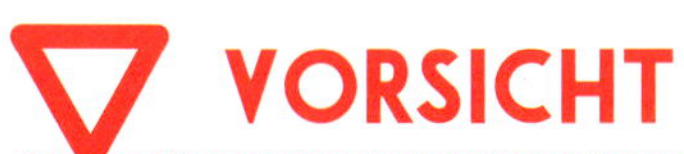

VORSICHT

Im Anschluss an die Übungsaufgaben findest Du acht leere Allergieausweise. Diese kannst Du Dir herauskopieren und von Deinen Eltern, Geschwistern, Freunden mithilfe Deiner Listen (Allergien, Medikamente, Länder und Blutgruppen) ausfüllen lassen. Wir haben dabei darauf geachtet die Fotos ähnlich zu wählen, so wie dies auch in den letztjährigen MedAT-Tests der Fall war. Damit erhältst Du viel neues, gutes Übungsmaterial. Zum Abfragen gehst Du einfach einzeln jeden Ausweis im Kopf durch.

SIMULATION 1 – EINPRÄGEPHASE

Bearbeitungszeit: 8 Minuten

ALLERGIEAUSWEIS

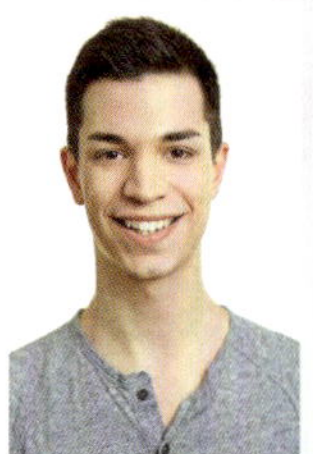

Name: SLOBODAN
Geburtstag: 12. Februar
Medikamenteneinnahme: Nein
Blutgruppe: AB
Bekannte Allergien: Hausstaub
Ausweisnummer: 2 1 2 1 3
Ausstellungsland: Serbien

ALLERGIEAUSWEIS

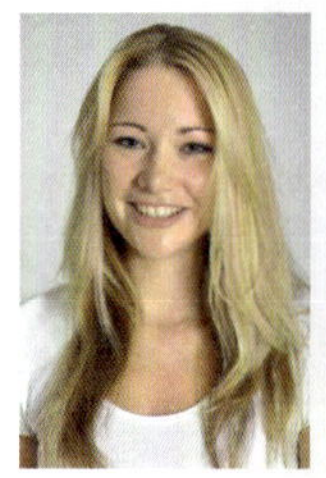

Name: WALKOT
Geburtstag: 24. Dezember
Medikamenteneinnahme: Nein
Blutgruppe: 0
Bekannte Allergien: Nüsse, Gräser
Ausweisnummer: 3 2 4 5 7
Ausstellungsland: Deutschland

ALLERGIEAUSWEIS

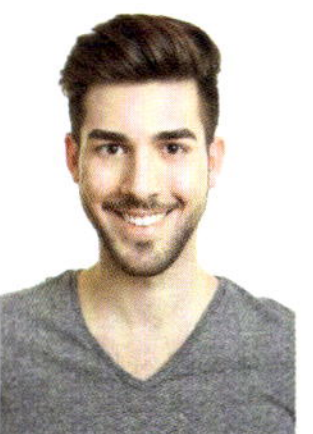

Name: MORAVAC

Geburtstag: 01. Januar

Medikamenteneinnahme: Nein

Blutgruppe: A

Bekannte Allergien: Hunde, Katzen

Ausweisnummer: 7 4 1 2 3

Ausstellungsland: Serbien

ALLERGIEAUSWEIS

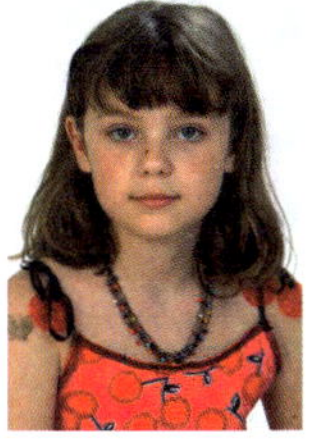

Name: SCHUBI

Geburtstag: 28. Oktober

Medikamenteneinnahme: Nein

Blutgruppe: B

Bekannte Allergien: Fisch, Krustentiere

Ausweisnummer: 7 8 4 5 7

Ausstellungsland: Deutschland

ALLERGIEAUSWEIS

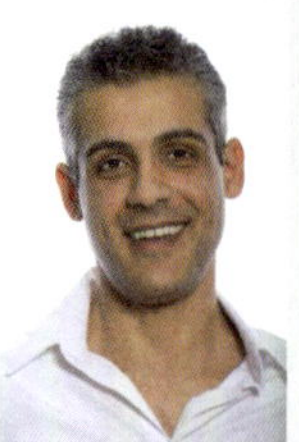

Name: FARGOT
Geburtstag: 08. April
Medikamenteneinnahme: Ja
Blutgruppe: 0
Bekannte Allergien: Kupfer, Nickel, Krustentiere
Ausweisnummer: 7 9 8 7 4
Ausstellungsland: Deutschland

ALLERGIEAUSWEIS

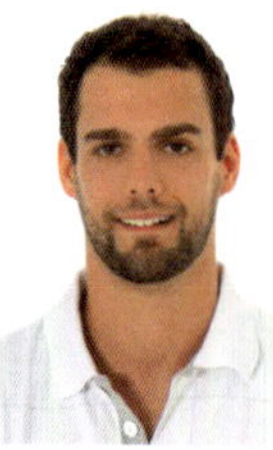

Name: KACZYNSKY
Geburtstag: 30. September
Medikamenteneinnahme: Ja
Blutgruppe: 0
Bekannte Allergien: Hülsenfrüchte, Fisch
Ausweisnummer: 6 7 9 5 7
Ausstellungsland: Deutschland

ALLERGIEAUSWEIS

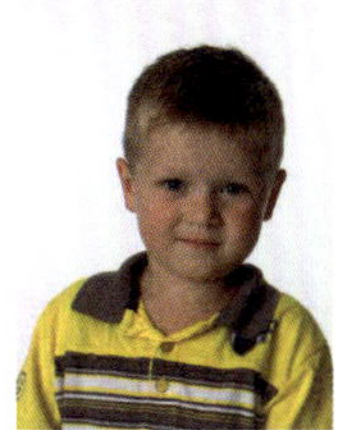

Name: WACHOWSKI

Geburtstag: 28. Februar

Medikamenteneinnahme: Nein

Blutgruppe: B

Bekannte Allergien: Gräser, Pollen

Ausweisnummer: 8 7 6 9 0

Ausstellungsland: Polen

ALLERGIEAUSWEIS

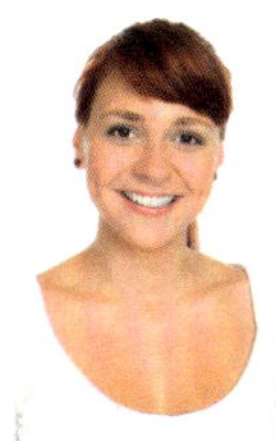

Name: MÜLLER

Geburtstag: 22. Juni

Medikamenteneinnahme: Ja

Blutgruppe: 0

Bekannte Allergien: Hausstaub

Ausweisnummer: 7 8 6 8 0

Ausstellungsland: Deutschland

SIMULATION 1 – ABRUFPHASE

Bearbeitungszeit: 15 Minuten

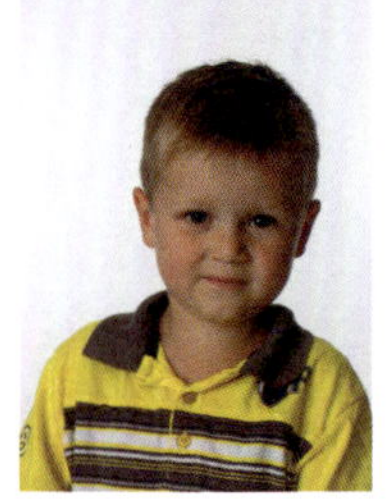

1. **Wann hat diese Person Geburtstag?**

(A) 16. November
(B) 05. März
(C) 28. Februar
(D) 08. April
(E) Keine Antwort ist richtig.

2. **Welche Personen nehmen Medikamente ein?**

(A) Kaczynsky, Slobodan und Müller
(B) Müller und Schubi
(C) Schubi und Walkot
(D) Fargot und Müller
(E) Keine Antwort ist richtig.

3. **Welche bekannte Allergie hat die Person Müller?**

(A) Tomaten
(B) Hunde
(C) Katzen
(D) Nickel und Zink
(E) Keine Antwort ist richtig.

4. **In welchem Land wurde der Allergieausweis der Person mit der Ausweisnummer 87690 ausgestellt?**

(A) Deutschland
(B) Österreich
(C) Schweiz
(D) Polen
(E) Keine Antwort ist richtig.

5. **Wie ist der Name der Person mit der Ausweisnummer 21213?**

(A) Müller
(B) Walkot
(C) Moravac
(D) Slobodan
(E) Keine Antwort ist richtig.

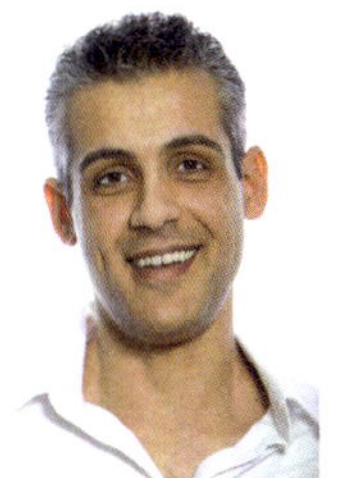

6. Wo wurde der Allergieausweis dieser Person ausgestellt?

(A) Polen
(B) Schweiz
(C) Deutschland
(D) Serbien
(E) Keine Antwort ist richtig.

7. Wann hat die Person Walkot Geburtstag?

(A) 12. Februar
(B) 24. Dezember
(C) 30. September
(D) 05. März
(E) Keine Antwort ist richtig.

8. In welchem Land wurde der Allergieausweis der Person mit Geburtsdatum 22. Juni ausgestellt?

(A) Polen
(B) Deutschland
(C) Österreich
(D) Schweiz
(E) Keine Antwort ist richtig.

9. Welche bekannten Allergien hat die Person Fargot?

(A) Gräser und Pollen
(B) Hülsenfrüchte und Fisch
(C) Schimmelpilz und Tomaten
(D) Kupfer, Nickel und Krustentiere
(E) Keine Antwort ist richtig.

10. Wie lautet die Ausweisnummer der Person Schubi?

(A) 86341
(B) 36895
(C) 78457
(D) 87690
(E) Keine Antwort ist richtig.

11. Die Allergieausweise welcher Personen besitzen die Endziffer 7?
(A) Walkot, Slobodan und Müller
(B) Moravac und Müller
(C) Schubi, Walkot und Kaczynsky
(D) Wachowski und Fargot
(E) Keine Antwort ist richtig.

12. Welche bekannten Allergien hat die Person mit der Ausweisnummer 67957?
(A) Hunde und Katzen
(B) Hülsenfrüchte und Fisch
(C) Gräser und Pollen
(D) Fisch und Krustentiere
(E) Keine Antwort ist richtig.

13. Wie heißt die Person mit bekannter Allergie gegen Fisch und Krustentiere?
(A) Schubi
(B) Müller
(C) Kaczynsky
(D) Slobodan
(E) Keine Antwort ist richtig.

14. Wann hat die Person Fargot Geburtstag?
(A) 16. November
(B) 05. März
(C) 01. Januar
(D) 08. April
(E) Keine Antwort ist richtig.

15. Welche Person nimmt keine Medikamente und hat zudem die Blutgruppe A?
(A) Slobodan
(B) Walkot
(C) Moravac
(D) Müller
(E) Keine Antwort ist richtig.

16. Welche Person / Welche Personen haben unter anderem eine Allergie gegen Hunde?

(A) Schubi und Müller
(B) Kaczynsky und Wachowski
(C) Kaczynsky und Fargot
(D) Walkot
(E) Keine Antwort ist richtig.

17. Bei welchen Personen wurde der Allergieausweis in Deutschland ausgestellt?

(A) Schubi und Moravac
(B) Wachowski und Kaczynsky
(C) Slobodan und Moravac
(D) Walkot und Kaczynsky
(E) Keine Antwort ist richtig.

18. Welche Personen haben die Blutgruppe 0?

(A) Schubi und Wachowski
(B) Wachowski und Müller
(C) Wachowski und Kaczynsky
(D) Fargot und Schubi
(E) Keine Antwort ist richtig.

19. Welche Personen haben unter anderem eine Allergie gegen Krustentiere?

(A) Wachowski und Müller
(B) Schubi und Slobodan
(C) Slobodan und Fargot
(D) Slobodan und Moravac
(E) Keine Antwort ist richtig.

20. Die Allergieausweise welcher Personen besitzen die Endziffer 0?

(A) Schubi und Müller
(B) Kaczynsky und Wachowski
(C) Slobodan und Fargot
(D) Wachowski und Müller
(E) Keine Antwort ist richtig.

21. Welche der Personen hat keine Allergie gegen Gräser und nicht die Blutgruppe 0?

(A) Schubi und Slobodan
(B) Kaczynsky und Wachowski
(C) Wachowski und Müller
(D) Slobodan und Fargot
(E) Keine Antwort ist richtig.

22. Wie lautet die Ausweisnummer dieser Person?

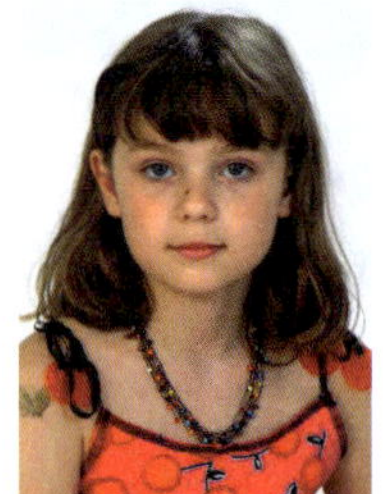

(A) 67957
(B) 87690
(C) 78680
(D) 78457
(E) Keine Antwort ist richtig.

23. Bei welcher Person wurde der Allergieausweis in Deutschland ausgestellt, die zugleich eine bekannte Allergie gegen Hausstaub hat?

(A) Müller
(B) Walkot
(C) Wachowski
(D) Slobodan
(E) Keine Antwort ist richtig.

24. Welche Person hat neben der abgebildeten im Februar Geburtstag?

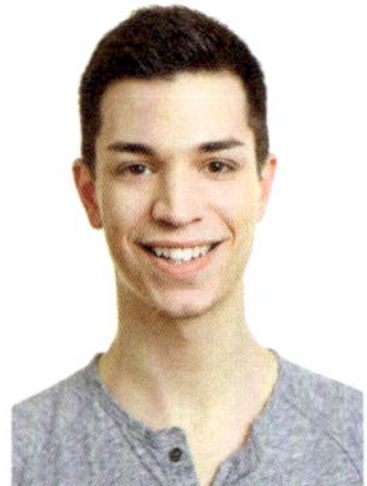

(A) Moravac
(B) Müller
(C) Fargot
(D) Kaczynsky
(E) Keine Antwort ist richtig.

25. Welche Person nimmt Medikamente ein und hat eine Allergie gegen Hausstaub?

(A) Fargot
(B) Müller
(C) Kaczynsky
(D) Slobodan
(E) Keine Antwort ist richtig.

SIMULATION 2 – EINPRÄGEPHASE

Bearbeitungszeit: 8 Minuten

ALLERGIEAUSWEIS

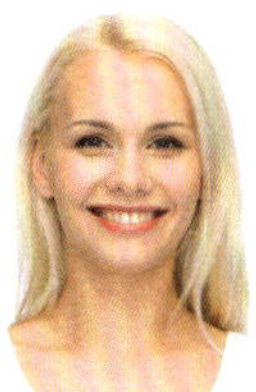

Name: SALIR
Geburtstag: 16. Dezember
Medikamenteneinnahme: Nein
Blutgruppe: A
Bekannte Allergien: Hunde, Tomaten
Ausweisnummer: 7 6 9 8 1
Ausstellungsland: Österreich

ALLERGIEAUSWEIS

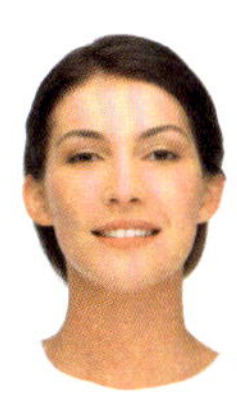

Name: OEZDEMIR
Geburtstag: 30. August
Medikamenteneinnahme: Ja
Blutgruppe: 0
Bekannte Allergien: Tomaten
Ausweisnummer: 1 5 7 5 7
Ausstellungsland: USA

ALLERGIEAUSWEIS

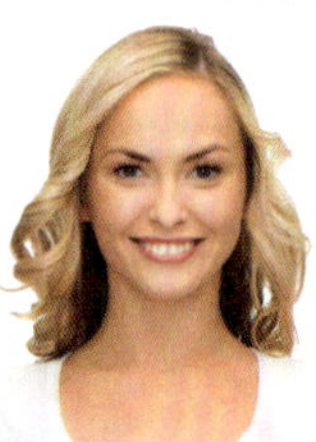

Name: LIRUMLAR

Geburtstag: 05. Februar

Medikamenteneinnahme: Nein

Blutgruppe: A

Bekannte Allergien: Nüsse, Birke, Buche, Eiche

Ausweisnummer: 1 3 6 2 7

Ausstellungsland: Österreich

ALLERGIEAUSWEIS

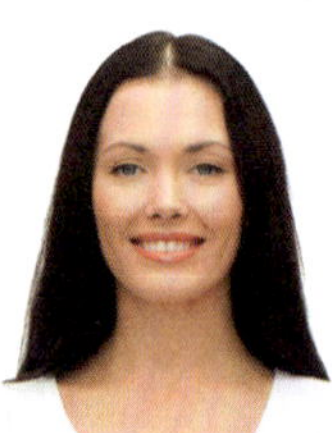

Name: SIBRIS

Geburtstag: 23. Dezember

Medikamenteneinnahme: Ja

Blutgruppe: B

Bekannte Allergien: Latex

Ausweisnummer: 3 7 8 0 1

Ausstellungsland: Usbekistan

ALLERGIEAUSWEIS

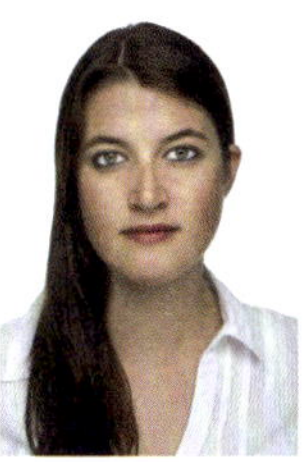

Name: EXNER
Geburtstag: 27. September
Medikamenteneinnahme: Ja
Blutgruppe: B
Bekannte Allergien: Äpfel, Erdbeeren
Ausweisnummer: 6 7 9 8 2
Ausstellungsland: Ghana

ALLERGIEAUSWEIS

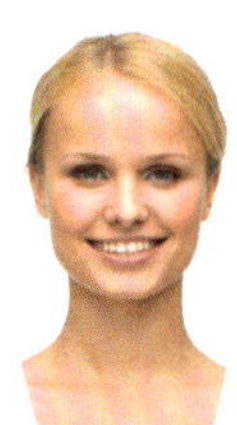

Name: KARIBU-SCHNEIDER
Geburtstag: 01. Mai
Medikamenteneinnahme: Nein
Blutgruppe: 0
Bekannte Allergien: Äpfel, Nüsse
Ausweisnummer: 7 9 6 7 2
Ausstellungsland: Frankreich

ALLERGIEAUSWEIS

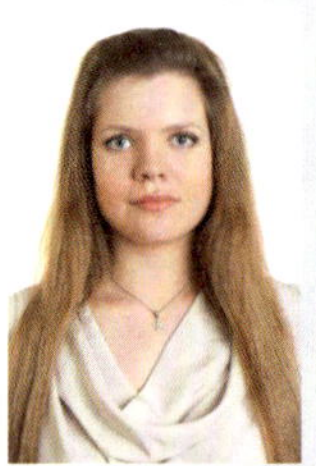

Name: WANISLAV
Geburtstag: 21. September
Medikamenteneinnahme: Ja
Blutgruppe: 0
Bekannte Allergien: Birke, Buche, Eiche
Ausweisnummer: 7 0 2 7
Ausstellungsland: Deutschland

ALLERGIEAUSWEIS

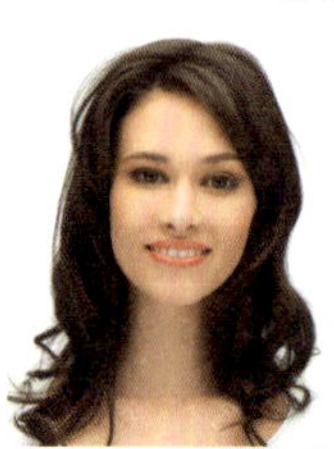

Name: ELEANDO
Geburtstag: 14. April
Medikamenteneinnahme: Ja
Blutgruppe: 0
Bekannte Allergien: Buche, Erle, Kiefer
Ausweisnummer: 1 2 3 4 2
Ausstellungsland: Dänemark

SIMULATION 2 – ABRUFPHASE

Bearbeitungszeit: 15 Minuten

1. Wann hat die Person Lirumlar Geburtstag?
(A) 29. Januar
(B) 30. August
(C) 14. April
(D) 05. Februar
(E) Keine Antwort ist richtig.

2. An welcher bekannter Allergie leidet die Person mit der Ausweisnummer 79672?
(A) Äpfel und Nüsse
(B) Gräser und Pollen
(C) Kiwi, Ananas und Apfel
(D) Penicillin
(E) Keine Antwort ist richtig.

3. Welche Ausweisnummer hat die Person mit der Allergie gegen Buche, Erle und Kiefer?
(A) 79672
(B) 12371
(C) 12342
(D) 12391
(E) Keine Antwort ist richtig.

4. Welche Ausweisnummer hat die Person Salir?
(A) 79672
(B) 12342
(C) 76981
(D) 67982
(E) Keine Antwort ist richtig.

5. Welche Ausweisnummer hat die Person Wanislav?
(A) 12391
(B) 67982
(C) 79672
(D) 76981
(E) Keine Antwort ist richtig.

6. In welchem Land wurde der Allergieausweis von der Person Exner ausgestellt?
(A) Deutschland
(B) Frankreich
(C) Ghana
(D) Österreich
(E) Keine Antwort ist richtig.

7. Welche Person hat unter anderem eine Allergie gegen Äpfel?
(A) Eleando
(B) Exner
(C) Wanislav
(D) Lirumlar
(E) Keine Antwort ist richtig.

8. In welchem Monat hat die Person Karibu-Schneider Geburtstag?
(A) Februar
(B) März
(C) April
(D) Mai
(E) Keine Antwort ist richtig.

9. In welchem Land wurde der Allergieausweis der abgebildeten Person ausgestellt?

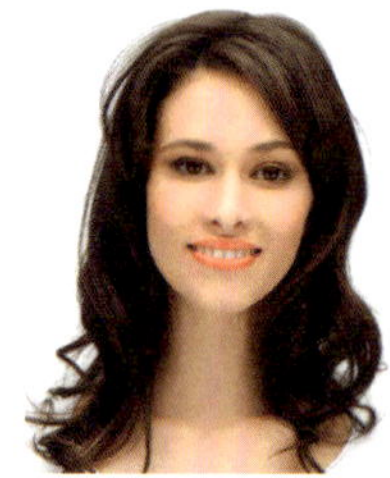

(A) Deutschland
(B) USA
(C) Dänemark
(D) Frankreich
(E) Keine Antwort ist richtig.

10. Welche Person reagiert allergisch auf Buche?
(A) Wanislav
(B) Exner
(C) Salir
(D) Oezdemir
(E) Keine Antwort ist richtig.

11. Welche Ausweisnummer hat die Person Lirumlar?

(A) 13627
(B) 37801
(C) 15757
(D) 12342
(E) Keine Antwort ist richtig.

12. Wie ist der Name der abgebildeten Person?

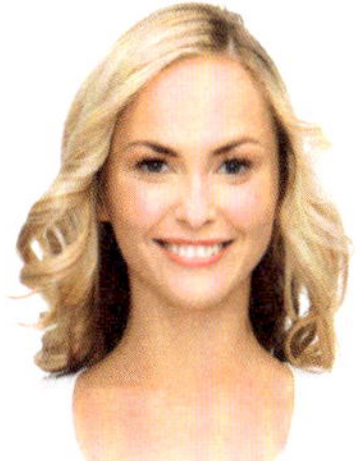

(A) Exner
(B) Sibris
(C) Wanislav
(D) Karibu-Schneider
(E) Keine Antwort ist richtig.

13. Wann hat die Person Oezdemir Geburtstag?

(A) 30. August
(B) 05. Februar
(C) 21. September
(D) 27. September
(E) Keine Antwort ist richtig.

14. Welche Person hat eine Allergie gegen Latex?

(A) Karibu-Schneider
(B) Exner
(C) Wanislav
(D) Sibris
(E) Keine Antwort ist richtig.

15. Welche Personen nehmen keine Medikamente ein und haben eine Allergie gegen Buchen?

(A) Wanislav und Lirumlar
(B) Exner und Karibu-Schneider
(C) Karibu-Schneider und Sibris
(D) Exner und Oezdemir
(E) Keine Antwort ist richtig.

16. Welche Personen haben eine 0 in der Ausweisnummer?

(A) Exner und Wanislav
(B) Wanislav und Karibu-Schneider
(C) Sibris und Salir
(D) Sibris und Exner
(E) Keine Antwort ist richtig.

17. Welche der Personen hat keine 7 in der Ausweisnummer?

(A) Salir
(B) Eleando
(C) Wanislav
(D) Lirumlar
(E) Keine Antwort ist richtig.

18. Welche Personen haben im Dezember Geburtstag?

(A) Salir und Sibris
(B) Exner und Wanislav
(C) Exner und Sibris
(D) Wanislav und Salir
(E) Keine Antwort ist richtig.

19. Bei welcher Person / welchen Personen beginnt die Ausweisnummer mit 123?

(A) Lirumlar und Oezdemir
(B) Exner und Karibu-Schneider
(C) Salir und Wanislav
(D) Exner
(E) Keine Antwort ist richtig.

20. Bei welchen Personen hat die Ausweisnummer eine 2 am Ende?

(A) Eleando, Exner und Karibu-Schneider
(B) Salir und Karibu-Schneider
(C) Exner und Oezdemir
(D) Sibris und Lirumlar
(E) Keine Antwort ist richtig.

21. Welche Personen nehmen keine Medikamente ein und haben keine Allergie gegen Erlen?

(A) Karibu-Schneider und Salir
(B) Exner und Oezdemir
(C) Sibris und Lirumlar
(D) Eleando, Exner und Karibu-Schneider
(E) Keine Antwort ist richtig.

22. Welche neben der abgebildeten Person hat im gleichen Monat Geburtstag?

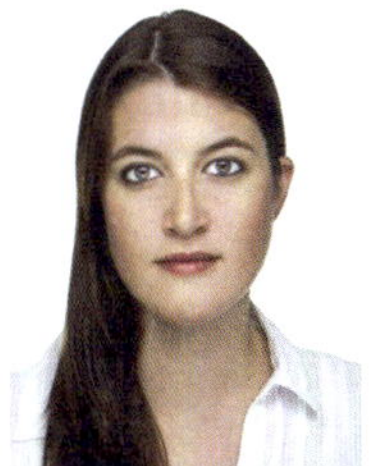

(A) Salir
(B) Wanislav
(C) Oezdemir
(D) Eleando
(E) Keine Antwort ist richtig.

23. Welche Personen haben die Blutgruppe 0?

(A) Karibu-Schneider und Wanislav
(B) Salir und Eleando
(C) Salir und Sibris
(D) Exner und Wanislav
(E) Keine Antwort ist richtig.

24. Welche Personen nehmen keine Medikamente ein?

(A) Karibu-Schneider und Wanislav
(B) Karibu-Schneider, Wanislav und Sibris
(C) Exner und Wanislav
(D) Salir und Sibris
(E) Keine Antwort ist richtig.

25. Wie ist der Name der abgebildeten Person?

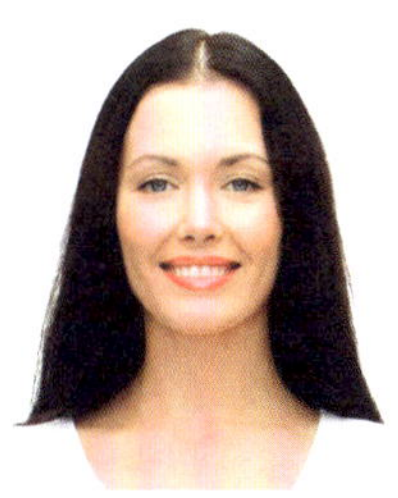

(A) Karibu-Schneider
(B) Sibris
(C) Wanislav
(D) Salir
(E) Keine Antwort ist richtig.

5. VORLAGE EINPRÄGEPHASE

Bearbeitungszeit: 8 Minuten

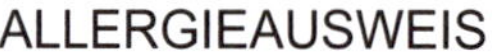

ALLERGIEAUSWEIS

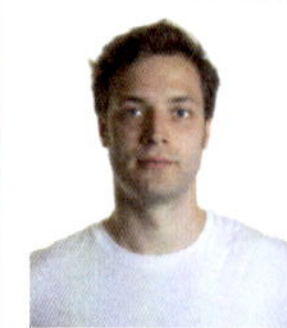

Name:
Geburtstag:
Medikamenteneinnahme:
Blutgruppe:
Bekannte Allergien:
Ausweisnummer:
Ausstellungsland:

ALLERGIEAUSWEIS

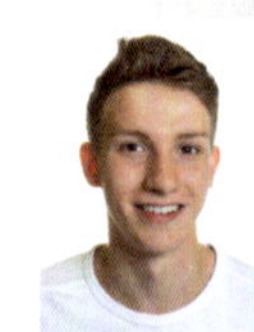

Name:
Geburtstag:
Medikamenteneinnahme:
Blutgruppe:
Bekannte Allergien:
Ausweisnummer:
Ausstellungsland:

ALLERGIEAUSWEIS

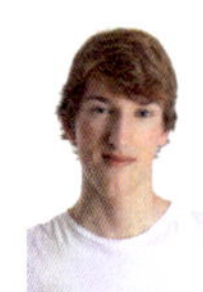

Name:
Geburtstag:
Medikamenteneinnahme:
Blutgruppe:
Bekannte Allergien:
Ausweisnummer:
Ausstellungsland:

ALLERGIEAUSWEIS

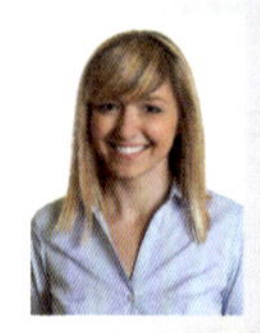

Name:
Geburtstag:
Medikamenteneinnahme:
Blutgruppe:
Bekannte Allergien:
Ausweisnummer:
Ausstellungsland:

ALLERGIEAUSWEIS

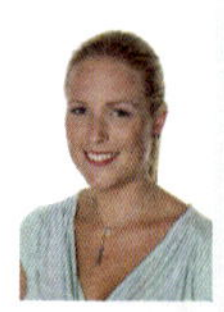

Name:
Geburtstag:
Medikamenteneinnahme:
Blutgruppe:
Bekannte Allergien:
Ausweisnummer:
Ausstellungsland:

ALLERGIEAUSWEIS

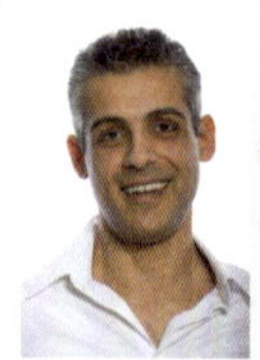

Name: FARGOT
Geburtstag: 08. April
Medikamenteneinnahme: Ja
Blutgruppe: 0
Bekannte Allergien: Kupfer, Nickel, Krustentiere
Ausweisnummer: 7 9 8 7 4
Ausstellungsland: Deutschland

ALLERGIEAUSWEIS

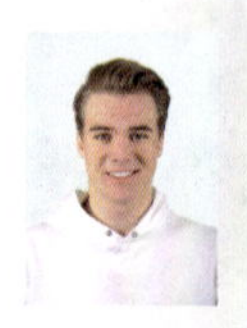

Name:
Geburtstag:
Medikamenteneinnahme:
Blutgruppe:
Bekannte Allergien:
Ausweisnummer:
Ausstellungsland:

ALLERGIEAUSWEIS

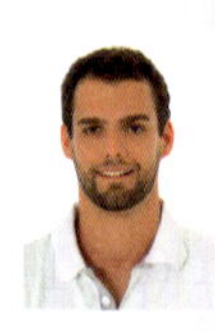

Name:
Geburtstag:
Medikamenteneinnahme:
Blutgruppe:
Bekannte Allergien:
Ausweisnummer:
Ausstellungsland:

ZAHLEN FOLGEN

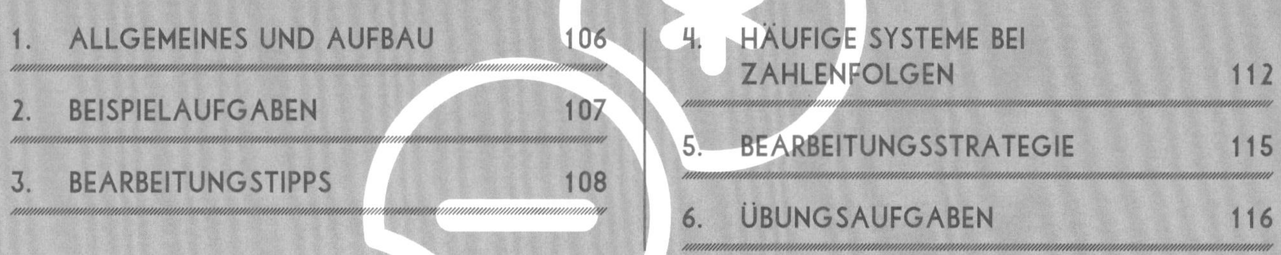

ZAHLENFOLGEN

Zahlenfolgen sind eine häufig verwendete Aufgabe in IQ-Tests, um die kognitiven Fähigkeiten der Probanden zu prüfen. Vornehmlich geht es dem Testhersteller darum, das logische Denkvermögen festzustellen. Darüber hinaus spielt aber auch die Überprüfung des mathematischen Wissens einerseits und der generellen Fähigkeit mit Zahlen umzugehen andererseits eine Rolle. Dieser Untertest wird auch im MedAT abgeprüft, allerdings kann man sich durch die Anwendung einiger hilfreicher Tricks das Lösen der Zahlenfolgen merklich vereinfachen. Und auch hier gilt das Grundprinzip **Übung macht den Meister**. Denn wer häufig Zahlenreihen zur Übung vervollständigt, wird schneller das zugrunde liegende Prinzip erkennen. Konsequentes Üben erleichtert auch hier ein müheloses Überstehen des Untertests. Und noch eine gute Nachricht: Die MedAT-TeilnehmerInnen der letzten Jahre empfanden unsere Übungsaufgaben und Strategien als sehr hilfreich und konnten in diesem Untertest viele Punkte abholen.

1. ALLGEMEINES UND AUFBAU

Bei diesem Aufgabentyp werden Dir sechs bis sieben Zahlen in einer Reihe präsentiert, die durch eine mathematische Regel miteinander verbunden sind. Deine Aufgabe ist es, die beiden folgenden Zahlen der Reihe korrekt herauszufinden. Für die logische Fortsetzung der Zahlenreihe sind folgende Grundrechenarten erlaubt: **Addition, Subtraktion, Multiplikation und Division**.

Diese Rechenregeln können auch kombiniert werden, um von einer zur nächsten Zahl zu kommen, wie im folgenden Beispiel: Ausgangswert (*2 +3).

Beispiel

2 7 17 37 77 157 □ □

Laut Testhersteller werden für diesen Untertest **15 Minuten Bearbeitungszeit** zur Verfügung gestellt. In dieser Zeit gilt es **10 Aufgaben** zu bearbeiten. Lasse Dich nicht aus dem Konzept bringen, wenn die ersten Zahlenreihen schwer zu lösen sind. Diese gezielte Demotivation ist Absicht des Testherstellers.

Beispiel

1 1 2 3 5 8 13 □ □

In dieser sogenannten **Fibonacci Zahlenreihe** müssen die letzten zwei Zahlen summiert werden, um auf die nächste Zahl zu kommen. Demzufolge ist die Lösung: **21** und **34**.

2. BEISPIELAUFGABEN

Zur Einführung in den Aufgabentyp folgen nun zwei Übungsblöcke zum Knobeln. Für die folgenden Aufgaben sind **15 Minuten** pro **Übungsblock** vorgesehen. Die Lösung zu den Aufgaben findest Du am Ende des Buches im **Kapitel Lösungen**.

Übungsblock 1

1.	5	7	9	7	5	7	☐	☐
2.	60	30	32	30	15	17	☐	☐
3.	3	9	6	9	27	24	☐	☐
4.	8	14	26	44	68	98	☐	☐
5.	2	7	12	18	24	31	☐	☐
6.	3	6	11	18	27	38	☐	☐
7.	1	2	11	3	4	12	☐	☐
8.	1	3	6	10	15	21	☐	☐
9.	4	8	11	7	14	17	☐	☐
10.	10	8	11	7	12	6	☐	☐

Übungsblock 2

1.	3	6	10	13	17	20	☐	☐
2.	6	12	7	13	8	14	☐	☐
3.	7	15	31	63	127	255	☐	☐
4.	6	13	19	32	51	83	☐	☐
5.	10	8	4	8	6	3	☐	☐
6.	2	4	7	11	16	22	☐	☐
7.	1	5	15	37	83	177	☐	☐
8.	2	3	4	6	8	11	☐	☐
9.	8	7	7	5	10	7	☐	☐
10.	5	6	8	5	9	14	☐	☐

3. BEARBEITUNGSTIPPS

Auch für diesen Untertest gilt: Früh übt sich, wer ein Meister werden will. Nachdem Du Dich gerade ausgiebig mit dem Knacken der Zahlenfolgen beschäftigt hast, ist Dir bestimmt aufgefallen, dass einerseits das Lösen der Systeme zunehmend leichter fällt und dass andererseits die Bandbreite an Lösungssystemen zwar groß ist, sich die Lösungssysteme aber auch in leichter Abwandlung zu wiederholen beginnen.

Im Folgenden erklären wir Dir, durch welche Herangehensweise sich die Aufgaben leichter lösen lassen.

1. Es lässt sich beobachten, dass die Zahlen nur größer bzw. nur kleiner werden oder dass sie abwechselnd größer und kleiner bzw. kleiner und größer werden?

Beispiel

8 10 11 13 14 16 □ □

Hier werden die Zahlen durchgehend größer, wachsen jedoch unregelmäßig.

System: (+2; +1)

Beispiel

9 8 10 9 11 10 □ □

Hier werden die Zahlen abwechselnd kleiner und dann wieder größer.

System: (–1; +2)

Beispiel

7 11 8 12 9 13 □ □

Hier werden die Zahlen abwechselnd größer und dann wieder kleiner.

System: (+4; –3)

2. Steigt eine Zahlenfolge kontinuierlich an oder ab, berechnest Du am besten die Differenz zwischen den nebeneinanderstehenden Zahlen. Für eine anwachsende Zahlenfolge kommen nur die Rechenoperationen Addition oder Multiplikation infrage, für absteigende Zahlenreihen nur Subtraktion oder Division. Aus der Berechnung lässt sich meist bereits die dahintersteckende Regel erkennen.

Beispiel

7 12 17 22 27 32 □ □

Aus der Differenz der benachbarten Zahlen ergibt sich das System: + 5

Beispiel

7 10 15 22 31 42 □ □

Die Zahlenreihe steigt unregelmäßig. Aus der Differenz lässt sich das zugrunde liegende System ableiten: (+3; +5; +7; +9; +11) etc.

Beispiel

1,5 3 9 36 180 1080 □ □

In diesem Beispiel steigt die Zahlenreihe sehr schnell an und die Differenz der Zahlen ergibt hier kein klares Bild. Wir haben es demnach mit einer Multiplikation zu tun.

System: (*2; *3; *4; *5; *6) etc.

Beispiel

400 200 100 50 25 12,5 □ □

In dieser Zahlenreihe nimmt die Differenz der Zahlen rapide ab, demnach haben wir es mit einer Division zu tun.

System: (/2)

3. Lässt sich durch die Differenz der benachbarten Zahlen keine klare Regel ableiten, da die Zahlen zu schnell anwachsen bzw. abnehmen, hast Du es entweder mit einer **Kombination der Rechenoperationen** (Addition, Subtraktion, Division, Multiplikation) zu tun oder mit einer einfachen **Multiplikation oder Division**. Am besten überprüfst Du daher, ob die Zahl ein Vielfaches der vorherigen oder nachfolgenden Zahl darstellt.

Wächst die Zahlenreihe an, teilt man die Zahl durch die vorherige Zahl.

Beispiel

1 4 16 64 □ □

System: (1 * 4 = 4 * 4 = 16 ...) → Multiplikation mit 4.

Nimmt die Zahlenfolge ab, teilt man die Zahl durch die folgende Zahl.

Beispiel

500 100 20 4 □ □

System: (500 / 5 = 100 / 5 = 20 ...) → Division mit 5.

Die Zahlenreihe wächst kontinuierlich schnell an, die Multiplikation mit einer Zahl ergibt jedoch kein Ergebnis.

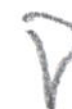

Beispiel

1 6 16 36 □ □

System: (+2 *2) etc.

Die Zahlenfolge nimmt schnell ab, die Division mit einer Zahl ergibt jedoch kein klares Bild.

Beispiel

30 14 6 2 □ □

System: (–2 /2) etc.

4. Findet sich bei der Zahlenreihe keine klare zunehmende oder abnehmende Tendenz, kann es sich auch um **getrennte Reihen** handeln. Das heißt die Zahlen stehen zwar in einer Reihe, aber das System überspringt immer eine Zahl. → 2 Systeme / 3 Systeme

Beispiel

2	19	16	4	13	10	□	□

In diesem Beispiel hilft es, die Reihe in zwei getrennte Reihen aufzuteilen:

2			4			System: +2
	19	16		13	10	System: –3; –3

Demnach bestehen für diese Aufgabe zwei getrennte Systeme, die sich abwechseln.

Lösung: 6 / 7

Beispiel

10	8	16	18	16	32	34	□	□

Diese Aufgabe könnte in drei Reihen zerlegt werden:

10	8		18	16			System: –2
	8	16		16	32		System: *2
		16	18		32	34	System: +2

Zusammengesetzt lautet das System demnach: –2; *2; +2 etc.

4. HÄUFIGE SYSTEME BEI ZAHLENFOLGEN[11]

EINFACHE SYSTEME

Einfache Systeme beinhalten in der Regel die Addition kleiner Zahlen, sie sind oft der Einstieg in einen Aufgabenblock.

System +1; +2; +3; +4 etc.
System +1; +1; +2; +2; +3; +3 etc.
System +4; +4; +5; +5; +6; +6 etc.
System +1; +3; +5; +7; +9; +11 etc.

MITTELSCHWERE SYSTEME

Mittelschwere Systeme sind in der Regel eine Kombination aus zwei Rechenoperationen. Hier wird gerne Punkt mit Strich verknüpft. Zum Beispiel Addition mit Multiplikation oder Division mit Subtraktion etc.

System (–2 /2)
System (+2 *2)
System (*2 +2)
System (/2 +2)
System (+4 /2)
System (–2 *2); (–3 *3); (–4 *4) etc.
System (–7 *3); (–6 *3); (–5 *3); (–4 *3) etc.
System (–8 *4); (–7 *4); (–6 *4); (–5 *4) etc.
System (/2 +5); (/3 +5); (/4 +5) etc.

Oder es wird Strich mit Strich kombiniert.

System –2; +3; –4; +5; –6; +7 etc. (Das System nimmt jeweils um eins zu und ab)
System –1; +3; –1; +4; –1; +5; –1; +6 etc.
System –3; +2; –4; +2; –5; +2 etc.

11 Vgl. Hesse & Schrader, 2006, S. 88-89

SCHWERE SYSTEME

Bei schweren Systemen werden in der Regel drei Rechenoperationen miteinander verknüpft, die Variablen steigen an bzw. fallen ab und/oder die Rechenoperationen drehen sich um.

Beispiel

+ * –; – * +; + * – etc.

System (+1; +2; –3); (+4; +5; –6); (+7; +8; –9) etc.
System (+2; –3; *4); (+5; –6; *7); (+8; –9; *10) etc.
System (+2; *2; –1); (–2; *2; +1); (+2; *2; –1) etc.
System (+7; –2; *2); (+6; –3; *2); (+5; –4; *2) etc.
System (+1; /2; –4); (+1; /2; –4) etc.
System (*3; +1; /2); (*3; +1; /2) etc.
System (*3; /4; –5); (*6; /7; –8); (*9; /10; –11) etc.
System (+3; *3; –10); (+3; *3; –10) etc.
System (–3; /2; *3); (–3; /2; *3) etc.
System (/3; –7; *5); (/3; –7; *5) etc.

SONDERFORMEN DER ZAHLENFOLGEN

Lässt sich keines der oben genannten Systeme anwenden, solltest Du auch folgende Sonderformen in Betracht ziehen:

FIBONACCI ZAHLENREIHE

System: Addition der vorherigen zwei Zahlen

3 4 7 11 18 29 □ □

Lösung: 47 / 76

ERWEITERTE FIBONACCI ZAHLENREIHE

System: Addition der vorherigen drei Zahlen

3 4 7 14 25 46 □ □

Lösung: 75 / 146

Primzahlen?

ZWEI UNABHÄNGIGE REIHEN

Lässt sich kein klares System finden, kann es sich auch um getrennte Reihen handeln. Das heißt, die Zahlen stehen zwar in einer Reihe, aber das System überspringt immer eine Zahl.

Beispiel

2 19 16 4 13 10 ☐ ☐

In diesem Beispiel hilft es, die Reihe in zwei getrennte Reihen aufzuteilen.

2			4			System: +2
	19	16		13	10	System: –3; –3

Demnach bestehen für diese Aufgabe zwei getrennte Systeme, die sich abwechseln.

Lösung: 6 / 7

PRIMZAHLEN

System: Addition mit 1; 3; 5; 7; 11; 13; 17; 19; 23; 29 etc.

4 5 8 13 20 31 ☐ ☐

Lösung: 44 / 61

QUADRATZAHLEN

System: Reihe der Quadratzahlen: 8^2; 9^2; 10^2; 11^2; 12^2; 13^2 etc.

4 81 100 121 144 169 ☐ ☐

Lösung: 196 / 225

QUERSUMMEN

System: Aufsteigende Reihe einer Quersumme z. B. Quersumme 5

14 23 32 41 50 104 ☐ ☐

Lösung: 113 / 122

5. BEARBEITUNGSSTRATEGIE

Wir haben nun die Struktur der Aufgabe erkannt und wissen, was auf uns zu kommt. Im Folgenden erklären wir Dir kurz, mit welchem System die Zahlenreihen systematisch lösbar sind.

Es empfiehlt sich, die Aufgaben mit einem System zu bearbeiten, bei dem man Addition und Multiplikation über die Zahlenreihe, und Subtraktion und Division unter die Zahlenreihe schreibt.

Um auch wirklich jede mögliche Rechenoperation von einer zur nächsten Zahl zu erfassen, ist es sinnvoll die Möglichkeiten über bzw. unter der Reihe zu notieren. Wiederholen sich bestimmte Rechenoperationen, ist das Lösungssystem gefunden. Bei der folgenden Zahlenreihe gäbe es beispielsweise mehrere mögliche Rechenwege:

	+5 oder *2		+10 oder *2		+20 oder *2					
Beispiel:	5		10		20		40		□	□
System:	(*2)									

	*3 / +4 / *2 +2		+8 / *2 +2		+16 / *2 +2					
Beispiel:	2		6		14		30		□	□
System:	(*2 +2)									

	–768 / +4 /2		–384 / +4 /2		–192 / +4 /2					
Beispiel:	1540		772		388		196		□	□
System:	(+4 /2)									

	+10 / *2		+10		+10					
Beispiel:	10	20	17	27	24	34	31		□	□
		–3		–3		–3				
System:	(+10; –3)									

Im Anschluss folgen nun weitere Übungsaufgaben zum Einüben der Strategie.

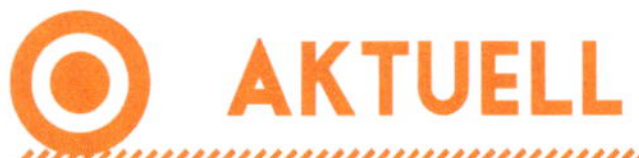

AKTUELL

- **MATRJOSCHKA**
  In den MedAT-Prüfungen der letzten Jahre fiel auf, dass häufig zwei oder sogar drei ineinander geschachtelte Zahlenfolgen zu lösen waren. Daher bestehen die Zahlenreihen auch nicht mehr nur noch aus sechs Zahlen, sondern teilweise aus sieben Zahlen. Das macht die Bearbeitung aber tendenziell eher leichter. Ebenso wurde häufig nach der Fibonacci-Reihe gefragt, die es sich daher lohnt gut einzuprägen.

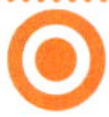

QUINTESSENZ

- Viel hilft viel! Ausnahmsweise ist dieser Lehrsatz hier zutreffend.
- Hat man das System geknackt, sollte man sich die Rechenoperationen über die zwei fehlenden Zahlen schreiben, denn Leichtsinnsfehler passieren unter Zeitdruck schnell.
- Mit einem strukturierten System zu arbeiten hilft! Schreibe Addition und Multiplikation über die Zahlenreihe und Subtraktion und Division unter die Zahlenreihe.
- Schieben statt endlos knobeln! Lieber auf eine Zahlenfolge zurückkommen, als sich an deren Lösung die Zähne auszubeißen, bis die Zeit rum ist.
- Ein Blick auf die Antwortmöglichkeiten hilft oft.
- Das kleine und das große Einmaleins wie aus der Pistole geschossen können! Das spart Zeit beim Lösen der Systeme.

6. ÜBUNGSAUFGABEN

Im Folgenden findest Du drei Simulationen zu je 10 Übungsaufgaben, für die Dir je 15 Minuten Zeit zur Verfügung stehen. Die Lösungen und Lösungssysteme zu den Aufgaben findest Du im Kapitel Lösungen.

SIMULATION 1

Bearbeitungszeit: 15 Minuten

1. 5 7 8 10 11 13 □ □
(A) 9 / 7
(B) 9 / 6
(C) 15 / 14
(D) 15 / 13
(E) Keine Antwort ist richtig.

2. 18 23 28 34 40 47 □ □
(A) 54 / 62
(B) 53 / 59
(C) 55 / 63
(D) 40 / 33
(E) Keine Antwort ist richtig.

3. 1 3 2 6 5 15 □ □
(A) 14 / 41
(B) 14 / 42
(C) 17 / 16
(D) 45 / 44
(E) Keine Antwort ist richtig.

4. 36 32 16 12 6 2 □ □
(A) 1 / 1
(B) –2 / –1
(C) 1 / –3
(D) –2 / 0
(E) Keine Antwort ist richtig.

5. 67 66 22 21 7 6 □ □
(A) 5 / $\frac{5}{3}$
(B) 2 / $\frac{2}{3}$
(C) 2 / 1
(D) 5 / 2
(E) Keine Antwort ist richtig.

6. 33 31 27 25 21 19 □ □

(A) 15 / 11
(B) 17 / 13
(C) 15 / 10
(D) 17 / 15
(E) Keine Antwort ist richtig.

7. 1 1 2 6 6 12 □ □

(A) 36 / 36
(B) 24 / 72
(C) 36 / 108
(D) 24 / 24
(E) Keine Antwort ist richtig.

8. 96 48 240 120 600 300 □ □

(A) 150 / 750
(B) 1500 / 700
(C) 180 / 900
(D) 1500 / 750
(E) Keine Antwort ist richtig.

9. 13 2 4 –7 49 38 □ □

(A) 1442 / 1431
(B) 1444 / 1433
(C) 1200 / 1000
(D) 1440 / 1451
(E) Keine Antwort ist richtig.

10. 3 9 4 16 6 30 □ □

(A) 16 / 112
(B) 10 / 60
(C) 21 / 168
(D) –4 / 16
(E) Keine Antwort ist richtig.

SIMULATION 2

Bearbeitungszeit: 15 Minuten

1. 99 92 85 78 71 64 □ □
(A) 47 / 60
(B) 48 / 61
(C) 52 / 45
(D) 64 / 47
(E) Keine Antwort ist richtig.

2. 45 48 53 60 69 80 □ □
(A) 93 / 102
(B) 89 / 108
(C) 93 / 108
(D) 92 / 105
(E) Keine Antwort ist richtig.

3. –10 –3 3 8 12 15 □ □
(A) 17 / 18
(B) 18 / 20
(C) 19 / 20
(D) 16 / 18
(E) Keine Antwort ist richtig.

4. 1 4 12 15 45 48 □ □
(A) 51 / 153
(B) 144 / 147
(C) 50 / 150
(D) 49 / 97
(E) Keine Antwort ist richtig.

5. 7 6 9 7 11 8 □ □
(A) 3 / 9
(B) 13 / 7
(C) 12 / 7
(D) 13 / 9
(E) Keine Antwort ist richtig.

6. 13 3 12 2 8 –2 ☐ ☐

(A) –8 / 2
(B) 8 / –12
(C) –8 / –18
(D) –8 / –12
(E) Keine Antwort ist richtig.

7. 2 4 7 12 19 30 ☐ ☐

(A) 43 / 58
(B) 43 / 60
(C) 46 / 63
(D) 46 / 60
(E) Keine Antwort ist richtig.

8. 764 764 767 773 782 794 ☐ ☐

(A) 813 / 832
(B) 809 / 787
(C) 809 / 827
(D) 811 / 829
(E) Keine Antwort ist richtig.

9. 128 8 15 126 22 29 ☐ ☐

(A) 124 / 37
(B) 124 / 36
(C) 122 / 129
(D) 128 / 135
(E) Keine Antwort ist richtig.

10. 2 2 3 8 29 114 ☐ ☐

(A) 405 / 1800
(B) 435 / 1900
(C) 455 / 1820
(D) 475 / 1920
(E) Keine Antwort ist richtig.

SIMULATION 3

Bearbeitungszeit: 15 Minuten

1. 119 115 106 103 95 93 □ □

(A) 80 / 79
(B) 86 / 85
(C) 85 / 84
(D) 84 / 71
(E) Keine Antwort ist richtig.

2. 145 133 137 127 130 122 □ □

(A) 124 / 118
(B) 121 / 107
(C) 124 / 116
(D) 118 / 114
(E) Keine Antwort ist richtig.

3. 89 93 78 83 68 74 □ □

(A) 56 / 62
(B) 58 / 65
(C) 59 / 60
(D) 59 / 68
(E) Keine Antwort ist richtig.

4. 145 153 150 158 155 163 □ □

(A) 170 / 173
(B) 171 / 168
(C) 160 / 168
(D) 158 / 164
(E) Keine Antwort ist richtig.

5. 2 5 13 36 104 307 □ □

(A) 895 / 2698
(B) 905 / 2721
(C) 915 / 2738
(D) 925 / 2739
(E) Keine Antwort ist richtig.

6. 2 5 10 17 26 37 □ □

(A) 50 / 92
(B) 51 / 65
(C) 48 / 57
(D) 47 / 65
(E) Keine Antwort ist richtig.

7. 25 61 91 115 133 145 □ □

(A) 151 / 151
(B) 168 / 169
(C) 172 / 187
(D) 164 / 164
(E) Keine Antwort ist richtig.

8. 32 79 136 203 280 367 □ □

(A) 512 / 619
(B) 424 / 531
(C) 464 / 571
(D) 456 / 523
(E) Keine Antwort ist richtig.

9. 12 12 15 18 21 30 □ □

(A) 33 / 54
(B) 33 / 39
(C) 33 / 48
(D) 33 / 51
(E) Keine Antwort ist richtig.

10. 4 6 12 10 5 7 □ □

(A) 14 / 12
(B) 8 / 16
(C) 22 / 30
(D) 31 / 36
(E) Keine Antwort ist richtig.

WORT FLÜSSIGKEIT

WORTFLÜSSIGKEIT

1. ALLGEMEINES UND AUFBAU

Der Untertest Wortflüssigkeit fand das erste Mal Anwendung im MedAT-H und MedAT-Z 2014 statt. Das gebräuchlichere Synonym für diese Art von Aufgabe heißt Anagramm vom griechischen Wort anágramma, das Buchstabenversetzung bedeutet. Die Buchstaben stehen nicht in der gewohnten Reihenfolge, sondern werden neu kombiniert, sodass sie für den Leser meist keinen Sinn mehr ergeben. Manchmal jedoch entsteht daraus sogar ein neues Wort mit einer für gewöhnlich neuen Bedeutung. WORTFLUESSIGKEIT wird dann beispielsweise zu WULSTIG FEE SKI TOR oder SEIFIGES KULT WORT oder logischerweise TIEFES WURST LOGIK.

Aber um was geht es genau bei FESTER SIGI KLO WUT?

In diesem Untertest wird ein Hauptwort wie z. B. KLAPPMESSER als Schüttelwort dargestellt. Die Aufgabe besteht darin aus dem Buchstabensalat (RSESMELAPPK) das richtige Lösungswort zu bilden.

Die Lösung der Aufgabe wird überprüft, indem der Anfangsbuchstabe des gebildeten Wortes anzukreuzen ist.

Beispiel

1. TUSNTHEAFS

(A) Anfangsbuchstabe: S
(B) Anfangsbuchstabe: N
(C) Anfangsbuchstabe: S
(D) Anfangsbuchstabe: H
(E) Keine der Antworten ist korrekt.

Das Lösungswort lautet HUSTENSAFT, damit ist D die richtige Antwort. Findet sich der Anfangsbuchstabe des Lösungswortes nicht unter den Antwortmöglichkeiten, ist Antwort E: Keine Antwort ist korrekt. anzukreuzen.

Die Gretchenfrage bei diesem Untertest ist inwieweit sich diese Aufgaben trainieren lassen. Und Du darfst aufatmen, denn das Gehirn leistet auch hier mal wieder Erstaunliches. Durch regelmäßiges Training werden, ähnlich wie bei den Zahlenreihen, Systeme schneller erkannt und Buchstaben zu sinnvollen Wörtern kombiniert. Trotzdem gilt dieser Untertest als schwer und viele TestteilnehmerInnen haben damit Probleme.

Im MedAT werden Dir 15 Aufgaben in 20 Minuten Bearbeitungszeit gestellt.

2. AUFBAU DER AUFGABEN

Die Wortlänge variiert zwischen 7 und circa 12 Buchstaben: FACHGEBIET (10 Buchstaben bzw. 4+6), GRUNDSTEIN (10 Buchstaben bzw. 5+5), FLECK (5 Buchstaben), WUNSCHKIND (10 Buchstaben bzw. 6+4). In der Regel ist das gesuchte Wort aus einem oder zwei Wörtern aufgebaut.

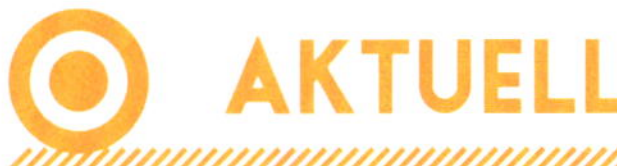

- **SCRABBLE**
  In den letztjährigen MedAT Durchführungen hatten die Lösungswörter mindestens sieben Buchstaben und enthielten relativ häufig Buchstaben wie beispielsweise Q, V, W, Z. Gefragt wurden in den letzten Jahren unter anderem Bibliothek, Wanduhr, Windrad, Fenster, Querulant, Rezension, Nutztier, Webstuhl, Umwandlung, Primzahl, Vordermann, Pyjamahose, Parkplatz, Zuschauer, Ruptur, Embolie, Steinbruch, Wanderung etc.

Um bei diesem sprachbasierten Test Bildungsunterschiede auszuklammern, muss die Aufgabenstellung gewissen Regeln gehorchen. So begrenzt sich der Test auf hochdeutsche Worte, um beispielsweise einem Hannoveraner, der das Wort „Schlagobers" oder „Fleischkas" in seinem Leben noch nicht gehört hat, nicht zu benachteiligen.

In Stichpunkten zusammengefasst, kannst Du Dich auf folgende Regeln für die Auswahl der Anagramme einstellen:

- Es werden hauptsächlich hochdeutsche Hauptwörter im Singular verwendet.
- Dialekt ist verboten, wie z. B. Fleckerl, Wunschkindl, Grundsteindl, etc.
- Die Wörter werden im Nominativ genannt: (des) Flecks, (dem) Hause etc. sind nicht erlaubt.
- Umlaute wie ü, ä, ö in Haustür, Verätzung, Öse können als ue, ae oder oe verwendet werden, kommen aber in der Regel nicht vor.
- Landläufige Fremdwörter, wie z. B. Momentum, Vehikel, Urologe etc. werden sehr häufig abgeprüft.
- Eigennamen, wie z. B. Stephan, Martin, Goethe, Zürich, Isar etc. werden nicht verwendet.
- Diminutive, wie z. B. Schwesterchen oder Zicklein, werden nicht verwendet.
- Doppelkonsonanten, wie in Platte, Kuss, Schlappheit etc., können vorkommen.
- Das scharfe S (ß) kommt nicht vor.
- Es werden keine Anglizismen, wie z. B. Doping, Hardware, Softskills, Know-How etc. verwendet.

Leider (und auch zum Glück) weist die deutsche Sprache mehrere tausend Worte auf, die diesen Regeln entsprechen. Alle Worte vor dem Test auswendig zu lernen, hat demnach keinen Sinn.

WAS ERHÖHT DIE SCHWIERIGKEIT DES TESTS?

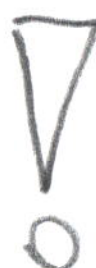

Es reicht nicht, nur ein Wort herauszufinden. Die Einzelwörter müssen auch an der richtigen Stelle im Wort positioniert werden. Die Worte GRUND und STEIN können zu GRUNDSTEIN oder STEINGRUND kombiniert werden. In den Antwortmöglichkeiten werden sowohl G, als auch S als Anfangsbuchstaben zur Auswahl gestellt. Die richtige Antwort wäre GRUNDSTEIN, da STEINGRUND ein Ort in Helgoland bezeichnet und damit ein Eigenname ist.

Für Wörter, bei denen die Stellung egal ist (WUNSCHKIND, KINDWUNSCH), wird nur ein Anfangsbuchstabe in den Antwortmöglichkeiten genannt. Die Schwierigkeit einer Aufgabe steigt einerseits mit der Länge des Wortes und andererseits mit der Komplexität der neu kombinierten Buchstaben. So ist das Anagramm BUSTAUO leichter zu lösen, als wenn es z. B. TBASUUO gestellt worden wäre. In der ersten Kombination ist bereits ein Teilwort (BUS) gegeben. Es muss nur noch das zweite (AUTO) richtig kombiniert werden, um das Lösungswort AUTOBUS zu erhalten.

TIPPS

* **SYNTAX**
  Des Weiteren werden die Aufgaben durch Buchstaben erschwert mit denen sich schwer Wörter bilden lassen, wie z. B. Q, W, V, X, Y, Z. Entsprechend wurden im MedAT in den letzten Jahren unter anderem folgende Wörter verflüssigt: Allianz, Acrylfarbe, Geschwulst, Paralyse, Relevanz, Romanze, Prozession, Quanten, Vehikel, Querulant, Nutztier, Rezension, Webstuhl, Vordermann, Pyjamahose, Parkplatz und Zuschauer.

* **EXTRAVAGANZA**
  Ebenso wird die Lösung der Aufgaben durch Wörter erschwert, die nicht im täglichen Vokabular vorkommen, wie z. B. Mahagonie oder Absinth.

3. BEARBEITUNGSSTRATEGIE

Da diese Art der Aufgabe vielen Leuten eher schwer fällt, kann man sich mit ein paar Tricks das Leben leichter machen.

1. Suche Buchstaben, die im deutschen in der Regel zusammenstehen.

   Die deutsche Sprache ist durch viele zusammengehörige Buchstabenkombinationen vordefiniert. So steht ein c gewöhnlich nicht allein, sondern tritt meist nur in Verbindung mit einem k als ck, mit einem h als ch oder mit einem s und h als sch auf. Finden sich also solche Buchstaben im Anagramm sollte man sofort versuchen den dazugehörigen zweiten bzw. dritten oder vierten Buchstaben ausfindig zu machen.

   Sprachwissenschaftler bezeichnen Wortlaute, die durch mehrere Buchstaben in der deutschen Rechtschreibung Ausdruck finden, als Digraphen (zwei Buchstaben) oder Trigraphen (drei Buchstaben).

   Digraphen – zwei Buchstaben, die im Deutschen wie ein Laut ausgesprochen werden: ch (Fluch), ph (Pharmazie), ng (Genesung), ie (Liebe), ou (Routine), ck (Fleck), tz (Satz), dt (Stadt), ei (Kleister), eu (Zeugnis), pf (Kopf), nur am Stammanfang: sp (Spitze) und st (Stiel)

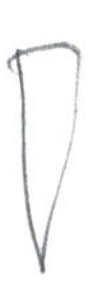

   Trigraphen – drei Buchstaben, die im Deutschen wie ein Laut gesprochen werden: sch (Scheidung, Fleisch)

VORSICHT

Leider wurden in den letzten Jahren nur sehr wenige Worte mit Di- oder Trigraphen abgeprüft. Wörter mit -sch, oder -ch wurden nur selten verwendet.

   Als Suffixe werden Wortendungen bezeichnet, die an den Wortstamm angehängt werden. Um z. B. ein Substantiv zu bilden, kann in der deutschen Sprache die Endung -heit, -ung oder -nis angehängt werden. So entsteht aus schön → Schön-heit, aus heil → Heil-ung oder aus besaufen → Besäuf-nis.

   Suffixe bzw. Endsilben (von lat. suffixum, „An-, Aufgestecktes"): -ung (Stiftung), -keit (Heiterkeit), -heit (Gemeinheit), -nis (Finsternis), -de (Freude), -igkeit (Einigkeit), -schaft (Freundschaft), -sal (Trübsal)

   Seltenere Wortendungen:
   -ling (Häftling), -bold (Scherzbold), -icht (Pflicht, Schicht), -ian (Grobian), -sel (Wechsel)

   Die Suffixe sind in dieser Auflistung nach absteigender Häufigkeit sortiert worden[12].

12 Vgl. Everts, 2002

Wortendungen auf -ung kommen also viel häufiger im Textkorpus vor, als Wortendungen auf -sal und sollten folglich als Erstes überprüft werden. Diese Besonderheit lässt sich in einem sog. „rückläufigen Wörterbuch“ finden, das Worte nach deren Endungen sortiert und vornehmlich von Linguisten und Sprachliebhabern mit Nickelbrille in alten verstaubten Bücherkellern verwendet wird, die der Frage auf den Grund gehen, ob es sich bei ihnen korrekterweise um Verrückt-heit oder Verrückt-keit handelt.

Auch sog. Präfixe, die einem Wortstamm vorangestellt werden, können zur Bildung eines Substantivs verwendet werden. Präfixe werden jedoch vornehmlich zur Bildung von Verben, wie ver-brühen, nach-stellen, vor-stellen etc. angewandt und sind daher für die Lösung eines Anagramms weniger geeignet.

Beispiele hierzu wären:
An- (Analphabet), Aber- (Abertausende), Anti- (Antimaterie), Aus- (Ausland), Auto- (Autodidakt), Dis- (Disharmonie) etc.

Mehr dazu findet man unter nebenstehendem QR-Link.

2. Die meisten deutschen Wörter sind alternierend aus einem Vokal und Konsonant aufgebaut, wie z. B. BILDUNG, HEITERKEIT, AUTO, STRASSE. Eine Möglichkeit ein Wort schneller zu lösen besteht darin, bereits im Kopf diese Regel anzuwenden und gezielt den Wechsel von Konsonanten und Vokalen zu beherzigen. Manchmal ist es dabei am einfachsten sich nur auf die Konsonanten zu konzentrieren (Konsonanten-Technik).

3. Ein kurzer Blick auf die Antwortmöglichkeiten kann Dir vielleicht den richtigen Antwortbuchstaben bereits verraten. Da die Antwortmöglichkeiten A–E im Test gleich verteilt sind, d. h. Antwort A gleich oft wie B, C, D und E vorkommen ist die Wahrscheinlichkeit, dass A–D die richtige Lösung ist höher, als die Antwortoption E. Es empfiehlt sich also mit den Anfangsbuchstaben, die in A–D genannt werden, das Rätselraten zu beginnen.

4. Bei etwa zehn Buchstaben wird in der Regel ein zusammengesetztes Wort gesucht. Bei langen Anagrammen solltest Du folglich zwei Wörter suchen. Es empfiehlt sich die gefundenen Wörter auch kurz neben dem Anagramm zu notierten, bzw. geistig eine Notiz zu machen, um dann nur noch mit den verbleibenden Buchstaben weitere Worte zu finden.

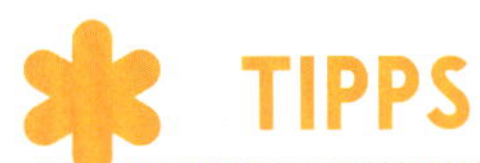

TIPPS

* **BIENE IM KORN**

  Sehr zu empfehlen ist die App **PAWOO** mit der man auf seinem Smartphone immer und überall Buchstaben kombinieren kann. Unter **http://www.sibiller.de/anagramme/** findet man einen Anagramm Generator für die eigene Erstellung von Übungsaufgaben.

* **OLD SCHOOL**

  Mit der Oma mal wieder **Scrabble** spielen. Scrabble trainiert sowohl Deine verbalen und geistigen Fähigkeiten, als auch die Deiner Oma. Der zweite Effekt ist, dass man damit gratis an Kuchen und Kaffee kommt. Für die etwas moderneren Großmütter und –väter gibt's Scrabble auch bereits als App. Nachteil hiervon: Kein Kuchen! Empfehlenswert wäre die Schwierigkeit dahin gehend zu erhöhen, dass nur Substantive gelegt werden dürfen.

* **IN GRANIT**

  Wie in Stein gemeißelt ist der naheliegendste Tipp für diesen Untertest: **Training**! Regelmäßiges Training zahlt sich in diesem Untertest aus, da wie einleitend erwähnt, die geistige Geschicklichkeit Buchstaben zu Worten zu kombinieren trainierbar ist.

* **JEDEM ANFANG WOHNT EIN ZAUBER INNE!**

  Wenn man auf dem Schlauch steht ist es ein probates Mittel auf die Antwortmöglichkeiten zu spicken und sich Worte mit den entsprechenden Anfangsbuchstaben vorzustellen. Das hilft ungemein beim Erkennen der Lösungsworte. Dabei sind häufig seltene Konsonanten wie **Z**, **V**, **W**, **Q** etc. am Anfang des Wortes zu verorten.

* **CLOUD THINKING**

  Eine Strategie, die sich in den letzten Jahren sehr gut bewährt hat ist die Buchstabenwolke. Hierbei werden die Buchstaben in Form einer Wolke neu aufgeschrieben. Das kann insofern hilfreich sein, als dass man sich dann nicht mehr so sehr auf die vorgegebene Reihenfolge versteift. Wer es auf die Spitze treiben will kann die Buchstabenwolke mit der **Konsonanten-Technik** verschmelzen und erhält die allmächtige **Konsonanten-Cloud**©. Diese entfacht ein gefühltes Heliumbrennen der Großhirnrinde und selbst die Lösung komplexester Worte wie beispielsweise Dampfschifffahrtsgesellschaftskapitänswitwe erscheint kinderleicht. Hierzu musst Du einfach nur alle Konsonanten einer Zeichenfolge neu in einer Wolke anordnen.

4. BEARBEITUNGSSTRATEGIE SCHRITT FÜR SCHRITT

2. S U H C B

(A) Anfangsbuchstabe: B
(B) Anfangsbuchstabe: H
(C) Anfangsbuchstabe: C
(D) Anfangsbuchstabe: U
(E) Keine der Antworten ist korrekt.

Hier ist ein Anagramm mit fünf Buchstaben gegeben. Damit ist es wahrscheinlicher, dass sich dahinter nur ein Wort verbirgt.

Als ersten Schritt versuchen wir aus den Buchstaben Di- bzw. Trigraphen oder Suffixe zusammenzustellen. Hierbei fällt das C auf, das in der Regel mit einem CH oder einem SCH in Verbindung steht.

Als zweiten Schritt versuchen wir, mit den gegebenen Anfangsbuchstaben Worte zu bilden. Wörter mit Anfangsbuchstaben B könnten sein: BUSCH, BUCH.

Damit ist bereits hier die Aufgabe gelöst und Antwort A ist korrekt.

3. B L A U R U

(A) Anfangsbuchstabe: R
(B) Anfangsbuchstabe: U
(C) Anfangsbuchstabe: A
(D) Anfangsbuchstabe: L
(E) Keine der Antworten ist korrekt.

In dieser Aufgabe wird ein Wort mit sechs Buchstaben gesucht, das aller Wahrscheinlichkeit nach nicht aus mehreren Wörtern zusammengesetzt ist.

Als ersten Schritt überprüfen wir wieder die Buchstaben auf Di- bzw. Trigraphen oder Suffixe. Es finden sich die Kombinationen AB und AU.

Als zweiten Schritt versuchen wir, aus den gegebenen Anfangsbuchstaben Wörter zu kreieren. Es lassen sich mit dem Buchstaben R die Worte RAUB und RAU bilden. Mit U lassen sich die Worte URLAUB, URAL, UR bilden.

Damit ist auch hier bereits die Aufgabe gelöst und Antwort B: URLAUB die richtige Antwort.

4. C E O C L K S N E F H E

(A) Anfangsbuchstabe: H
(B) Anfangsbuchstabe: S
(C) Anfangsbuchstabe: F
(D) Anfangsbuchstabe: C
(E) Keine der Antworten ist korrekt.

In dieser Beispielaufgabe ist ein Anagramm mit 12 Buchstaben gegeben. Die Wahrscheinlichkeit, dass sich hier also ein zusammengesetztes Wort im Buchstabensalat versteckt, ist recht hoch.

Als ersten Schritt überprüfen wir die Buchstaben auf evtl. vorkommende Di-, Trigraphen oder Suffixe. Es findet sich zwei mal ein C, welches sich einmal zu einem CK und einmal zu einem SCH erweitern lässt. Das CK kann nicht am Anfang eines Wortes stehen und wird sich demnach wahrscheinlich in der Mitte oder am Ende des Wortes befinden.

Damit bleiben noch sieben Buchstaben übrig, die man sich neben die Aufgabe schreiben kann: E O L N E F E

Als zweiten Schritt werfen wir einen Blick auf die Antwortmöglichkeiten. Dabei ist Antwort D mit dem Anfangsbuchstaben C als weniger wahrscheinlich einzuschätzen. Natürlich ist es aber trotzdem möglich, dass das Lösungswort CHEF, CHEMIE, CAMPER oder CHAMPAGNER lauten könnte.

Antwortmöglichkeit A mit Anfangsbuchstabe H ist auch weniger wahrscheinlich, da das H bereits in SCH oder CH verbaut wurde. Es bleiben also B und C, mit denen wir versuchen Worte zu bilden.

Mit dem Anfangsbuchstaben S beginnen z. B.: SCHNEE, SCHOCK, SCHNECKE, SCHLECKER ...

Mit dem Anfangsbuchstaben F beginnen z. B.: FLECK(EN), FLOCKE, FOCK...

Als dritten Schritt versuchen wir, aus den erstellten Wörtern ein sinnvolles Wort zu bilden, das alle Buchstaben beinhaltet. FLOSCHNECKE, SCHLECKERELF, S C H N E E F L O C K E, FLOCKESCHNEE

Damit ist Antwort B korrekt.

5. **AEHNZNSTI**
(A) Anfangsbuchstabe: Z
(B) Anfangsbuchstabe: E
(C) Anfangsbuchstabe: H
(D) Anfangsbuchstabe: A
(E) Keine der Antworten ist korrekt.

In dieser Beispielaufgabe sind neun Buchstaben neu kombiniert worden. Die Wahrscheinlichkeit, dass das Wort auch hier aus zwei Wörtern besteht, ist hoch.

Als ersten Schritt überprüfen wir die Lettern auf Di- bzw. Trigraphen oder Suffixe und können bei folgenden Buchstaben fündig werden: ST, IE, EI, TZ. Der Digraph ST hat die Besonderheit immer am Anfang eines Wortes zu stehen, was uns evtl. von Nutzen sein könnte. Mit ST lassen sich aus den Buchstaben folgende Wörter bauen: STEIN, STEH, STANZ. Mit TZ lassen sich SATZ und HATZ bilden.

Als zweiten Schritt betrachten wir die Antwortmöglichkeiten. Wie bereits vorhin erwähnt sollte man bei seltenen Komnsonanten immer gleich an den Anfangsbuchstaben denken. Mit dem Anfangsbuchstaben Z lassen sich z.B. die folgenden Wörter zusammenstellen: ZEHN, ZAHN, ZIEH...
Betrachten wir unsere zuerst gebildeten Wörter und kombinieren diese mit den im zweiten Schritt gebildeten Wörtern, ergibt sich bereits jetzt ZAHNSTEIN, womit Antwort A korrekt ist.

6. **ANERTUIBGD**
(A) Anfangsbuchstabe: A
(B) Anfangsbuchstabe: B
(C) Anfangsbuchstabe: E
(D) Anfangsbuchstabe: I
(E) Keine der Antworten ist korrekt.

In diesem Anagramm sind zehn Buchstaben gegeben und die Wahrscheinlichkeit eines zusammengesetzten Wortes ist wieder erhöht.

Als ersten Schritt halten wir wieder Ausschau nach Di- und Trigraphen oder Suffixen und finden: IE, EI, NG, AN-, -UNG. Da sich die Endung -UNG sehr häufig bei Substantiven finden lässt und damit nur noch sieben Buchstaben zur freien Kombination übrig sind, sollten wir dies bei der Suche im Hinterkopf behalten.

Als zweiten Schritt überprüfen wir die Antwortmöglichkeiten A bis D und versuchen damit zusammengesetzte Wörter zu bilden.

Wörter mit Anfangsbuchstaben A könnten sein: ANTRIEB, ARBEIT
Wörter mit Anfangsbuchstaben B könnten sein: BUG, BEIRAT, BRAND, BAD, BRAT
Wörter mit Anfangsbuchstaben E könnten sein: EI
Wörter mit Anfangsbuchstaben I könnten sein: INTER, IRGEND, IRE

Es lassen sich bisher keine sinnvollen Wörter zusammensetzen. sollten uns demnach für E: Keine der Antworten ist korrekt. entscheiden. Das gesuchte Wort wäre DARBIETUNG gewesen.

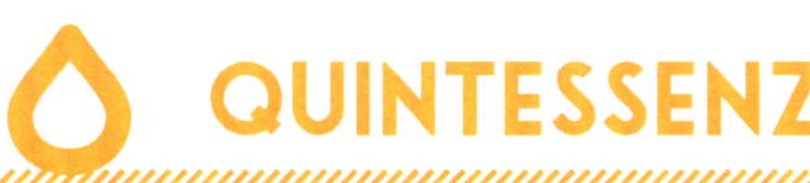

QUINTESSENZ

- Übung macht den Guru. Regelmäßiges Training führt zu Top-Ergebnissen.
- Kombiniere zusammengehörige Buchstaben, wie CK, SCH, UNG etc.
- Ein Blick auf die Antwortmöglichkeiten hilft oft. Denke dabei vor allem an die seltenen Konsonanten.
- Ruf Deine Oma an und triff Dich mit ihr zum Scrabble Nachmittag.
- Entfache das Feuer in deinem Großhirn! Die Buchstabenwolke wird auch Dich illuminieren.

5. ÜBUNGSAUFGABEN

Im Folgenden findest du drei komplette Simulationen mit je 15 Übungsaufgaben. Im Originaltest werden dir hierfür 20 Minuten Bearbeitungszeit eingeräumt. Die Lösungen zu den Aufgaben findest du am Ende des Buches im Kapitel Lösungen.

SIMULATION 1

Bearbeitungszeit: 20 Minuten

1. **P E U G P R**
(A) Anfangsbuchstabe: U
(B) Anfangsbuchstabe: G
(C) Anfangsbuchstabe: R
(D) Anfangsbuchstabe: P
(E) Keine der Antworten ist korrekt.

2. **R N E O D R**
(A) Anfangsbuchstabe: E
(B) Anfangsbuchstabe: O
(C) Anfangsbuchstabe: N
(D) Anfangsbuchstabe: R
(E) Keine der Antworten ist korrekt.

3. **F I R E E N**
(A) Anfangsbuchstabe: E
(B) Anfangsbuchstabe: N
(C) Anfangsbuchstabe: R
(D) Anfangsbuchstabe: I
(E) Keine der Antworten ist korrekt.

4. **B L A U R U**
(A) Anfangsbuchstabe: U
(B) Anfangsbuchstabe: R
(C) Anfangsbuchstabe: A
(D) Anfangsbuchstabe: L
(E) Keine der Antworten ist korrekt.

5. **M T U M O E N M**
(A) Anfangsbuchstabe: O
(B) Anfangsbuchstabe: E
(C) Anfangsbuchstabe: T
(D) Anfangsbuchstabe: U
(E) Keine der Antworten ist korrekt.

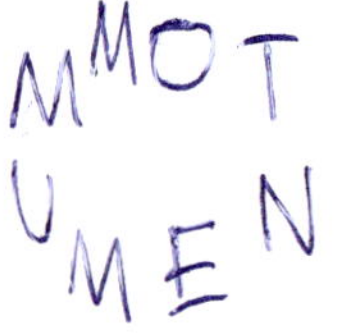

6. **L B U N N D M E K I**
(A) Anfangsbuchstabe: B
(B) Anfangsbuchstabe: E
(C) Anfangsbuchstabe: M
(D) Anfangsbuchstabe: U
(E) Keine der Antworten ist korrekt.

7. **L A E K R D N E**
(A) Anfangsbuchstabe: K
(B) Anfangsbuchstabe: L
(C) Anfangsbuchstabe: D
(D) Anfangsbuchstabe: R
(E) Keine der Antworten ist korrekt.

8. **C U L A S H H T**
(A) Anfangsbuchstabe: C
(B) Anfangsbuchstabe: U
(C) Anfangsbuchstabe: H
(D) Anfangsbuchstabe: T
(E) Keine der Antworten ist korrekt.

9. **Z I F H A C S N L E H**
(A) Anfangsbuchstabe: I
(B) Anfangsbuchstabe: Z
(C) Anfangsbuchstabe: S
(D) Anfangsbuchstabe: H
(E) Keine der Antworten ist korrekt.

10. **I T I H S R C E H B S C**
(A) Anfangsbuchstabe: E
(B) Anfangsbuchstabe: S
(C) Anfangsbuchstabe: R
(D) Anfangsbuchstabe: B
(E) Keine der Antworten ist korrekt.

11. H O C T F P K O

(A) Anfangsbuchstabe: O
(B) Anfangsbuchstabe: T
(C) Anfangsbuchstabe: C
(D) Anfangsbuchstabe: H
(E) Keine der Antworten ist korrekt.

12. G A L E R F N I G N E

(A) Anfangsbuchstabe: F
(B) Anfangsbuchstabe: A
(C) Anfangsbuchstabe: I
(D) Anfangsbuchstabe: G
(E) Keine der Antworten ist korrekt.

13. U N T N Q A E

(A) Anfangsbuchstabe: A
(B) Anfangsbuchstabe: Q
(C) Anfangsbuchstabe: T
(D) Anfangsbuchstabe: U
(E) Keine der Antworten ist korrekt.

14. G A H L C S A

(A) Anfangsbuchstabe: G
(B) Anfangsbuchstabe: H
(C) Anfangsbuchstabe: C
(D) Anfangsbuchstabe: A
(E) Keine der Antworten ist korrekt.

15. A R G H A N N R D

(A) Anfangsbuchstabe: A
(B) Anfangsbuchstabe: D
(C) Anfangsbuchstabe: R
(D) Anfangsbuchstabe: G
(E) Keine der Antworten ist korrekt.

SIMULATION 2

Bearbeitungszeit: 20 Minuten

1. **E K L L N R E**
(A) Anfangsbuchstabe: E
(B) Anfangsbuchstabe: R
(C) Anfangsbuchstabe: K
(D) Anfangsbuchstabe: L
(E) Keine der Antworten ist korrekt.

2. **W Z I E F L E**
(A) Anfangsbuchstabe: E
(B) Anfangsbuchstabe: W
(C) Anfangsbuchstabe: I
(D) Anfangsbuchstabe: Z
(E) Keine der Antworten ist korrekt.

3. **I R O E I G L N**
(A) Anfangsbuchstabe: O
(B) Anfangsbuchstabe: R
(C) Anfangsbuchstabe: L
(D) Anfangsbuchstabe: I
(E) Keine der Antworten ist korrekt.

4. **A C K U S R K C**
(A) Anfangsbuchstabe: R
(B) Anfangsbuchstabe: U
(C) Anfangsbuchstabe: A
(D) Anfangsbuchstabe: K
(E) Keine der Antworten ist korrekt.

5. **S N P Z E S I O R O**
(A) Anfangsbuchstabe: R
(B) Anfangsbuchstabe: O
(C) Anfangsbuchstabe: Z
(D) Anfangsbuchstabe: S
(E) Keine der Antworten ist korrekt.

6. **P P O H H S A Y C T**
(A) Anfangsbuchstabe: T
(B) Anfangsbuchstabe: P
(C) Anfangsbuchstabe: A
(D) Anfangsbuchstabe: C
(E) Keine der Antworten ist korrekt.

7. **D N M A L A A**
(A) Anfangsbuchstabe: L
(B) Anfangsbuchstabe: M
(C) Anfangsbuchstabe: N
(D) Anfangsbuchstabe: A
(E) Keine der Antworten ist korrekt.

8. **L G E U C H D S**
(A) Anfangsbuchstabe: U
(B) Anfangsbuchstabe: L
(C) Anfangsbuchstabe: E
(D) Anfangsbuchstabe: S
(E) Keine der Antworten ist korrekt.

9. **E T T E G B E L R E A I**
(A) Anfangsbuchstabe: A
(B) Anfangsbuchstabe: L
(C) Anfangsbuchstabe: B
(D) Anfangsbuchstabe: E
(E) Keine der Antworten ist korrekt.

10. **O K T B R B O R**
(A) Anfangsbuchstabe: B
(B) Anfangsbuchstabe: K
(C) Anfangsbuchstabe: R
(D) Anfangsbuchstabe: O
(E) Keine der Antworten ist korrekt.

11. I R E G T A R

(A) Anfangsbuchstabe: G
(B) Anfangsbuchstabe: T
(C) Anfangsbuchstabe: A
(D) Anfangsbuchstabe: I
(E) Keine der Antworten ist korrekt.

12. E I N T L R H A T H

(A) Anfangsbuchstabe: R
(B) Anfangsbuchstabe: H
(C) Anfangsbuchstabe: T
(D) Anfangsbuchstabe: N
(E) Keine der Antworten ist korrekt.

13. E H I E L V K

(A) Anfangsbuchstabe: V
(B) Anfangsbuchstabe: H
(C) Anfangsbuchstabe: L
(D) Anfangsbuchstabe: I
(E) Keine der Antworten ist korrekt.

14. T L D A N I W R

(A) Anfangsbuchstabe: N
(B) Anfangsbuchstabe: W
(C) Anfangsbuchstabe: L
(D) Anfangsbuchstabe: I
(E) Keine der Antworten ist korrekt.

15. P P K L A S T H L U

(A) Anfangsbuchstabe: S
(B) Anfangsbuchstabe: K
(C) Anfangsbuchstabe: U
(D) Anfangsbuchstabe: H
(E) Keine der Antworten ist korrekt.

SIMULATION 3

Bearbeitungszeit: 20 Minuten

1. I I S E V R
(A) Anfangsbuchstabe: I
(B) Anfangsbuchstabe: E
(C) Anfangsbuchstabe: V
(D) Anfangsbuchstabe: R
(E) Keine der Antworten ist korrekt.

2. N N I N E A N S
(A) Anfangsbuchstabe: S
(B) Anfangsbuchstabe: A
(C) Anfangsbuchstabe: N
(D) Anfangsbuchstabe: I
(E) Keine der Antworten ist korrekt.

3. N B S T H A I
(A) Anfangsbuchstabe: A
(B) Anfangsbuchstabe: S
(C) Anfangsbuchstabe: N
(D) Anfangsbuchstabe: I
(E) Keine der Antworten ist korrekt.

4. L P H I O O P H I E S
(A) Anfangsbuchstabe: O
(B) Anfangsbuchstabe: S
(C) Anfangsbuchstabe: E
(D) Anfangsbuchstabe: I
(E) Keine der Antworten ist korrekt.

5. K C E N A N
(A) Anfangsbuchstabe: N
(B) Anfangsbuchstabe: A
(C) Anfangsbuchstabe: C
(D) Anfangsbuchstabe: K
(E) Keine der Antworten ist korrekt.

6. T T R E U M
(A) Anfangsbuchstabe: U
(B) Anfangsbuchstabe: T
(C) Anfangsbuchstabe: E
(D) Anfangsbuchstabe: M
(E) Keine der Antworten ist korrekt.

7. A O R M E I E T N T
(A) Anfangsbuchstabe: I
(B) Anfangsbuchstabe: N
(C) Anfangsbuchstabe: T
(D) Anfangsbuchstabe: M
(E) Keine der Antworten ist korrekt.

8. E E I T C R K N L Z H
(A) Anfangsbuchstabe: K
(B) Anfangsbuchstabe: E
(C) Anfangsbuchstabe: L
(D) Anfangsbuchstabe: R
(E) Keine der Antworten ist korrekt.

9. A D M T N P R A S L E N
(A) Anfangsbuchstabe: L
(B) Anfangsbuchstabe: E
(C) Anfangsbuchstabe: P
(D) Anfangsbuchstabe: S
(E) Keine der Antworten ist korrekt.

10. A E E L F N E I G L
(A) Anfangsbuchstabe: E
(B) Anfangsbuchstabe: G
(C) Anfangsbuchstabe: L
(D) Anfangsbuchstabe: A
(E) Keine der Antworten ist korrekt.

11. R U E U H T C L T M

(A) Anfangsbuchstabe: M
(B) Anfangsbuchstabe: T
(C) Anfangsbuchstabe: H
(D) Anfangsbuchstabe: R
(E) Keine der Antworten ist korrekt.

12. A E U W S M S E R P P

(A) Anfangsbuchstabe: W
(B) Anfangsbuchstabe: E
(C) Anfangsbuchstabe: S
(D) Anfangsbuchstabe: A
(E) Keine der Antworten ist korrekt.

13. A G K A G N L T E E

(A) Anfangsbuchstabe: N
(B) Anfangsbuchstabe: G
(C) Anfangsbuchstabe: E
(D) Anfangsbuchstabe: A
(E) Keine der Antworten ist korrekt.

14. Z A L A N I L

(A) Anfangsbuchstabe: N
(B) Anfangsbuchstabe: Z
(C) Anfangsbuchstabe: I
(D) Anfangsbuchstabe: A
(E) Keine der Antworten ist korrekt.

15. Y P A L E R A S

(A) Anfangsbuchstabe: P
(B) Anfangsbuchstabe: A
(C) Anfangsbuchstabe: R
(D) Anfangsbuchstabe: L
(E) Keine der Antworten ist korrekt.

IMPLIKATIONEN ERKENNEN

IMPLIKATIONEN ERKENNEN

1. ALLGEMEINES UND AUFBAU

Für diesen Untertest hast Du nach Angaben der Testhersteller 10 Minuten Bearbeitungszeit. In dieser Zeit wirst Du 10 Aufgaben lösen müssen.

In den gängigen IQ-Tests wird dieser Untertest als **syllogistisches Denken** oder **syllogistisches Schließen** bezeichnet. Durch ihn soll die Fähigkeit geprüft werden, aus zwei Aussagen eine zwingend logische Schlussfolgerung zu ziehen. Studien haben ganz klar gezeigt, dass Probanden, die sich im Vorfeld nicht auf diesen Untertest vorbereiten konnten, sehr viele Fehler bei der Beantwortung begingen. Wohingegen die Probanden, die sich mit den theoretischen Grundlagen dieses Untertests auseinandersetzen konnten, kaum Fehler produzierten.

Deshalb können wir Dir schon an dieser Stelle versprechen, dass Du am Ende dieses Kapitels mit diesem Untertest keinerlei Probleme mehr haben wirst. Ganz im Gegenteil! Dieser Untertest wird Dir helfen, Dich von unvorbereiteten MedAT-Teilnehmern deutlich abzusetzen. Die Rückmeldungen der ehemaligen TestteilnehmerInnen sind äußerst positiv und die meisten schafften hier die volle Punktzahl.

2. THEORETISCHE GRUNDLAGEN

Ein Syllogismus besteht aus zwei Aussagen, die auch als erste und zweite Prämisse bezeichnet werden, und einer Schlussfolgerung, die als Konklusion bezeichnet wird.

Beispiel

Erste Prämisse	→	Alle Menschen sind Affen.
Zweite Prämisse	→	Alle Affen sind Säugetiere.
Konklusion	→	Alle Menschen sind Säugetiere.

Jede Prämisse besteht einzeln betrachtet stets sowohl aus einem Subjekt Menschen, dem ein Prädikat bzw. eine Eigenschaft sind Affen zugeteilt wird, als auch aus einem sogenannten Quantor Alle, der die Menge des jeweiligen Subjekts angibt. Es ergibt sich folglich Alle Menschen sind Affen..

Wichtig zum Verständnis dieser Aussagen ist vor allem das Verständnis der Quantoren. Die folgende Liste veranschaulicht Dir, welche Quantoren bei Syllogismen vorkommen.

1. **Alle**
   An unserem Beispiel Alle Menschen sind Affen. erklärt bedeutet dies, dass es zum einen Menschen und Affen gibt und zum anderen alle Menschen Affen sind. **Doch kann man im Umkehrschluss behaupten, dass alle Affen Menschen sind?**

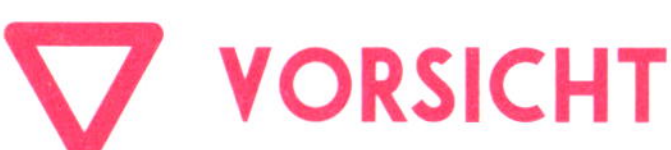

VORSICHT

Nein! Damit sind wir schon bei einem der häufigsten Fehler, die bei der Bearbeitung von Syllogismen passieren können. Der syllogistischen Logik folgend kann nur rückgeschlossen werden, dass einige Affen Menschen sind.

An einer Skizze demonstriert würde die Aussage Alle Menschen sind Affen. wie folgt aussehen:

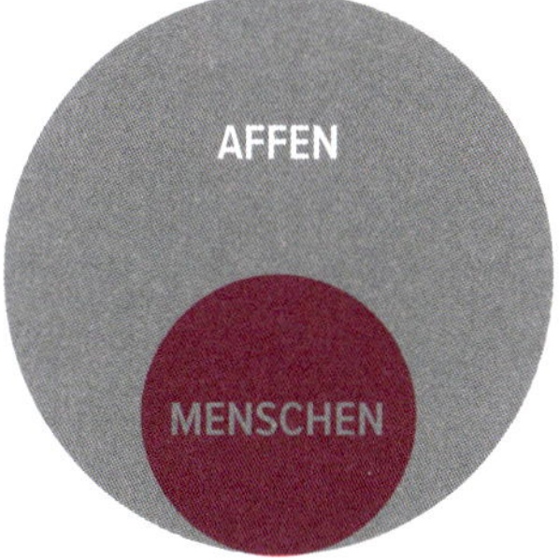

Man sieht zum einen sehr schön, dass sich alle Menschen innerhalb der Affenpopulation befinden müssen. Zum anderen wird deutlich, dass es mehr Affen geben kann als Menschen, und daher nur einige Affen zwingend Menschen sein müssen.

2. Einige oder manche

Ob in der Prämisse einige oder manche steht, ist im Grunde genommen hinfällig. Wichtig ist nur sich zu überlegen, was damit ausgedrückt werden soll. Einige oder manche bedeutet, dass aus einer imaginären Grundgesamtheit mindestens einer und maximal alle betroffen sind. Ziehen wir hier wieder unser Beispiel Einige Menschen sind Affen. heran. Der syllogistischen Logik getreu bedeutet dies, dass es zum einen Menschen und Affen gibt und zum anderen mindestens ein Mensch oder maximal alle Menschen Affen sind. Daher lässt sich auch nicht der Umkehrschluss Wenn einige Menschen Affen sind, dann müssen einige Menschen keine Affen sein, zwingend logisch ableiten. Dies ist ebenfalls eine sehr häufige Fehlerquelle. Doch ist es möglich, die Aussage umzudrehen und zu behaupten: Wenn einige Affen Menschen sind, sind dann auch einige Menschen Affen?

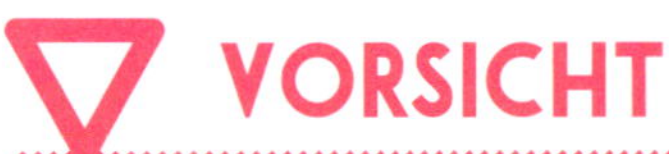

Ja! Im Gegensatz zum Quantor **alle** kann man beim Quantor **einige** den Umkehrschluss bilden, denn wenn einige Menschen Affen sind, dann müssen auch einige Affen Menschen sein.

An einer Skizze demonstriert würde die Aussage Einige Menschen sind Affen. wie folgt aussehen:

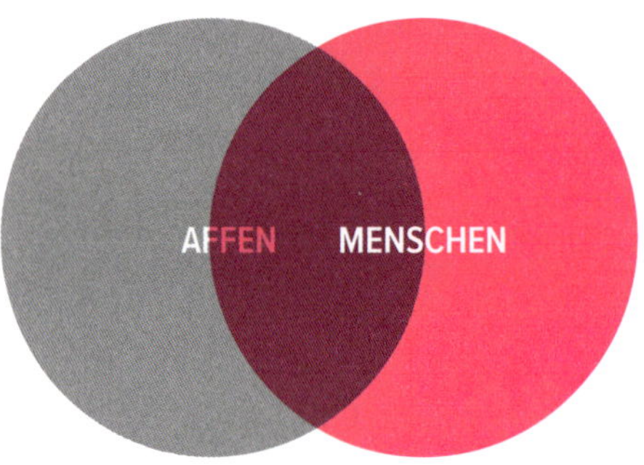

3. **Keine oder alle sind nicht**
   Keine oder **alle sind nicht** drückt aus, dass aus einer imaginären Grundgesamtheit keiner betroffen ist. An unserem Beispiel **Kein Mensch ist ein Affe.** erklärt bedeutet dies zum einen, dass es Menschen und Affen gibt und zum anderen kein Mensch ein Affe ist. Kann man hier im Umkehrschluss behaupten **Wenn kein Mensch ein Affe ist, dann ist auch kein Affe ein Mensch**?

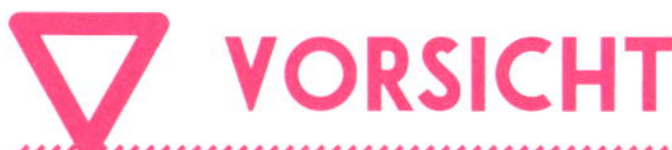

Ja! Wenn es keinen Menschen gibt, der ein Affe ist, dann kann es auch keinen Affen geben, der ein Mensch ist.

An einer Skizze demonstriert würde die Aussage **Kein Mensch ist ein Affe** wie folgt aussehen:

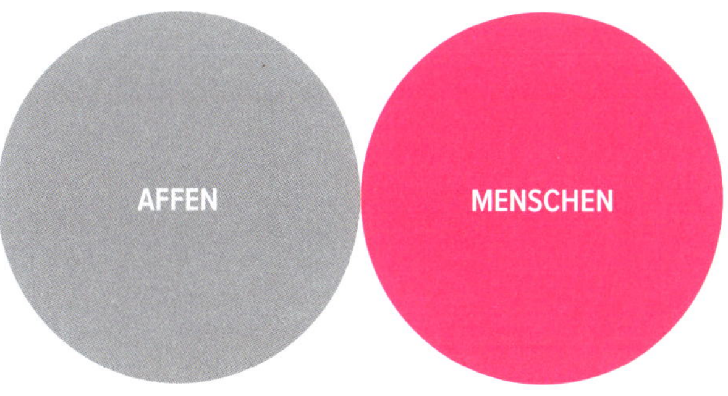

4. Einige nicht

Hierbei handelt es sich, nach unserer Auffassung, um den am schwersten zu verstehenden Quantor. Er drückt aus, dass aus einer imaginären Grundgesamtheit mindestens einer und maximal alle nicht betroffen sind. An unserem Beispiel Einige Menschen sind keine Affen erklärt bedeutet dies, dass es zum einen Menschen und Affen gibt und zum anderen mindestens einer und maximal alle Menschen nicht Affen sind.

Auch beim Quantor einige nicht gilt, nur weil einige Menschen keine Affen sind, bedeutet das nicht, dass einige Menschen Affen sind. Dieser Umkehrschluss ist nicht zulässig. Doch kann man hier ebenfalls, wie bei den Quantoren kein und einige, den Umkehrschluss ableiten und behaupten **Wenn einige Menschen keine Affen sind, dann müssen auch einige Affen keine Menschen sein?**

VORSICHT

Nein! Dieser Umkehrschluss ist nicht möglich und zudem sehr schwer vorstellbar. Deshalb merke Dir, dass man aus diesem Umkehrschluss **keinerlei logische Schlussfolgerung** ziehen kann!

An einer Skizze demonstriert würde die Aussage Einige Menschen sind keine Affen wie folgt aussehen:

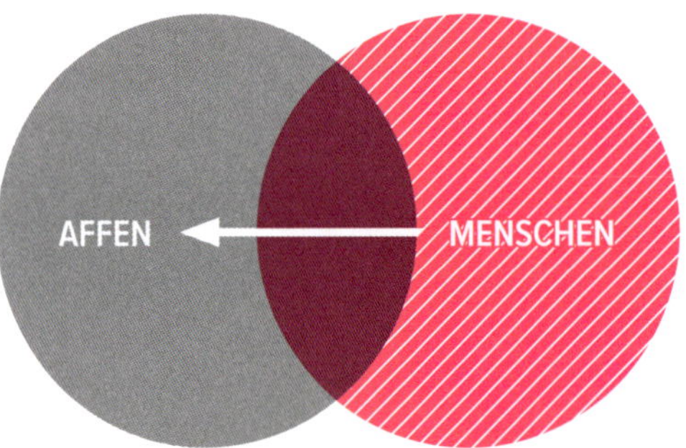

In diesem Fall ist allerdings nicht die Schnittfläche die beschriebene Menge, sondern die blaue, schraffierte Fläche rechts: All jene Menschen, die keine Affen sind. Der Pfeil ist wichtig, weil Aussagen nur in Pfeilrichtung getroffen werden können. Ein Umkehrschluss ist bei diesem Quantor nicht möglich, daher sollte man den Pfeil beim Quantor einige nicht immer in die Skizze zeichnen.

In der folgenden Tabelle sind nochmals alle Quantoren mit ihren grundsätzlichen Eigenschaften und dem entsprechenden Euler-Modell, das bei der Erstellung der Skizzen verwendet wird, zusammengefasst.

	ALLE	EINIGE	KEIN	EINIGE NICHT
BEJAHEND (+)	✓	✓		
VERNEINEND (–)			✓	✓
UNIVERSELL	✓		✓	
PARTIKULÄR		✓		✓
KONVERS		✓	✓	
	Alle A sind B	Einige B sind A	Kein A ist B	Einige A sind nicht B
EULER-MODELL	B A	A B	A B	A B

QUINTESSENZ

- **Alle** und **einige** sind bejahende, positive Quantoren.
- **Keine** und **einige nicht** sind verneinende, negative Quantoren.
- **Alle** und **keine** sind verallgemeinernde, universelle Quantoren.
- **Einige** und **einige nicht** sind partikuläre, sich auf Bruchteile einer Grundgesamtheit beziehende Quantoren.
- **Alle** und **einige nicht** sind nicht konvers, das heißt, man kann aus ihnen nicht den Umkehrschluss bilden. Aus **Alle Menschen sind Affen.** folgt lediglich, dass einige Affen Menschen sein müssen. Aus **Einige Menschen sind keine Affen.** kann kein logischer Umkehrschluss gezogen werden.
- **Keine** und **einige** sind konvers, das heißt, man kann aus ihnen auch den Umkehrschluss bilden.
- **Einige A sind B.** bedeutet nicht, dass auch **einige A nicht B sind** und umgekehrt.

3. DIE SECHS GOLDENEN REGELN

Wenn Du die folgenden sechs goldenen Regeln bei der Bearbeitung der Syllogismen beherzigst, wirst Du ein Drittel der Aufgaben ohne Aufwand, nur anhand grundsätzlicher Überlegungen lösen können. Zudem lassen sich mit diesen Regeln zumeist 2–3 Antwortmöglichkeiten direkt ausschließen. Es ist daher von entscheidender Bedeutung für Dich diese sechs goldenen Regeln auswendig zu lernen und sie anzuwenden, bevor Du mit der eigentlichen Bearbeitung der Aufgabe beginnst.

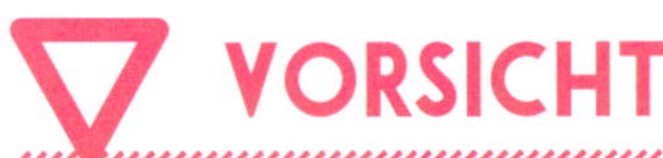

Regel 1
Ex mere negativis nihil sequitur (Aus negativen Aussagen allein folgt nichts).

Mindestens eine Prämisse muss bejahend (alle oder einige) sein, sonst lässt sich aus der Aufgabe kein logischer Schluss ziehen.

Beispiel
Kein Kreis ist ein Quadrat.
Einige Rechtecke sind nicht Quadrate.

Zwischen dem Kreis und dem Rechteck lässt sich keine logische Brücke bilden. Gleiches gilt für alle weiteren negativen Aussagenkombinationen.

Wenn Dir daher eine Aufgabe gestellt wird, bei der zwei negative Aussagen formuliert sind, dann muss automatisch die Antwort E: Keine der Schlussfolgerungen ist richtig. korrekt sein, da sich aus dieser Konstellation keine logischen Schlüsse ziehen lassen.

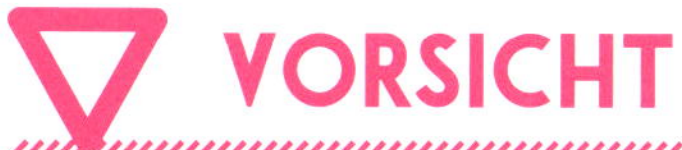

Regel 2
Ambae affirmantes nequeunt generare negantem (Aus zwei bejahenden Aussagen kann keine verneinende Aussage erzeugt werden).

Sind beide Prämissen bejahend, so muss auch die Konklusion bejahend sein.

Beispiel
Alle Vögel sind Spatzen.
Einige Vögel können fliegen.

Hieraus lässt sich kein negativer Schluss ziehen, wie beispielsweise Einige Spatzen können nicht fliegen. (Erklärung siehe Abschnitt Quantoren) oder Kein Spatz kann fliegen.. Die richtige Antwort wäre Einige Spatzen können fliegen. oder Einiges Fliegende sind Spatzen..

Wenn Dir daher eine Aufgabe mit zwei bejahenden Prämissen gestellt wird, kannst Du alle verneinenden Antwortmöglichkeiten ausschließen.

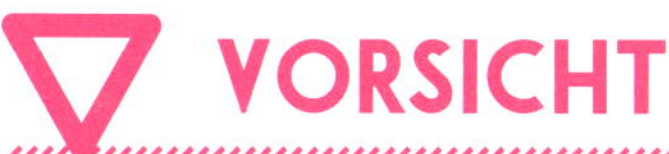

Regel 3
Ist eine der beiden Prämissen verneinend, so muss auch die Konklusion verneinend sein.

Beispiel
Alle Vögel sind Spatzen.
Einige Vögel können nicht fliegen.

Hieraus lässt sich kein bejahender Schluss ziehen, wie beispielsweise Einige Vögel können fliegen. oder Einige Spatzen können fliegen.. Ausschließlich die Schlussfolgerung Einige Spatzen können nicht fliegen. lässt sich logisch ableiten. Auch der Schluss Einiges was nicht fliegt sind Spatzen. lässt sich nicht ableiten, da aus dem Quantor einige nicht kein logischer Umkehrschluss gezogen werden kann.

Bei Aufgaben mit einer verneinenden Prämisse kannst Du folglich alle bejahenden Antwortmöglichkeiten von Beginn an ausschließen.

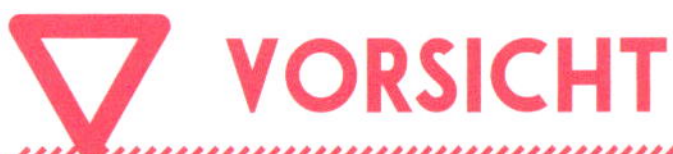

Regel 4
Wenn eine der Prämissen eine partikuläre Aussage ist (**einige** oder **einige nicht**), kann die Konklusion keine allgemeine Aussage sein (**alle** oder **kein**).

Wenn Dir eine Aufgabe mit mindestens einer partikulären Prämisse gestellt wird, kannst Du alle allgemeinen Aussagen bei den Antwortmöglichkeiten direkt ausschließen.

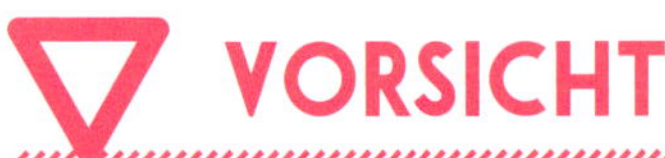

Regel 5
Nihil sequitur geminis ex particularibus unquam (Nichts folgt je aus partikulären Aussagen).

Mindestens eine der beiden Prämissen muss eine allgemeine Aussage sein (alle oder kein), ansonsten lässt sich aus den beiden Prämissen kein logischer Schluss ziehen.

Beispiel
Einige Säugetiere sind Menschen.
Einige Menschen sind Frauen.

Der Schluss Einige Frauen sind Säugetiere. oder Einige Säugetiere sind Frauen. ist nicht zwingend richtig und daher nicht ableitbar. Bei einer Aufgabe mit zwei partikulären Prämissen, kannst Du demnach direkt die Antwort E: Keine der Schlussfolgerungen ist richtig. ankreuzen.

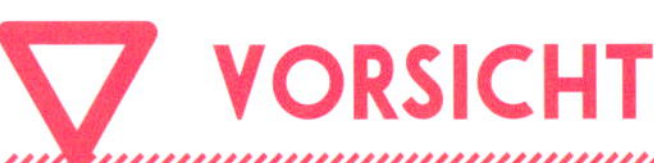

Regel 6
Einige nicht kann nur zusammen mit **alle** zu einer logischen Schlussfolgerung führen (siehe **Regel 1** und **5**).

Für diese Kombination gibt es jedoch nur zwei denkbare Antwortmöglichkeiten. Entweder Einige ... sind nicht ... oder Keine der Schlussfolgerungen ist richtig.. Selbst wenn zwei Antwortmöglichkeiten der Form Einige ... sind nicht ... vorliegen, kann nur die Aussage, die in Richtung der Pfeilrichtung getätigt wird logisch gültig sein (siehe Regel 3). Somit hat man die Aufgabe sofort auf zwei verbleibende Antwortmöglichkeiten reduziert.

4. BEARBEITUNGSSTRATEGIE

ERSTER LÖSUNGSSCHRITT

1.) **Anwendung der goldenen Regeln**
Anhand der oben aufgeführten sechs goldenen Regeln für Syllogismen werden die Antwortmöglichkeiten eingeschränkt und sofort sichtbar durchgestrichen.

Hierbei kann man durch das reine Betrachten der Quantoren häufig zahlreiche Antwortmöglichkeiten ausschließen (Regel 2, 3, 4 & 6) bzw. die Aufgabe direkt lösen, sofern sich aus der Kombination der Aussagen kein logischer Schluss ableiten lässt (Regel 1 & 5).

ZWEITER LÖSUNGSSCHRITT

2.) **Erstellung der Skizze**
Das Bearbeiten der Aufgabe wird durch die oben beschriebenen theoretischen Grundlagen enorm vereinfacht. Dennoch ist es wichtig, dass man eine klare Bearbeitungsstrategie verfolgt, um sich nicht verwirren zu lassen. Hierzu haben wir verschieden Techniken ausprobiert und sind zu dem Ergebnis gekommen, dass die Aufgaben am effizientesten anhand kleiner, schematischer Skizzen bearbeitet werden können. Die Skizzen werden anhand der hier nochmals aufgeführten Euler-Modelle der jeweiligen Quantoren zusammengefügt.

	Alle A sind B	Einige B sind A	Kein A ist B	Einige A sind nicht B
EULER-MODELL	B A	A B	A B	A → B

ERSTELLUNG EINER SKIZZE SCHRITT FÜR SCHRITT

1. **Verständliche Abkürzungen verwenden.**
   Damit die Skizzen übersichtlich bleiben, sollte man verständliche Abkürzungen verwenden.

   Beispiel
   Alle Menschen sind Affen

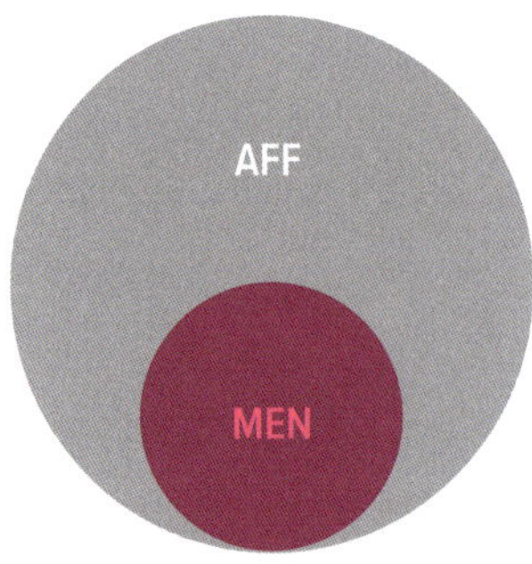

2. **Zuerst universelle Quantoren zeichnen.**
   Immer zuerst die Prämisse zeichnen, die den universellen Quantor (kein oder alle) besitzt, wobei kein vor alle gezeichnet wird. Erst im zweiten Schritt werden die partikulären Aussagen in die Skizze eingefügt. Aufgaben ohne universellen Quantor haben keine logische Lösung (siehe Regel 5).

3. **Bei „einige" die Schnittfläche in der Skizze stets schraffieren.**
   Um die Beispiele in diesem Buch besonders anschaulich zu gestalten, haben wir anstatt der Schraffierungen Farben verwendet. Im MedAT darfst Du allerdings nur einen Kugelschreiber verwenden und musst deshalb alle Schnittflächen sichtbar schraffieren.

4. **Bei „einige nicht" stets die negative Schnittfläche schraffieren.**
   Zudem ist es bei diesem Quantor entscheidend auch die Richtung der Aussage als Pfeil in die Skizze zu integrieren, da ein Umkehrschluss bei einige nicht nicht möglich ist.

5. **Kreise immer groß zeichnen.**
   Die Kreise sollten immer möglichst groß gezeichnet sein, sodass stets ein weiterer Kreis darin Platz finden würde. Damit wird gewährleistet, dass es beim Integrieren der zweiten Prämisse in die Skizze nicht unübersichtlich wird.

6. **Immer den, aus logischer Sicht, ungünstigsten Fall zeichnen.**
Eine genauere Erklärung findest Du im nächsten Beispiel.

Beispiel
Einige Vögel können fliegen.
Alle Schwalben sind Vögel.

Zuerst wird die Aussage **Alle Schwalben sind Vögel.** gezeichnet, da diese den universellen Quantor beinhaltet. Es ergibt sich im ersten Schritt folgendes Bild:

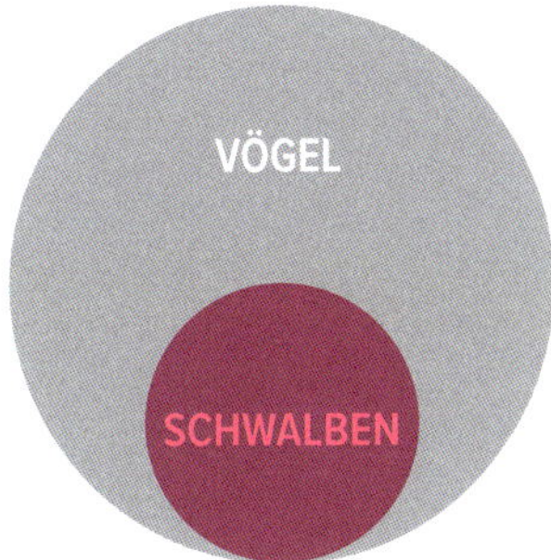

Im zweiten Schritt wird nun die Aussage **Einige Vögel können fliegen.** in die Skizze eingefügt:

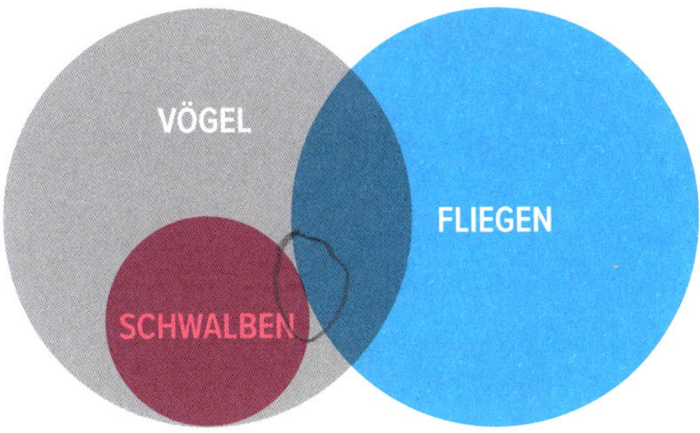

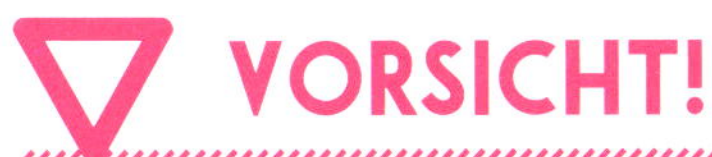

Alle Skizzen von Syllogismen bestehen aus drei Kreisen, die miteinander in Verbindung stehen.

DRITTER LÖSUNGSSCHRITT

3) **Interpretation der Skizze**
Im letzten Lösungsschritt geht es darum die verbliebenen Antwortmöglichkeiten anhand der Skizze einzeln zu überprüfen. Damit dieser Schritt etwas verständlicher wird gehen wir nun mehrere Beispielaufgaben Schritt für Schritt miteinander durch, beginnend mit unserem bereits begonnen Beispiel.

5. BEARBEITUNGSSTRATEGIE SCHRITT FÜR SCHRITT

Beispielaufgabe 1
Einige Vögel können fliegen.
Alle Schwalben sind Vögel.

(A) Nicht alle Schwalben können fliegen.
(B) Einiges Fliegende sind Schwalben.
(C) Einige Schwalben können fliegen.
(D) Alle Schwalben können fliegen.
(E) Keine Schlussfolgerung ist richtig.

ERSTER LÖSUNGSSCHRITT: ANWENDUNG DER GOLDENEN REGELN

Da Aussage A (Regel 2) und Aussage D (Regel 4) wegfallen, bleiben nur noch B, C und E. Bearbeiten muss man tatsächlich nur B und C, da, wenn beide falsch sind, automatisch E die richtige Antwort sein muss.

ZWEITER LÖSUNGSSCHRITT: ERSTELLUNG DER SKIZZE

Im zweiten Schritt haben wir die Aufgabe als verständliche Skizze mittels der schematischen Euler-Modelle dargestellt.

DRITTER LÖSUNGSSCHRITT: INTERPRETATION DER SKIZZE

Nun folgt die Interpretation der Skizze und das Abgleichen mit den verbliebenen Antwortmöglichkeiten B und C. Schauen wir uns hierzu die Skizze nochmal genau an.

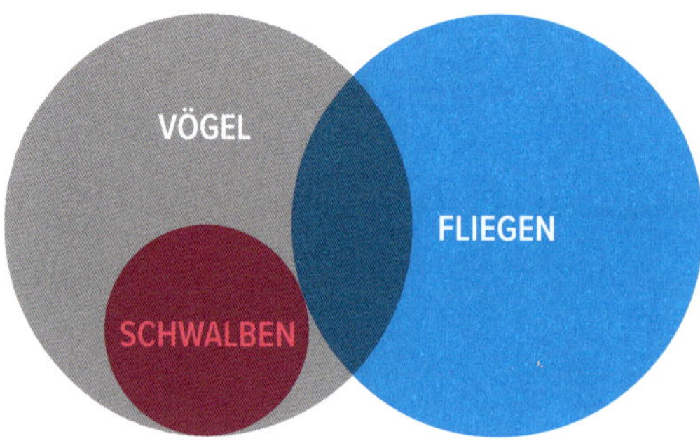

Kann man mit Blick auf die Skizze behaupten, dass B: einiges was fliegt Schwalben sein müssen oder dass C: einige Schwalben fliegen können müssen?

VORSICHT

Nein! Denn wie Du sofort siehst, überschneiden sich der Kreis fliegen und der **Kreis Schwalben** nicht zwangsläufig, daher ist keine der beiden Aussagen ableitbar und daher **Antwort E** richtig. Man könnte den **Kreis fliegen** natürlich auch so zeichnen, dass er sich mit dem **Kreis Schwalben** überschneidet, aber damit eine Antwort logisch gültig ist, muss sie in jedem erdenklichen Fall zutreffend sein. Dies ist hier nicht der Fall. Deshalb solltest Du von Beginn an versuchen immer den, aus logischer Sicht, ungünstigsten Fall zu zeichnen. In diesem Beispiel ist dies der Fall, wenn sich der **Kreis fliegen** und der **Kreis Schwalben** nicht überschneiden. Nur wenn eine Aussage auch im ungünstigsten Fall zutreffend ist, ist sie logisch gültig bzw. richtig.

Beispielaufgabe 2
Kein Schimpanse ist ein Mensch.
Alle Menschen sind Säugetiere.

(A) Kein Schimpanse ist ein Säugetier.
(B) Einige Schimpansen sind nicht Säugetiere.
(C) Einige Säugetiere sind nicht Schimpansen.
(D) Kein Säugetier ist ein Schimpanse.
(E) Keine Schlussfolgerung ist richtig.

ERSTER LÖSUNGSSCHRITT: ANWENDUNG DER GOLDENEN REGELN

In diesem Fall lässt sich nichts ausschließen, aber das ist natürlich von uns so gewollt, damit es für die Interpretation der Skizze etwas anspruchsvoller wird. Dass man keine Antwort ausschließen kann, kommt im MedAT selten vor.

ZWEITER LÖSUNGSSCHRITT: ERSTELLUNG DER SKIZZE

Zuerst wird die Aussage **Kein Schimpanse ist ein Mensch.** gezeichnet, da **kein** vor **alle** gezeichnet wird. Es ergibt sich folgendes Bild:

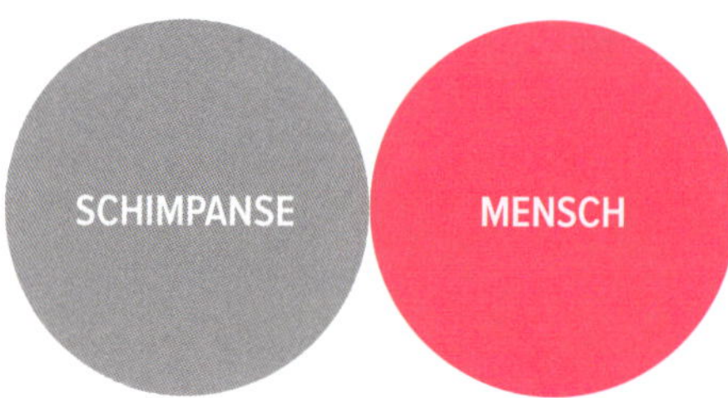

Nun wird die zweite Aussage **Alle Menschen sind Säugetiere.** integriert.

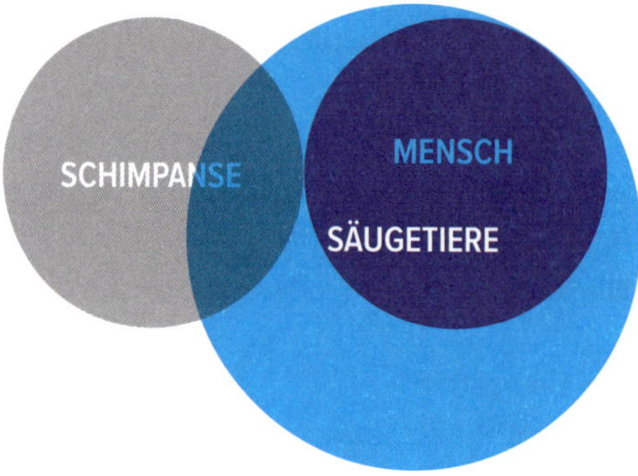

DRITTER LÖSUNGSSCHRITT: INTERPRETATION DER SKIZZE

Man sieht sehr schön, dass alle Menschen im Kreis der Säugetiere liegen, sich jedoch der Kreis der Säugetiere und der Schimpansen ebenfalls überschneiden kann. Da es sich hierbei um einen der kompliziertesten Fälle handelt, werden wir bei diesem Beispiel jede Aussage gesondert betrachten.

Aussage A: Kein Schimpanse ist ein Säugetier. kann mit einem Blick ausgeschlossen werden, da wir sehen, dass sich die Kreise von Schimpansen und Säugetieren überschneiden können. Für die **Aussage D: Kein Säugetier ist ein Schimpanse.** gilt das Gleiche.

Aussage B: Einige Schimpansen sind nicht Säugetiere. Diese Aussage ist falsch, denn es könnte auch sein, dass der Kreis der Säugetiere den Kreis der Schimpansen komplett umschließt. In diesem Fall wären alle Schimpansen Säugetiere. Da dies nicht ausgeschlossen werden kann, ist auch diese Aussage falsch.

Aussage C: Einige Säugetiere sind nicht Schimpansen. Hier wird es jetzt etwas komplex, denn theoretisch könnte man auch hier sagen, dass sich die beiden Kreise komplett überlagern. Doch dem ist nicht so, denn einige Säugetiere sind Menschen und kein Mensch ist ein Schimpanse. Daher sind einige Säugetiere zwingend nicht Schimpansen. **Antwort C** ist richtig.

Wie an diesem extrem schweren Beispiel gezeigt, konntest Du ohne nachzudenken mit einem Blick auf die Skizze sofort die **Aussagen A**, **B** und **D** ausschließen. **Aussage C** war etwas komplexer zu bearbeiten, aber selbst diese komplexen Interpretationen werden Dir mit etwas Übung bald sehr leicht fallen.

Beispielaufgabe 3
Alle Polizisten sind Beamte.
Alle Staatsanwälte sind Beamte.

(A) Alle Polizisten sind Staatsanwälte.
(B) Einige Polizisten sind Staatsanwälte.
(C) Einige Polizisten sind nicht Staatsanwälte.
(D) Einige Staatsanwälte sind Polizisten.
(E) Keine Schlussfolgerung ist richtig.

ERSTER LÖSUNGSSCHRITT: ANWENDUNG DER GOLDENEN REGELN

Aussage C kann ausgeschlossen werden (Regel 2), denn aus zwei bejahenden Aussagen kann kein negativer Schluss gezogen werden.

ZWEITER LÖSUNGSSCHRITT: ERSTELLUNG DER SKIZZE

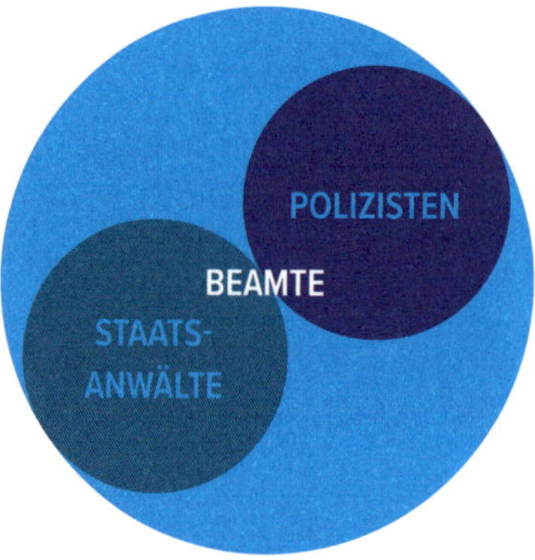

DRITTER SCHRITT: INTERPRETATION DER SKIZZE

Die Aussagen A, B und D können direkt ausgeschlossen werden, da sich die beiden Kreise von Polizisten und Staatsanwälten weder teilweise, noch komplett überlagern. Daher lässt sich keine logische Schlussfolgerung über das Verhältnis von Polizisten und Staatsanwälten ableiten und Antwort E ist richtig.

Beispielaufgabe 4
Einiges Gemüse ist grün.
Alles Gemüse ist pflanzlich.

(A) Alles Grüne ist pflanzlich.
(B) Einiges Pflanzliches ist nicht grün.
(C) Einiges Grüne ist nicht pflanzlich.
(D) Einiges Grüne ist pflanzlich.
(E) Keine Schlussfolgerung ist richtig.

ERSTER LÖSUNGSSCHRITT: ANWENDUNG DER GOLDENEN REGELN

Aussage A (Regel 4) und die Aussagen B und C (Regel 2) können ausgeschlossen werden.

ZWEITER LÖSUNGSSCHRITT: ERSTELLUNG DER SKIZZE

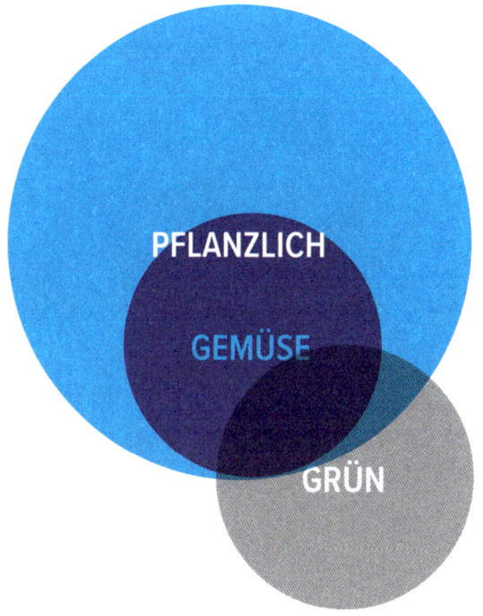

DRITTER LÖSUNGSSCHRITT: INTERPRETATION DER SKIZZE

Da es nur noch Aussage D zu prüfen gilt, schauen wir uns die Aussage Einiges Grüne ist pflanzlich. zusammen mit der Skizze an.

Man sieht sofort, dass die Schnittmenge zwischen dem Kreis Gemüse und dem Kreis grün immer innerhalb des Kreises Pflanzlich liegen muss, da alles Gemüse pflanzlich ist. Daher ist Aussage D richtig.

Beispielaufgabe 5
Einige Tiere sind nicht Raubtiere.
Alle Tiere sind Lebewesen.

(A) Einige Lebewesen sind nicht Raubtiere.
(B) Einige Lebewesen sind Raubtiere.
(C) Einige Raubtiere sind Lebewesen.
(D) Einige Raubtiere sind nicht Lebewesen.
(E) Keine Schlussfolgerung ist richtig.

ERSTER LÖSUNGSSCHRITT: ANWENDUNG DER GOLDENEN REGELN

Aussage B und C (Regel 6) können ausgeschlossen werden.

ZWEITER LÖSUNGSSCHRITT: ERSTELLUNG DER SKIZZE

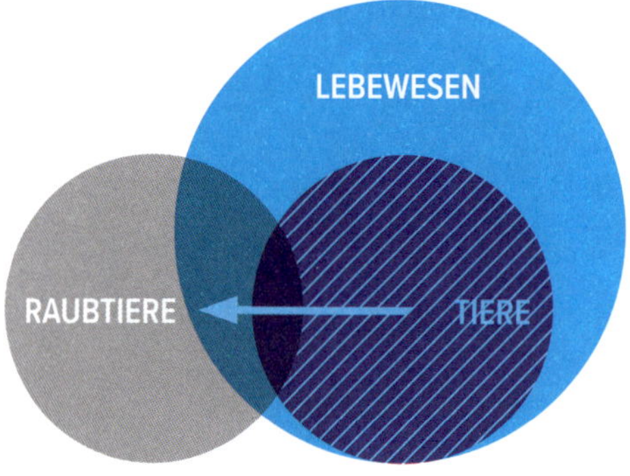

DRITTER LÖSUNGSSCHRITT: INTERPRETATION DER SKIZZE

Schauen wir uns zuerst Aussage D: Einige Raubtiere sind nicht Lebewesen an.. Diese Aussage kann sofort widerlegt werden, da die Aussage entgegen der Pfeilrichtung getätigt wird und dies bei einige nicht nicht möglich ist.

Nun muss man nur noch Aussage A: Einige Lebewesen sind nicht Raubtiere. bearbeiten. Da einige Tiere nicht Raubtiere sind, und alle Tiere innerhalb des Kreises Lebewesen liegen, müssen auch einige Lebewesen nicht Raubtiere sein. Aussage A ist richtig.

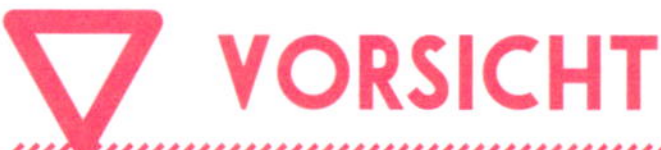

Die Aufgaben mit dem Quantor **einige nicht** sind die schwersten Aufgaben, wenn es darum geht, sich anhand einer Skizze die korrekte Interpretation herzuleiten. Dafür kann man anhand der **goldenen Regel 6** die Antwortmöglichkeiten sofort auf zwei reduzieren. Denn selbst wenn zweimal die Antwortmöglichkeit **einige nicht**, wie im obigen Beispiel, vorkommt, kann nur die Aussage, die in Richtung der Pfeilrichtung getätigt wird logisch gültig sein.

6. DIE 24 GÜLTIGEN LÖSUNGEN

Nachdem wir mit Dir nun die Anwendung der sechs goldenen Regeln und das Erstellen und Interpretieren von Skizzen geübt haben, wollen wir nochmal ein wenig auf die theoretischen Grundlagen eingehen.

Theoretisch sind 64 verschiedene Syllogismen denkbar. Diese Zahl errechnet sich aus 4 Quantoren der ersten Prämisse * 4 Quantoren der zweiten Prämisse * 4 Möglichkeiten die Quantoren anzuordnen.

Da wir wissen, dass aus zwei negativen Prämissen (Regel 1) und aus zwei partikulären Prämissen (Regel 5) kein logischer Schluss gezogen werden kann, existieren nur neun verschiedene Kombinationen von Quantoren, die einen logisch gültigen Schluss zulassen.

VARIANTE	1	2	3	4	5	6	7	8	9
QUANTOR 1	Alle	Alle	Einige	Alle	Kein	Alle	Einige nicht	Einige	Kein
QUANTOR 2	Alle	Einige	Alle	Kein	Alle	Einige nicht	Alle	Kein	Einige

Zu jeder dieser neun Kombinationen gibt es wiederum vier Möglichkeiten, wie diese beiden Quantoren auf die jeweiligen zwei Subjekte und Prädikate der beiden Prämissen angewendet sein können. Es existieren demnach 36 denkbare Konstellationen von Subjekten, Prädikaten und Quantoren, die theoretisch logisch gültige Schlüsse zulassen.

Von den verbliebenen 36 Syllogismen haben nur 19 Syllogismen gültige Lösungen. Zu diesen 19 gültigen Syllogismen gibt es insgesamt 24 gültige Lösungen. Von diesen 24 Lösungen handelt es sich bei fünf Lösungen jedoch um sogenannte schwache Lösungen.

Beispiel
Wenn gilt Alle A sind B. (starke Lösung), dann gilt auch Einige A sind B. (schwache Lösung).
Wenn gilt Kein A ist B. (starke Lösung), dann gilt auch Einige A sind nicht B. (schwache Lösung).

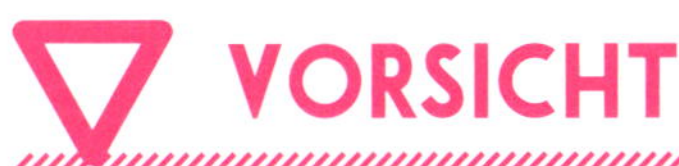

VORSICHT

Es lässt sich zusammenfassen, dass es nur 19 gültige Syllogismen existieren, zu denen es insgesamt nur 24 gültige Lösungen gibt.

In der folgenden Tabelle stellen wir Dir die 19 gültigen Syllogismen inklusive Ihrer 24 gültigen Lösungen vor. Zum besseren Verständnis erklären wir Dir die Tabellen nun etwas genauer.

In **Spalte 1** sind die **neun Quantoren-Kombinationen** in eingetragen.

In **Spalte 2** sind die **36 Syllogismen** aufgeführt, die aus der unterschiedlichen Anordnung von Subjekt und Prädikat zu der jeweiligen Quantoren-Kombination entstehen, wobei 19 Konstellationen mit einer gültigen Lösung der Form A → C existieren.

In **Spalte 3** findest Du die entsprechenden **Prämissen**, wie sie in einer Aufgabe formuliert wären, wobei die Platzhalter A, B und C theoretisch durch beliebige Begriffe ausgetauscht werden könnten.

In **Spalte 4** sind die entsprechenden **Euler-Skizzen** zu jeder der 36 denkbaren Konstellationen abgebildet, die Dir zur Veranschaulichung dienen und bei der Interpretation helfen sollen. Zur Übung solltest Du die Skizzen beim Lesen abdecken und versuchen sie mittels der Prämissen in Spalte 3 selbst zu zeichnen. Im Anschluss kannst Du sie mit unseren Skizzen abgleichen.

In **Spalte 5** sind letztlich **alle 24 gültigen Lösungen** zu den 19 gültigen Konstellationen angegeben. Zusätzlich zu den 24 gültigen Lösungen (**dunkel unterlegt**) der Form A → C (**Alle A sind C.**) existieren ebenfalls 24 gültige Lösungen der Form C → A (**Alle C sind A. hell unterlegt**). Diese sind zwar ebenfalls logisch gültig, werden aber nicht separat zu den 24 gültigen Lösungen gezählt, da sie jeweils nur das Spiegelbild einer gültigen Konstellation der Form A → C darstellen.

SYMBOL	QUANTOR	BESONDERHEITEN
↠	ALLE	Die Pfeilrichtung gibt die Richtung der Aussage an.
→	EINIGE	Die Pfeilrichtung gibt die Richtung der Aussage an.
×	KEIN	–
→|	EINIGE NICHT	Die Pfeilrichtung gibt die Richtung der Aussage an.

TIPPS

* **D.I.Y.**
  Zur Übung ist es essenziell, dass Du versuchst selbst die korrekten logischen Schlüsse aus den Skizzen herauszuarbeiten. Decke dazu Spalte 5 ab und überlege Dir, welche logischen Schlüsse der Form A → C und der Form C → A sich aus der Skizze ableiten lassen. Vergleiche diese im Anschluss mit den gültigen Lösungen in Spalte 5.

* **NICHT NICHTS OHNE DICH**
  Du wirst sehen, dass sich die Fehler bei den verneinenden Quantoren wie **kein** und **einige nicht** häufen werden, da dies anfangs sehr schwer vorstellbar ist. Aber höre nicht auf die Skizzen zu durchdenken, bis Du verstanden hast warum eine Lösung logisch ist oder weshalb keine gültige Lösung existiert. Wenn Du es einmal verstanden hast, wirst Du die Aufgaben in Zukunft problemlos lösen können.

QUANTOREN-KOMBINATIONEN	36 SYLLOGISMEN	PRÄMISSEN	EULER-SKIZZEN	24 GÜLTIGE LÖSUNGEN
1. QUANTOR: **ALLE** 2. QUANTOR: **ALLE**	A ⏩ B ⏩ C	Alle A sind B. Alle B sind C.	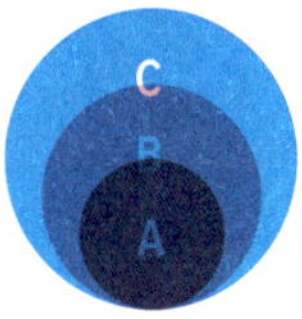 C B A	**Alle A sind C. (stark)** **Einige A sind C. (schwach)** Einige C sind A.
	A ⏩ B ⏪ C	Alle A sind B. Alle C sind B.	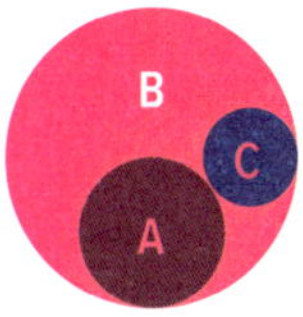 B C A	Keine gültige Lösung
	A ⏪ B ⏩ C	Alle B sind A. Alle B sind C.	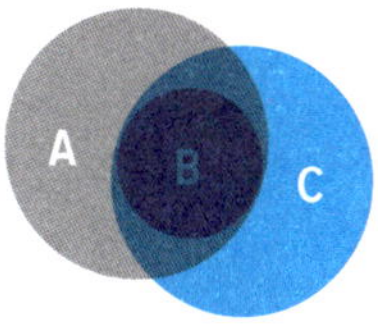 A B C	**Einige A sind C.** Einige C sind A.
	A ⏪ B ⏪ C	Alle C sind B. Alle B sind A.	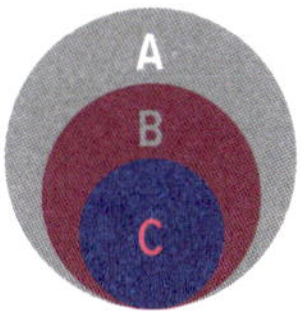 A B C	**Einige A sind C.** Alle C sind A. (stark) Einige C sind A. (schwach)
1. QUANTOR: **ALLE** 2. QUANTOR: **EINIGE**	A ⏩ B → C	Alle A sind B. Einige B sind C.	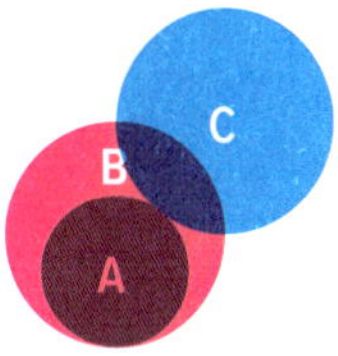 C B A	Keine gültige Lösung
	A ⏩ B ← C	Alle A sind B. Einige C sind B.	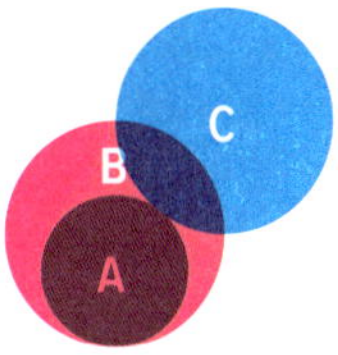 C B A	Keine gültige Lösung
	A ⏪ B → C	Alle B sind A. Einige B sind C.	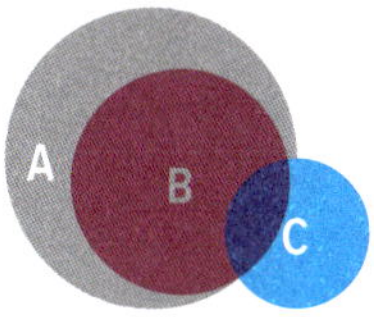 A B C	**Einige A sind C.** Einige C sind A.
	A ⏪ B ← C	Alle B sind A. Einige C sind B.	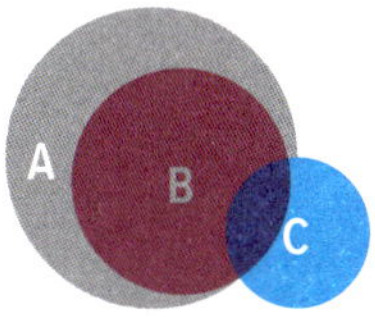 A B C	**Einige A sind C.** Einige C sind A.

QUANTOREN-KOMBINATIONEN	36 SYLLOGISMEN	PRÄMISSEN	EULER-SKIZZEN	24 GÜLTIGE LÖSUNGEN
1. QUANTOR: **EINIGE** 2. QUANTOR: **ALLE**	A → B ↠ C	Einige A sind B. Alle B sind C.	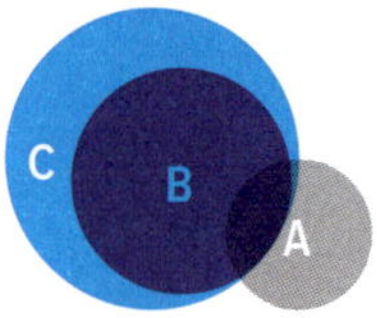 C B A	Einige A sind C. Einige C sind A.
	A → B ↞ C	Einige A sind B. Alle C sind B.	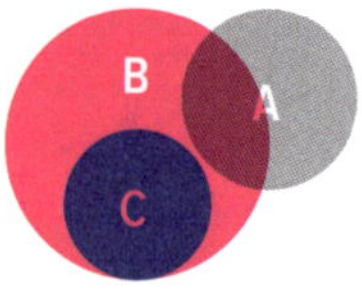 B A C	Keine gültige Lösung
	A ← B ↠ C	Einige B sind A. Alle B sind C.	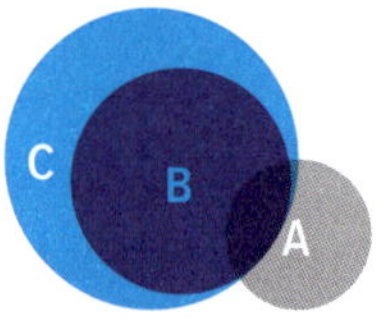 C B A	Einige A sind C. Einige C sind A.
	A ← B ↞ C	Einige B sind A. Alle C sind B.	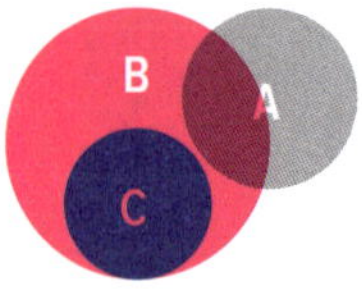 B A C	Keine gültige Lösung
1. QUANTOR: **ALLE** 2. QUANTOR: **KEIN**	A ↠ B × C	Alle A sind B. Kein B ist C.	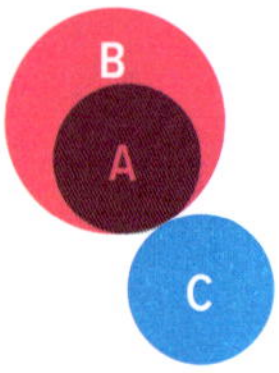 B A C	Kein A ist C. (stark) Einige A sind nicht C. (schwach) Kein C ist A. (stark) Einige C sind nicht A. (schwach)
	A ↠ B × C	Alle A sind B. Kein C ist B.	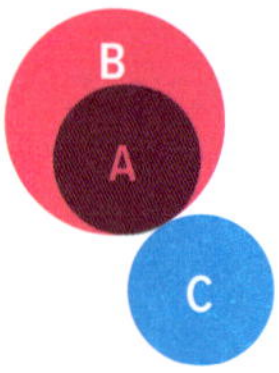 B A C	Kein A ist C. (stark) Einige A sind nicht C. (schwach) Kein C ist A. (stark) Einige C sind nicht A. (schwach)
	A ↞ B × C	Alle B sind A. Kein B ist C.	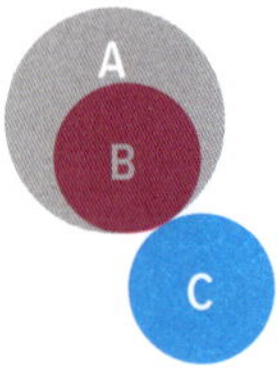 A B C	Einige A sind nicht C.
	A ↞ B × C	Alle B sind A. Kein C ist B.	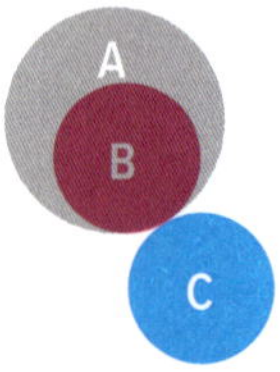 A B C	Einige A sind nicht C.

QUANTOREN-KOMBINATIONEN	36 SYLLOGISMEN	PRÄMISSEN	EULER-SKIZZEN	24 GÜLTIGE LÖSUNGEN
1. QUANTOR: **KEIN** 2. QUANTOR: **ALLE**	A × B ↠ C	Kein A ist B. Alle B sind C.	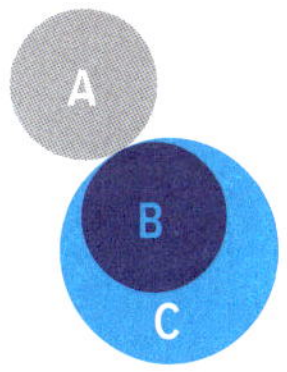	Keine gültige Lösung Einige C sind nicht A.
	A × B ↞ C	Kein A ist B. Alle C sind B.	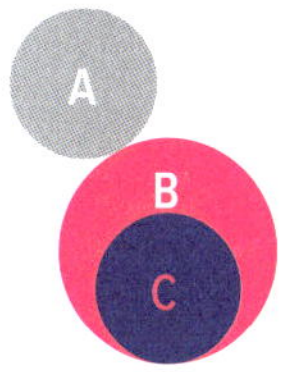	Kein A ist C. (stark) Einige A sind nicht C. (schwach) Kein C ist A. (stark) Einige C sind nicht A. (schwach)
	A × B ↠ C	Kein B ist A. Alle B sind C.	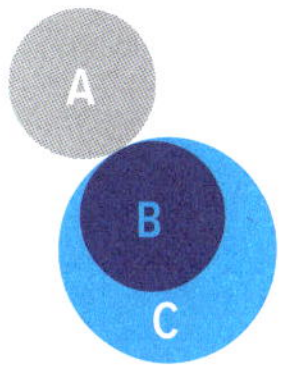	Keine gültige Lösung Einige C sind nicht A.
	A × B ↞ C	Kein B ist A. Alle C sind B.	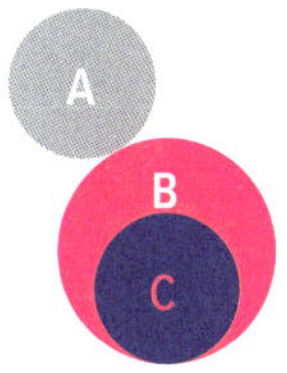	Kein A ist C. (stark) Einige A sind nicht C. (schwach) Kein C ist A. (stark) Einige C sind nicht A. (schwach)
1. QUANTOR: **ALLE** 2. QUANTOR: **EINIGE NICHT**	A ↠ B → | C	Alle A sind B. Einige B sind nicht C.	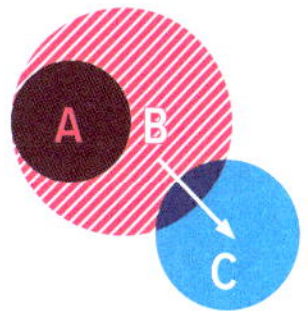	Keine gültige Lösung
	A ↠ B | ← C	Alle A sind B. Einige C sind nicht B.	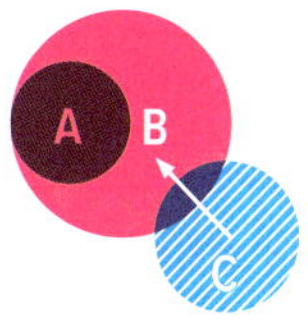	Keine gültige Lösung Einige C sind nicht A.
	A ↞ B → | C	Alle B sind A. Einige B sind nicht C.	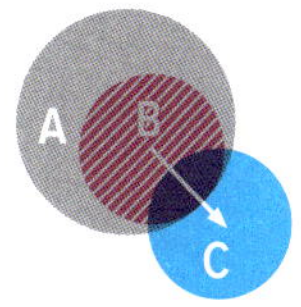	Einige A sind nicht C.
	A ↞ B | ← C	Alle B sind A. Einige C sind nicht B.	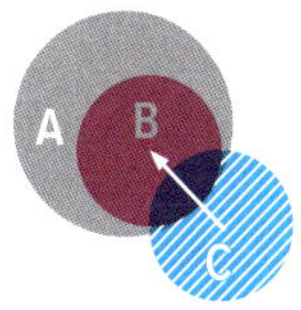	Keine gültige Lösung

QUANTOREN-KOMBINATIONEN	36 SYLLOGISMEN	PRÄMISSEN	EULER-SKIZZEN	24 GÜLTIGE LÖSUNGEN
1. QUANTOR: **EINIGE NICHT** 2. QUANTOR: **ALLE**	A → | B ↠ C	Einige A sind nicht B. Alle B sind C.	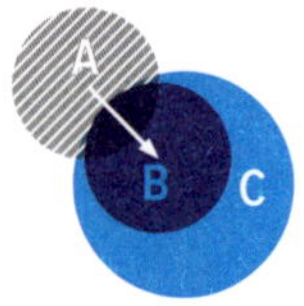	Keine gültige Lösung
	A → | B ↞ C	Einige A sind nicht B. Alle C sind B.	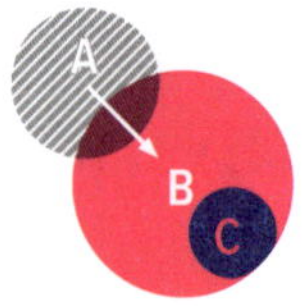	Einige A sind nicht C.
	A | ← B ↠ C	Einige B sind nicht A. Alle B sind C.	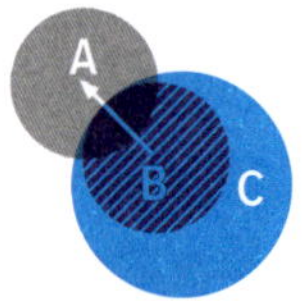	Keine gültige Lösung Einige C sind nicht A.
	A | ← B ↞ C	Einige B sind nicht A. Alle C sind B.	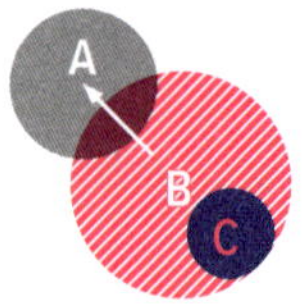	Keine gültige Lösung
1. QUANTOR: **EINIGE** 2. QUANTOR: **KEIN**	A → B × C	Einige A sind B. Kein B ist C.	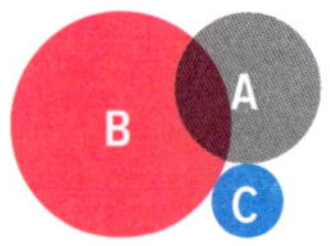	Einige A sind nicht C.
	A → B × C	Einige A sind B. Kein C ist B.		
	A ← B × C	Einige B sind A. Kein B ist C.		
	A ← B × C	Einige B sind A. Kein C ist B.		
1. QUANTOR: **KEIN** 2. QUANTOR: **EINIGE**	A × B → C	Kein A ist B. Einige B sind C.	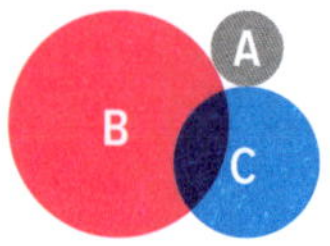	Einige C sind nicht A.
	A × B ← C	Kein A ist B. Einige C sind B.		
	A × B → C	Kein B ist A. Einige B sind C.		
	A × B ← C	Kein B ist A. Einige C sind B.		

7. BEARBEITUNGSTIPPS

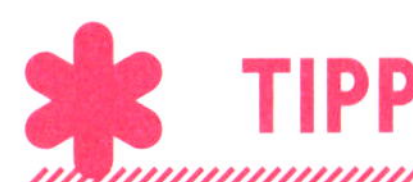

* **ALLES ODER NICHTS**
  Wie Du in der Tabelle siehst, gibt es nur vier Konstellationen mit dem Quantor **einige nicht** bei denen überhaupt ein gültige Lösung der Form A → C oder der Form C → A existiert. Hierbei handelt es sich ausschließlich um Kombinationen mit dem Quantoren **alle**. Bei sämtlichen anderen Kombinationen können keine gültigen Lösung existieren (**Regel 6**), weshalb immer **Antwort E: Keine Schlussfolgerung ist richtig.** anzukreuzen ist.

Schauen wir uns nun noch mal die Skizzen zu den gültigen Syllogismen der Form A → C und der Form C → A an.

Gültig für die Form A → C

Gültig für die Form C→A

Es fällt Dir sicherlich auf, dass die gültigen Syllogismen der Form C → A nur Spiegelbilder der gültigen Syllogismen der Form A → C sind.

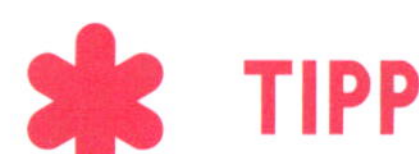

TIPP

* **MEMORY**
  Wenn Du mit dem Verständnis dieses Quantors Probleme hast, kannst Du Dir einfach die Skizzen der Form A→C und ihre Spiegelbilder einprägen. Bei allen anderen Aufgaben mit dem Quantor **einige nicht** ist dann automatisch **Keine Schlussfolgerung ist richtig.** korrekt.

* **EINIGE UND KEIN, LÄUFT VOLL REIN!**
  Wie Du in der Tabelle siehst, gibt es für die Kombination der Quantoren **einige** und **kein** nur zwei mögliche Lösungen. Dies ist zum einen **Einige … sind nicht …** oder **Keine Schlussfolgerung ist richtig.** Da es nur zwei verschiedene Skizzen für die insgesamt acht denkbaren Konstellationen gibt, muss man sich nur die beiden Skizze merken und kann anhand dieser sofort sagen, welche der beiden Antworten die richtige sein muss.

GÜLTIG FÜR DIE FORM A → C	GÜLTIG FÜR DIE FORM C → A
B A C	B A C
Lösungen für die Form A→C: **Einige A sind nicht C.**	**Lösungen für die Form A→C:** **Keine Lösung**
Lösungen für die Form C→A: **Keine Lösung**	**Lösungen für die Form C→A:** **Einige C sind nicht A.**

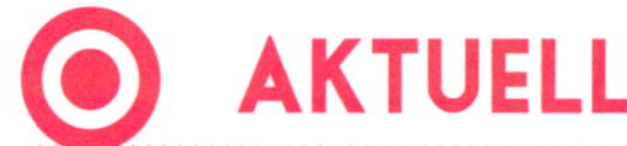

AKTUELL

* **DIE MARQUISE VON O**
  Im MedAT wurden in den letzten Jahren bei vielen Aufgaben anstelle von Substantiven und Namen nur einzelne Buchstaben verwendet.

Beispiel
Einige P sind S.
Alle Z sind P.

(A) Alle P sind S.
(B) Einige P sind S.
(C) Einige P sind nicht S.
(D) Einige P sind Z.
(E) Keine Antwort ist richtig.

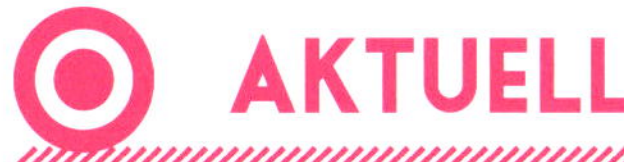

AKTUELL

- **SAME SAME BUT DIFFERENT**
  Im MedAT wurde zuletzt der Quantor **Kein** komplett durch **Alle ... nicht** beziehungsweise **Alle ... kein** ersetzt. Das ändert zwar nichts an der Bearbeitungsstrategie und der korrekten Lösung, aber es ist verwirrend und verführt zu Leichtsinnsfehlern.

- **GOLDEN GONE**
  Im letztjährigen MedAT wurden nur noch selten Syllogismen abgefragt, die man anhand der **Sechs goldenen Regeln** direkt lösen konnte. Konkret gab es keine Kombination von zwei negativen Aussagen beziehungsweise von zwei partikulären Aussagen.

QUINTESSENZ

- **Quantoren** (Alle, Einige, Kein und Einige nicht) lernen.
- Die **Euler-Modelle** zur Erstellung von Skizzen lernen.
- Die **sechs goldenen Regeln** lernen.
- Das **Zeichnen von Skizzen** mithilfe von Euler-Modellen einstudieren.
- Die **24 gültigen Lösungen** durchdenken und verstehen.
- So viele Aufgaben wie möglich lösen, denn Übung macht bei diesem Untertest den Meister!

8. ÜBUNGSAUFGABEN

Bei der Bearbeitung der folgenden Simulationen bitten wir Dich auf Folgendes zu achten: Nur zwingend richtige Antworten werden als korrekt betrachtet. Wie im MedAT gilt auch hier, dass beide Aussagen stets als wahr zu betrachten sind, selbst wenn sie nicht Deiner eigenen Erfahrung entsprechen. Schwache Aussagen sind ebenfalls als richtig zu werten.

Im Folgenden hast du **drei komplette Simulationen** mit je 10 Aufgaben für deren Bearbeitung Du je 10 Minuten Zeit hast. Die Lösungen zu den Aufgaben findest du am Ende des Buches im **Kapitel Lösungen**.

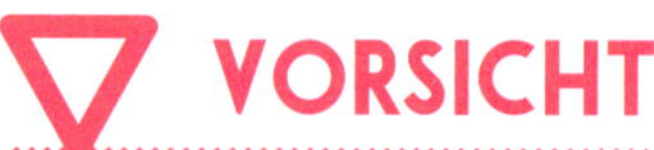

Die folgenden Simulationen dienen lediglich zum Einüben der Bearbeitungsstrategie. Bei diesem Untertest ist ein kontinuierliches Training unerlässlich. Daher sind zusätzliche Übungsaufgaben extrem wichtig für Deine weitere Vorbereitung.

SIMULATION 1

Bearbeitungszeit: 10 Minuten

1. **Alle Akademiker sind Studierte.**
Alle Professoren sind Akademiker.

(A) Kein Studierter ist Professor.
(B) Alle Professoren sind Studierte.
(C) Einige Professoren sind nicht Studierte.
(D) Alle Studierten sind Professoren.
(E) Keine Antwort ist richtig.

2. **Einige Vögel können fliegen.**
Alle Tauben sind Vögel.

(A) Alle Tauben können fliegen.
(B) Einige Tauben können fliegen.
(C) Einige Tauben können nicht fliegen.
(D) Einiges Fliegende sind Tauben.
(E) Keine Antwort ist richtig.

3. **Alle Fische haben Kiemen.**
Einige Fische sind Haie.

(A) Einiges was Kiemen hat, sind Haie.
(B) Einiges was Kiemen hat, sind nicht Haie.
(C) Einige Haie haben keine Kiemen.
(D) Kein Hai hat Kiemen.
(E) Keine Antwort ist richtig.

4. **Alle A sind B.**
Alle B sind C.

(A) Alle C sind B.
(B) Einige C sind A.
(C) Einige C sind nicht A.
(D) Einige A sind nicht C.
(E) Keine Antwort ist richtig.

5. **Alle Wale sind Lebewesen.**
Alle Fische sind Lebewesen.

(A) Alle Wale sind Fische.
(B) Einige Wale sind Fische.
(C) Einige Wale sind nicht Fische.
(D) Einige Fische sind Wale.
(E) Keine Antwort ist richtig.

6. **Alle M sind S.**
Alle R sind nicht S.

(A) Einige R sind M.
(B) Einige M sind R.
(C) Kein R ist ein M.
(D) Alle R sind M.
(E) Keine Antwort ist richtig.

7. **Alles Giftige ist tödlich.**
Einige Pilze sind giftig.

(A) Einige Pilze sind tödlich.
(B) Alle Pilze sind tödlich.
(C) Einige Pilze sind nicht tödlich.
(D) Einiges Tödliche sind nicht Pilze.
(E) Keine Antwort ist richtig.

8. **Alle Knollenblätterpilze sind Pilze.**
Einige Pilze sind giftig.

(A) Einige Knollenblätterpilze sind giftig.
(B) Einige Knollenblätterpilze sind nicht giftig.
(C) Einiges Giftige sind Knollenblätterpilze.
(D) Einiges Giftige sind nicht Knollenblätterpilze.
(E) Keine Antwort ist richtig.

9. **Alles Gemüse ist gesund.**
Alle Tomaten sind Gemüse.

(A) Alles Gesunde sind Tomaten.
(B) Nichts Gesundes sind Tomaten.
(C) Einige Tomaten sind gesund.
(D) Einige Tomaten sind nicht gesund.
(E) Keine Antwort ist richtig.

10. **Alle M sind N.**
Alle M sind keine F.

(A) Kein N ist eine F.
(B) Keine F ist ein N.
(C) Einige F sind nicht N.
(D) Einige N sind nicht F.
(E) Keine Antwort ist richtig.

SIMULATION 2

Bearbeitungszeit: 10 Minuten

1. **Kein O ist G.**
   Alle Ä sind O.

(A) Alles G sind nicht Ä.
(B) Einiges G sind Ä.
(C) Einige Ä sind G.
(D) Alle Ä sind G.
(E) Keine Antwort ist richtig.

2. **Alle Schwäne sind Vögel.**
   Alle Störche sind keine Schwäne.

(A) Kein Storch ist ein Vogel.
(B) Einige Störche sind nicht Vögel.
(C) Einige Störche sind Vögel.
(D) Kein Vogel ist ein Storch.
(E) Keine Antwort ist richtig.

3. **Kein Wachmann ist Beamter.**
   Einige Beamte sind nicht Polizisten.

(A) Kein Wachmann ist Polizist.
(B) Kein Polizist ist Wachmann.
(C) Einige Wachmänner sind nicht Polizisten.
(D) Einige Polizisten sind nicht Wachmänner.
(E) Keine Antwort ist richtig.

4. **Einige P sind G.**
   Alle T sind nicht G.

(A) Keine P ist eine T.
(B) Einige P sind nicht T.
(C) Einige T sind nicht P.
(D) Einige P sind T.
(E) Keine Antwort ist richtig.

5. **Alle Biobauern sind Bauern.**
   Einige Bauern sind nicht bio.

(A) Einige Biobauern sind nicht bio.
(B) Kein Biobauer ist bio.
(C) Einige Biobauern sind bio.
(D) Einiges, was bio ist, sind nicht Biobauern.
(E) Keine Antwort ist richtig.

6. **Einige L sind nicht F.**
   Alle F sind nicht E.

(A) Einige E sind nicht L.
(B) Einige L sind nicht E.
(C) Kein E ist L.
(D) Kein L ist E.
(E) Keine Antwort ist richtig.

7. **Einige Hannoveraner sind nicht Pferde.**
   Alle Ponys sind Pferde.

(A) Einige Ponys sind nicht Hannoveraner.
(B) Einige Hannoveraner sind nicht Ponys.
(C) Kein Hannoveraner ist ein Pony.
(D) Einige Hannoveraner sind Ponys.
(E) Keine Antwort ist richtig.

8. **Einige Pilze sind nicht giftig.**
   Alle Pilze sind Pflanzen.

(A) Einige Pflanzen sind nicht giftig.
(B) Einige Pflanzen sind giftig.
(C) Einiges Giftige sind Pflanzen.
(D) Einiges Giftige sind nicht Pflanzen.
(E) Keine Antwort ist richtig.

9. **Kein Fleischfresser ist Vegetarier.**
   Einige Tiere sind Fleischfresser.

(A) Einige Vegetarier sind nicht Tiere.
(B) Kein Tier ist Vegetarier.
(C) Einige Tiere sind Vegetarier.
(D) Einige Tiere sind nicht Vegetarier.
(E) Keine Antwort ist richtig.

10. **Alle A sind kein M.**
    Einige M sind Z.

(A) Kein A ist ein Z.
(B) Einige A sind Z.
(C) Einige A sind nicht Z.
(D) Alle A sind Z.
(E) Keine Antwort ist richtig.

SIMULATION 3

Bearbeitungszeit: 10 Minuten

1. **Einige Sportler sind ehrgeizig.**
Alle Ehrgeizigen sind erfolgreich.

(A) Alle Erfolgreichen sind Sportler.
(B) Einige Erfolgreiche sind nicht Sportler.
(C) Einige Erfolgreiche sind Sportler.
(D) Kein Sportler ist erfolgreich.
(E) Keine Schlussfolgerung ist richtig.

2. **Alle C sind S.**
Alle C sind A.

(A) Alles A ist S.
(B) Alles S ist A.
(C) Einiges A ist S.
(D) Einiges A ist nicht S.
(E) Keine Schlussfolgerung ist richtig.

3. **Alle Kaffees sind kein Tee.**
Alle Cappuccinos sind Kaffee.

(A) Einige Cappuccinos sind Tee.
(B) Einige Tees sind Cappuccinos.
(C) Alle Cappuccinos sind Tee.
(D) Kein Cappuccino ist Tee.
(E) Keine Schlussfolgerung ist richtig.

4. **Alle Funken sind keine Vögel.**
Alle Finken sind Vögel.

(A) Einige Finken sind Funken.
(B) Einige Funken sind Finken.
(C) Alle Finken sind Funken.
(D) Einige Finken sind nicht Funken.
(E) Keine Schlussfolgerung ist richtig.

5. **Einige Stachelbeeren sind Beeren.**
Alle Brombeeren sind Beeren.

(A) Alle Stachelbeeren sind Brombeeren.
(B) Einige Brombeeren sind Stachelbeeren.
(C) Einige Stachelbeeren sind Brombeeren.
(D) Einige Stachelbeeren sind nicht Brombeeren.
(E) Keine Schlussfolgerung ist richtig.

6. **Alle V sind nicht B.**
Alle M sind B.

(A) Einige M sind V.
(B) Einige M sind nicht V.
(C) Einige V sind M.
(D) Alle M sind V.
(E) Keine Schlussfolgerung ist richtig.

7. **Einige Kastanien sind essbar.**
Alle Kartoffeln sind essbar.

(A) Einige Kastanien sind Kartoffeln.
(B) Einige Kartoffeln sind Kastanien.
(C) Einige Kastanien sind nicht Kartoffeln.
(D) Keine Kastanie ist eine Kartoffel.
(E) Keine Schlussfolgerung ist richtig.

8. **Einige Vulkane sind nicht gefährlich.**
Einige Vulkane sind aktiv.

(A) Einiges Aktive ist gefährlich.
(B) Einiges Aktive ist nicht gefährlich.
(C) Nichts Aktives ist gefährlich.
(D) Einiges Gefährliche ist nicht aktiv.
(E) Keine Schlussfolgerung ist richtig.

9. **Einige F sind S.**
Einige S sind W.

(A) Einige F sind W.
(B) Einige W sind F.
(C) Einige F sind nicht W.
(D) Kein F ist ein W.
(E) Keine Schlussfolgerung ist richtig.

10. **Einige Bäume sind Laubbäume.**
Alle Bäume sind nicht Buchen.

(A) Keine Buche ist ein Laubbaum.
(B) Einige Buchen sind Laubbäume.
(C) Einige Laubbäume sind nicht Buchen.
(D) Alle Buchen sind Laubbäume.
(E) Keine Schlussfolgerung ist richtig.

TEXT VERSTÄNDNIS

TEXT VERSTÄNDNIS

1. ALLGEMEINES UND AUFBAU

Im MedAT-H hat man 35 Minuten Bearbeitungszeit für diesen Untertest. In diesen 35 Minuten sind insgesamt fünf Texte mit 12 Fragen zu bearbeiten. Die Aufgabenstellung hat sich im Vergleich zu den MedAT-H Durchführungen der letzten Jahre nicht verändert. Der Untertest Textverständnis macht 10 Prozent der Gesamtwertung des MedAT-H aus.

Die Texte im MedAT-H sind in etwa eine halbe bis dreiviertel Seite lang. In Ausnahmefällen können die Texte bis zu einer ganzen DIN A4-Seite lang sein. Die Aufgaben sind leichter zu bearbeiten als die vergleichbaren Textaufgaben beim TMS in Deutschland oder beim EMS in der Schweiz. Die geprüfte Kernkompetenz dieses Untertests ist das Bearbeiten und Strukturieren komplexer, naturwissenschaftlicher Texte. Dies ist eine Fähigkeit, die man sich in höchstem Maße antrainieren kann.

Sowohl unsere Erfahrungen aus den letzten Jahren EMS und TMS Vorbereitung, als auch die Erfahrungsberichte von Teilnehmern des MedAT unterstützen unsere Ansicht, dass wirklich jeder in diesem Untertest ein Top-Ergebnis erhalten kann. Die Voraussetzung dafür ist, dass Du eine Lösungsstrategie, wie wir sie im Folgenden beschreiben, einstudierst und diese mithilfe möglichst vieler Übungsaufgaben kontinuierlich trainierst. Eventuell dauert es ein bis zwei Wochen, bis Du die ersten Ergebnisse siehst, aber Du wirst Dein Abschneiden in diesem Untertest definitiv deutlich verbessern. Zudem zählt die Fähigkeit, sich mit komplexen Sachverhalten strukturiert auseinandersetzen zu können, zu den Dingen, die man täglich im Studium und als Arzt braucht. Dies sollte eine zusätzliche Motivation für Dich sein!

Da Dir unter den Texten in der Regel etwa eine halbe Din-A4-Seite Raum zur Verfügung steht, brauchst Du keine weiteren Schmierzettel für Skizzen und kleine Schaubilder. Was Du aber unbedingt brauchst sind Kugelschreiber oder Fineliner um Unterstreichungen, Markierungen und Notizen im Text anfertigen zu können.

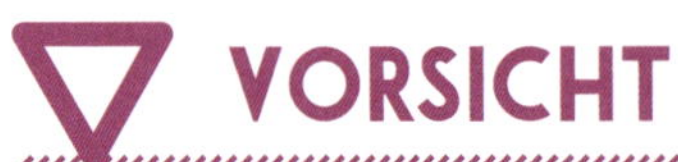

Im MedAT werden Kugelschreiber gestellt. Die Mitnahme von eigenen Kugelschreibern oder von Textmarkern ist verboten.

2. BEARBEITUNGSSTRATEGIE

Im Grunde lässt sich die Bearbeitung der Textverständnisaufgaben in zwei Abschnitte gliedern. Zum einen gibt es das erste Lesen des Textes, bei dem es darum geht, innerhalb kurzer Zeit den Text zu lesen, thematisch zu strukturieren und alle relevanten Informationen mit Hilfe von Textmarkern zu unterstreichen. Dies ist auch der Arbeitsabschnitt, bei dem Du Dich am deutlichsten verbessern kannst und auf den Du beim Training ein besonderes Augenmerk legen solltest. Innerhalb kürzester Zeit wirst Du jeden Text flüssig durchlesen und strukturieren können, ohne an jedem Fremdwort oder jeder kleinen Unklarheit hängen zu bleiben, sodass Du im Anschluss noch genügend Zeit zur Beantwortung der Fragen hast. **Es geht beim ersten Lesen des Textes vor allem darum, dass Du hinterher weißt wo im Text was steht!**

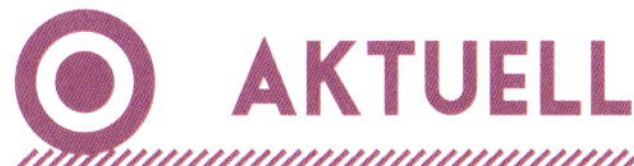

AKTUELL

- **KRYPTOGRAPHIE**
  Inzwischen werden im MedAT vermehrt Textaufgaben gestellt, bei denen es darum geht Regelkreise und komplexe kausale Zusammenhänge zu erkennen und zu verstehen. Bei diesen schweren Texten ist es nicht mehr ausreichend zu wissen wo etwas im Text steht, sondern man muss den Inhalt verstanden haben, um die Fragen beantworten zu können. Es ist daher besonders wichtig sich während des ersten Lesens dieser Texte kleine Skizzen zu machen, um komplexe Zusammenhänge übersichtlich und verständlich zusammenzufassen. Das Erstellen von Skizzen solltest Du daher von Beginn an einstudieren. Wie Du solche Skizzen effizient erstellst, erklären wir Dir im Anschluss anhand eines Beispiels.

Der zweite Abschnitt ist das Beantworten der Fragen. Hierbei handelt es sich im Grunde nur mehr um ein gezieltes Nachlesen im Text. Wenn Du den Text beim ersten Lesen sauber thematisch strukturiert und schematische Skizzen zur Verdeutlichung der komplexen Zusammenhänge erstellt hast, dann geht es bei der Beantwortung der Fragen nur noch darum, im entsprechenden thematischen Abschnitt nachzulesen bzw. in der entsprechenden Skizze nachzuschauen, ob die Aussage zutrifft oder nicht. So einfach ist das!

DAS ERSTE LESEN DES TEXTES

Worauf musst Du beim ersten Lesen des Textes achten? Wir werden versuchen das nun systematisch anhand von möglichst wenigen Stichpunkten zu erklären.

1. **THEMATISCHE STRUKTUR DES TEXTES**
   Das Wichtigste ist, die verschiedenen Themen, die in einem Text behandelt werden, zu erkennen, zu benennen und die Grenzen dieser Themen im Text zu markieren. Dabei ist es nicht ausreichend, Dich an die vorgegebene Struktur (Absätze, Umbrüche) des Textes zu halten. Denn je schwerer ein Text ist, desto weniger sichtbare Absätze werden zur Orientierung gegeben sein. Du solltest deshalb versuchen, den Text in möglichst viele kleine thematische Blöcke zu zerlegen. Je genauer Du dies beim ersten Lesen machst, desto weniger Zeit brauchst Du später beim Nachlesen zu den einzelnen Fragen.

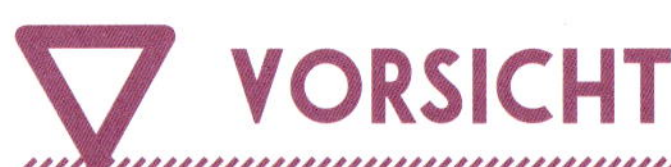

VORSICHT

Häufig werden Informationen, die thematisch zu einem Block gehören, in einem thematisch fremden Zusammenhang erwähnt. Diese Informationen musst Du markieren und mit einem Pfeil sichtbar dem Themenblock zuordnen, dem sie inhaltlich zugehören, denn erfahrungsgemäß sind dies häufig die Informationen, die Du später zur Beantwortung der Fragen brauchst und dann nicht findest, da sie nicht dort stehen, wo Du sie thematisch einordnen würdest.

Was soll man unterstreichen?

* **Fremdwörter**
  Alle Fremdwörter und Fachausdrücke inklusive ihrer Erklärung, falls vorhanden, müssen angestrichen werden.
* **Zahlen und Zahlenbereiche**
  Zahlen und Zahlenbereiche bieten sich hervorragend zum Abfragen an, deshalb anstreichen. Immer auch die Einheiten beachten, da hier häufig Fallen gestellt werden.
* **Inhaltliche Zusammenhänge**
  Wenn erklärt wird, wie eine Größe auf eine andere Einfluss nimmt, diese verändert, als Voraussetzung dafür benötigt wird oder ähnliches, dann ist das von besonderer Bedeutung und deshalb unbedingt zu markieren. Falls es sich dabei um schwer verständliche oder komplizierte Zusammenhänge handelt, unbedingt eine kleine Skizze zeichnen, um Leichtsinnsfehlern vorzubeugen.

2. **REDUKTION AUF DAS WESENTLICHE**
   In unseren Kursen erleben wir es immer wieder, dass viele TeilnehmerInnen beinahe den gesamten Text mit Farben „grundieren“. Dann ist der Vorteil des Hervorhebens bestimmter Passagen durch Markierung natürlich wieder dahin. Deshalb solltest Du Dich auf die oben genannten drei Punkte beschränken und Du wirst damit großen Erfolg haben. Es gilt die Devise: Reduktion auf das Wesentliche!

3. WIE ZEICHNET MAN SCHNELL UND PRÄZISE SKIZZEN?

Vor allem bei den Textaufgaben, in denen komplexe physiologische Regelkreise beschrieben werden, ist es von enormer Bedeutung, die kausalen Zusammenhänge im Text schnell und präzise in kleine Skizzen umwandeln zu können. Dabei gibt es zwei Regeln, die Du beachten solltest, um übersichtliche und verständliche Skizzen zu zeichnen.

* **Nur Abkürzungen verwenden**
  Wenn beispielsweise die Rede von der Nebennierenrinde ist, solltest Du die Abkürzung NNR verwenden, das geht schneller und ist viel übersichtlicher.
* **Symbole verwenden**
  Wenn beispielsweise die Rede von einer Hemmung ist, dann solltest Du nicht hemmt in die Skizze schreiben sondern ein ↓ oder ein – verwenden. Diese Symbolik solltest Du Dir vor Beginn der Übungsaufgaben einmal überlegen und dann konsequent verwenden. Dadurch werden die Skizzen deutlich übersichtlicher und präziser.

Ein Beispiel für eine Skizze zu einem Text

Über ein negatives Feedback hemmt Testosteron im Hypothalamus die Sekretion des Gonadoliberins, welches auch Gonadotropin-Releasing Hormon genannt wird, und seinerseits die Sekretion des Luteinisierenden Hormons fördert. Dieses, in der Hypophyse produzierte, Luteinisierende Hormon steigert wiederum die Produktion von Testosteron in den Leydig'schen Zwischenzellen des Hodens. Testosteron bewirkt unter anderem die Reifung der Spermatiden zu Spermien und ist somit unerlässlich für die Fortpflanzung des Organismus. Zudem stimuliert es die Freisetzung von Erythropoetin in der Niere und führt somit zu einer Aktivierung des Knochenmarks mit folglich vermehrter Bildung von Erythrozyten.

Skizze

GRH = Gonadotropin Releasing Hormon
HT = Hypothalamus
LH = Luteinisierendes Hormon
HP = Hypophyse
T = Testosteron
L-Z = Leydig'sche Zwischenzellen
KM = Knochenmark
Erys = Erythrozyten

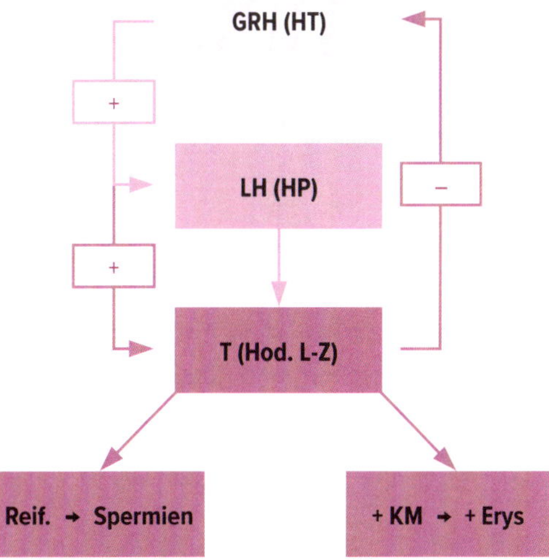

Zeiteinteilung!

DAS BEANTWORTEN DER FRAGEN

Wie oben bereits erwähnt, geht es hier nur noch darum im Text nachzulesen bzw. in einer Skizze nachzuschauen, ob eine Aussage richtig oder falsch ist. Eigentlich ganz einfach. Trotzdem solltest Du ein paar Regeln beachten, um Leichtsinnsfehler zu vermeiden.

1. **Immer die erste Frage zum Text vor dem Lesen anschauen**
   Das hat den Vorteil, dass Du direkt beim ersten Lesen alle relevanten Informationen zur Beantwortung der ersten Frage separat anstreichen kannst und damit schon einen Großteil der Arbeit zur Beantwortung erledigt hast. Du kannst auch probieren, Dir mehrere Fragen am Anfang durchzulesen. Das ist Geschmackssache. Uns hat es immer nur verwirrt auf so viele Dinge gleichzeitig achten zu müssen. Aber vielleicht funktioniert es für Dich sehr gut. Deshalb beim Üben mal ausprobieren.

2. **Vorsicht bei negativen Fragestellungen**
   Negative Fragestellungen unbedingt markieren, um nicht zu vergessen, dass es eigentlich darum geht die falsche Antwort zu suchen. Dies führt sehr häufig zu Fehlern!

3. **Schieben statt suchen**
   Falls Du bei einer Aussage mal hängen bleibst, dann lieber überspringen und die nächste Aussage bearbeiten, bevor Du sinnlos Zeit vergeudest. Vielleicht ist die nächste Aussage eindeutig falsch oder richtig und Du musst nicht mehr weitersuchen.

4. **Nur ankreuzen, wenn Du Dir 100% sicher bist**
   Beim Textverständnis geht es fast immer um Details aus dem Text. Wenn Du nur den geringsten Zweifel an der Antwort hast, solltest Du Dir ein paar Sekunden Zeit nehmen und nochmal gezielt im Text nachlesen. Die meisten Fehler passieren genau dann, wenn man sich denkt „Ich glaube das war so ..."

5. **Skizzen**
   Je komplexer die Texte werden, desto häufiger werden komplizierte kausale Zusammenhänge und Regelkreise beschrieben, die häufig nur mit Hilfe einer Skizze korrekt zu verstehen sind. Deshalb übe von Beginn an aus dem Text heraus kleine schematische Zeichnungen nach den oben genannten Regeln anzufertigen.

6. **Im Notfall überfliegen**
   Grundsätzlich solltest Du immer wissen, wo Du im Text eine Antwort zu suchen hast oder, falls nicht, sie überspringen. Manchmal hat man aber Pech und muss nachschauen, ob sich eine Antwort ableiten lässt. Dann bietet es sich an, ein Schlüsselwort herauszupicken und dieses im Text durch grobes Überfliegen zu suchen. Jedoch ist dieses System nur für den absoluten Notfall zu empfehlen, da es sehr aufwendig und zeitintensiv ist.

3. BEARBEITUNGSSTRATEGIE SCHRITT FÜR SCHRITT

DAS ERSTE LESEN DES TEXTES

Im Folgenden hast Du einen speziellen MedAT-Übungstext mittleren Schwierigkeitsgrades zu bearbeiten. Es geht darum, dass Du versuchst, den Text innerhalb von drei bis vier Minuten flüssig durchzulesen und ihn Dir nach den oben beschriebenen Regeln zu strukturieren sowie die entscheidenden Passagen zu unterstreichen. Danach kannst Du Dein Ergebnis mit dem von uns bearbeiteten Text auf der nächsten Seite vergleichen und schauen, wo Du vielleicht einen Themenblock übersehen hast oder ob Du zu viel oder zu wenig unterstrichen hast. Die Fragen zum Text bearbeiten wir dann im nächsten Schritt.

Laktoseintoleranz[13]

Alle neugeborenen Säugetiere bilden während ihrer Stillzeit das Enzym Laktase, das das Disaccharid Laktose (Milchzucker) in die verwertbaren Zuckerarten Galaktose und Glukose spaltet. Im Laufe der natürlichen Entwöhnung von der Muttermilch sinkt die Aktivität der Laktase auf etwa 5-10% der Aktivität bei der Geburt ab. Das gilt für den Menschen, wie für alle anderen Säugetiere. Nur bei Populationen, die seit langer Zeit Milchwirtschaft betreiben, hat sich eine Mutation durchgesetzt, die dazu führt, dass auch noch im Erwachsenenalter genügend Laktase produziert wird (Laktasepersistenz). Die erhöhte Laktaseaktivität bot einen Selektionsvorteil (Mineralstoffe, Nährwert) für diese Population. Bei mangelhafter Laktaseaktivität gelangt ungespaltene Laktose bis in den Dickdarm, wo sie von Darmbakterien aufgenommen und vergoren wird. Als Gärungsprodukte entstehen Lactat (Milchsäure) und die Gase Methan (CH_4) und Wasserstoff (H_2). Die Gase führen unter anderem zu Blähungen, die osmotisch aktive Milchsäure zu einem Wassereinstrom in den Darm (osmotischer Diarrhoe). Letzteres resultiert in Durchfall. Die andauernden schweren Durchfälle bedeuten eine Reizung der Darmschleimhaut und können außerdem zu einer Störung der Aufnahme von Vitaminen, Mineralstoffen und Spurenelementen führen, gegebenenfalls sogar zu vermehrten Infektionen. Längerfristig kann es so zu einer Schädigung des Dünndarms kommen (Verkümmerung der Darmzotten), wodurch sich die Aufnahme von Nährstoffen insgesamt verschlechtert. Das Fehlen des Laktaseenzyms geht allerdings nicht immer mit diesen klinischen Symptomen einher. In diesem Fall spricht man von Hypolaktasie.

In Asien und Afrika betrifft die fehlende Laktasepersistenz den größten Teil der erwachsenen Bevölkerung (90% oder mehr), in Westeuropa, Australien und Nordamerika sind es 5–15%. Fehlende Laktasepersistenz gilt nur in Ländern mit verbreiteter Laktasepersistenz als Nahrungsmittelunverträglichkeit, in allen übrigen Ländern ist dies der Normalzustand bei Erwachsenen. Zur Selbstdiagnose können ein Diättest (mehrtägige Abstinenz von Milch) und ein Expositionstest (Trinken eines Glases Milch mit 50–100 g gelöstem Milchzucker) durchgeführt werden. Kommt es hierbei zu einem Verschwinden (Diättest) respektive neuerlichem Erscheinen (Expositionstest) der klinischen Symptome, kann von einer Laktoseintoleranz ausgegangen werden.

13 Vgl. Wikipedia - Laktoseintoleranz, 2013

Alle neugeborenen Säugetiere bilden während ihrer Stillzeit das Enzym Laktase, das das Disaccharid Laktose (Milchzucker) in die verwertbaren Zuckerarten Galaktose und Glukose spaltet. Im Laufe der natürlichen Entwöhnung von der Muttermilch sinkt die Aktivität der Laktase auf etwa 5–10% der Aktivität bei der Geburt ab. Das gilt für den Menschen, wie für alle anderen Säugetiere.

1. Funktion Laktase
Zuckerarten
Aktivität im Verlauf

Nur bei Populationen, die seit langer Zeit Milchwirtschaft betreiben, hat sich eine Mutation durchgesetzt, die dazu führt, dass auch noch im Erwachsenenalter genügend Laktase produziert wird (Laktasepersistenz). Die erhöhte Laktaseaktivität bot einen Selektionsvorteil (Mineralstoffe, Nährwert) für diese Population.

2. Laktasepersistenz
Selektionsvorteil

Bei mangelhafter Laktaseaktivität gelangt ungespaltene Laktose bis in den Dickdarm, wo sie von Darmbakterien aufgenommen und vergoren wird. Als Gärungsprodukte entstehen Lactat (Milchsäure) und die Gase Methan (CH_4) und Wasserstoff (H_2). Die Gase führen unter anderem zu Blähungen, die osmotisch aktive Milchsäure zu einem Wassereinstrom in den Darm (osmotischer Diarrhoe).

3. Laktoseabbau Darm
Abbauprodukte
Folgen

Letzteres resultiert in Durchfall. Die andauernden schweren Durchfälle bedeuten eine Reizung der Darmschleimhaut und können außerdem zu einer Störung der Aufnahme von Vitaminen, Mineralstoffen und Spurenelementen führen, gegebenenfalls sogar zu vermehrten Infektionen. Längerfristig kann es so zu einer Schädigung des Dünndarms kommen (Verkümmerung der Darmzotten), wodurch sich die Aufnahme von Nährstoffen insgesamt verschlechtert.

4. Folgen Laktoseintoleranz
Durchfall
Aufnahmestörung Vitamine
Infektionen
Schädigung Dünndarm

Das Fehlen des Laktaseenzyms geht allerdings nicht immer mit diesen klinischen Symptomen einher. In diesem Fall spricht man von Hypolaktasie.

5. Hypolaktasie

In Asien und Afrika betrifft die fehlende Laktasepersistenz den größten Teil der erwachsenen Bevölkerung (90% oder mehr), in Westeuropa, Australien und Nordamerika sind es 5–15%. Fehlende Laktasepersistenz gilt nur in Ländern mit verbreiteter Laktasepersistenz als Nahrungsmittelunverträglichkeit, in allen übrigen Ländern ist dies der Normalzustand bei Erwachsenen.

6. Epidemiologie
Vorkommen in Asien, Afrika im Vergleich zu westlicher Welt

Zur Selbstdiagnose können ein Diättest (mehrtägige Abstinenz von Milch) und ein Expositionstest (Trinken eines Glases Milch mit 50–100 g gelöstem Milchzucker) durchgeführt werden. Kommt es hierbei zu einem Verschwinden (Diättest) respektive neuerlichem Erscheinen (Expositionstest) der klinischen Symptome, kann von einer Laktoseintoleranz ausgegangen werden.

7. Diagnose
Diättest
Expositionstext

BESPRECHUNG DES TEXTES

Um die Absätze etwas deutlicher hervorzuheben, haben wir Umbrüche eingefügt. Wie Du sehen kannst, ist der Text nun in sieben thematische Blöcke unterteilt. Wenn eine Frage, beispielsweise zur Hypolaktasie gestellt wird, weißt Du sofort, dass Du die Antwort im fünften Abschnitt suchen musst. Bei einer Frage zu den Diagnosemöglichkeiten wird die Antwort im siebten Absatz zu finden sein etc.

Zudem haben wir nur die wichtigsten Informationen angestrichen und somit alle Fremd-, Fach-, Schlüsselwörter, Wertangaben und Zusammenhänge auf einen Blick sichtbar gemacht.

Damit es für Dich verständlicher ist, haben wir die Abschnittsbezeichnungen und Stichwörter am Rand ausgeschrieben. Du solltest jedoch versuchen immer nur Abkürzungen zu verwenden, damit Du nicht unnötig Zeit verlierst und der Rand übersichtlich bleibt.

DAS BEANTWORTEN DER FRAGEN

Im Folgenden werden die drei Fragen zum Text besprochen. Am Rand siehst Du, wo die gesuchte Information im Text thematisch einzuordnen ist und weshalb sie richtig oder falsch ist. Du solltest von Anfang an beherzigen Dir zuerst zu überlegen, wo im Text die gesuchte Information thematisch einzuordnen ist, bevor Du mit der Suche beginnst. Dies spart Zeit und ist erfahrungsgemäß die effizienteste Art die Fragen zu beantworten.

1. **Welche Aussage lässt sich aus dem Text ableiten?** → **Positive Fragestellung**

(A) Die Minderheit der westeuropäischen Bevölkerung ist laktasepersistent. → **Abs. 6:** der Großteil ist laktasepersistent → falsch

(B) Laktose wird durch die Laktase zu Lactat, H_2 und CH_4 abgebaut. → **Abs. 1:** Laktase baut Laktose zu Glukose und Galaktose ab → falsch

(C) **Laktasemangel kann auch ohne Symptome verlaufen.** → **Abs. 5:** Hypolaktasie → eindeutig richtig

(D) Nicht alle neugeborenen Säugetiere bilden Laktase. → **Damit kann man sich die Bearbeitung der restlichen Antworten sparen**

(E) Keine Antwort ist richtig.

2. **Welche Aussage lässt sich nicht aus dem Text ableiten?** → **CAVE! Negative Fragestellung**

(A) **Ein Diättest zur Diagnose einer Hypolaktasie erscheint sinnvoll.**

(B) Bei der Laktose handelt es sich um ein Disaccharid.

(C) Laktose besteht aus Glukose und Galaktose.

(D) Milchsäure im Darm kann Diarrhoe verursachen.

(E) In Asien ist der Großteil der Bevölkerung laktoseintolerant.

Abs. 7 und Abs. 5: Da bei einer Hypolaktasie keine Symptome auftreten, ist ein Diättest wenig sinnvoll, da sein Diagnosekriterium das Verschwinden der Symptome ist → falsch und damit die gesuchte Antwort

3. **Welche Aussage lässt sich aus dem Text ableiten?** → **Positive Fragestellung**

(A) Laktoseintoleranz kann keine langfristigen Folgen haben. → **Abs.4:** Schädigung des **Darms → falsch**

(B) Laktasemangel bei Neugeborenen ist in Asien häufiger als in Westeuropa. → **Abs.1:** Alle Neugeborenen haben ausreichend Laktase → falsch

(C) Neugeborenen sollten Laktaseenzyme mit der Nahrung zugeführt werden. → **Abs.1:** Alle Neugeborenen haben ausreichend Laktase → falsch

(D) **Ungespaltene Laktose wird im Dickdarm durch Darmbakterien vergoren.** → **Abs.3:** → richtig

(E) Keine Antwort ist richtig.

4. TRAININGSPLAN

In diesem Buch hast Du zwei weitere MedAT-H Übungstexte mit fünf Fragen zum Einstudieren der oben beschriebenen Strategie. Die Texte entsprechen in Form und Fragenanzahl den Textverständnisaufgaben im MedAT-H. Zur Bearbeitung stehen durchschnittlich 3 Minuten je Frage zur Verfügung.

Zur weiteren Vorbereitung empfehlen wir Dir jeden zweiten Tag je einen Übungstext inklusive Fragen unter Zeitdruck (3 Minuten je Frage bei MedAT-H Texten) zu bearbeiten und Dir im Anschluss nochmals 15 Minuten zur Nachbearbeitung einzuplanen. Zwei Wochen vor dem MedAT-H solltest Du dann täglich einen Text bearbeiten. Zudem sollte ein bis zwei Mal wöchentlich eine komplette Simulationen durchgeführt werden.

Wir empfehlen Dir daher zusätzliches Übungsmaterial zu besorgen, um Routine im Umgang mit diesen komplexen Texten zu bekommen. Hierzu empfehlen wir Dir unser Übungsbuch Textverständnis mit 55 aktuellen MedAT-H Textaufgaben.

QUINTESSENZ

- Beim ersten Lesen geht es darum, den Text zu strukturieren und komplexe Sachverhalte in kleinen Skizzen festzuhalten.
- Reduktion auf das Wesentliche: Nur Fremdwörter, Fachbegriffe, Zahlen/Zahlenbereiche und inhaltliche Zusammenhänge unterstreichen.
- Das Anfertigen von Skizzen von Beginn an üben, um möglichst schnell und effizient zu werden.
- Das Lesen der ersten Frage(n) vor dem Lesen des Textes erleichtert und beschleunigt die Bearbeitung der Frage(n) erheblich.
- Immer unter Zeitdruck trainieren und die Texte nachbearbeiten.

5. ÜBUNGSAUFGABEN

Im Folgenden findest du **zwei Übungstexte** mit **fünf Fragen**. Die Lösungen zu den Aufgaben findest du im **Kapitel Lösungen**.

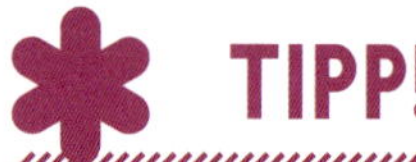

* **LOOPER**
  Die Thematik der Texte wiederholte sich bei den MedAT Durchführungen interessanterweise häufig. So wurde beispielsweise ein Text zu Asklepios mehrfach abgeprüft. Daher findest Du im Folgenden einen sehr ähnlichen Übungstext zu diesem Thema. Weitere wiederkehrende Themen und andere testrelevante Inhalte zum Untertest Textverständnis findest Du in unserem Übungsbuch Textverständnis.

Asklepios[14]

Asklepios, der griechische Gott der Heilkunst, wird üblicherweise mit stets gleichbleibenden Attributen dargestellt. Darunter sind Gegenstände wie der Stab, der seine weiten Fußmärsche und Wanderungen als Wanderarzt darstellen soll. Ebenfalls findet sich häufig eine Schlange auf den Darstellungen, die als Zeichen der Selbstverjüngung gilt. Des Weiteren hält er häufig eine Schale mit einem heilenden Trank in seiner Hand. Asklepios wird normalerweise in freier oder in meditierender Haltung dargestellt.

Asklepios Vater Apollo, dessen Vater der Gott Zeus war, besaß der Sage nach die Fähigkeit alle Wunden und Krankheiten zu heilen. Er war darüber hinaus Gott des Lichts, des Frühlings sowie der Weissagung und der Künste. Zeus war das Kind von Kronos und Rhea und hatte fünf Geschwister. Hades, Hera, Hestia, Demeter und Poseidon waren die Namen der Geschwister. Apollo war mit Koronis, einer Tochter des Lapithenkönigs Phlegyas, liiert und erwartete von ihr ein Kind. Jedoch war Koronis eine sterbliche Nymphe und keine Göttin und betrog Apollo mit einem Waldmenschen aus Arkadien. Als es zur Hochzeit zwischen dem Waldmenschen und Koronis kam, entsandte Apollo einen weißen Raben. Als dieser zu Apollo zurückkehrte und ihm von der Hochzeit berichtete, verwandelte Apollo aus Zorn die weißen Federn des Raben in schwarze.

Artemis war nicht nur die Göttin der Jagd, sondern auch die Zwillingsschwester von Apollo, der ihr von der Untreue Koronis berichtete. Artemis war erzürnt darüber und versprach, sich an Koronis zu rächen. Sie überraschte die Gäste auf der Hochzeit und tötete alle, darunter auch Koronis, mit ihren Pfeilen. Gemeinsam mit der Hilfe von Hermes, konnte Apollo jedoch noch den ungeborenen Asklepios, seinen Sohn, aus dem toten Leib der Koronis retten. König Phlegyas, Vater von Koronis und Sohn von Ares, der wiederum der Bruder Apollos war, rächte den Tod seiner Tochter durch einen Feldzug gegen Delphi, wo sich das Heiligtum des Apollos befand. In Delphi brannte er den Apollontempel nieder. Für diese Tat wurde er von den Göttern bestraft, indem er in die Unterwelt verbannt wurde.

Apollo brachte daraufhin Asklepios zu dem weisen Zentauren Cheiron, welcher auf dem Gipfel des Berges Pliassidi auf den Plenion in Mittelgriechenland, der Heimat der Zentauren, wohnte. Cheiron unterrichtete den jungen Asklepios in der Kräuterkunde und Chirurgie und lehrte ihn die Heilkunst so umfangreich, dass Asklepios sogar fähig war, mithilfe des magischen Blutes der Medusa, welches ihm Athene brachte, Tote wieder zum Leben zu erwecken. Dieser Umstand allerdings verärgerte Hades, den Gott der Unterwelt und der Toten, sodass sich dieser bei Zeus beschwerte, woraufhin Zeus Asklepios durch einen Blitz in die Unterwelt verbannte.

Asklepios nahm später Epione zur Frau. Epione war die Mutter der Asklepiaden und wurde auch „die Lindernde" genannt. Gemeinsam mit Asklepios hatte Epione sowohl vier Töchter als auch vier Söhne. Iaso, Aegle, Hygieia und Panakeia waren die Namen der Töchter von Asklepios und Euamerion, Telesphoros, Podalirius und Machaon die Namen der Söhne von Asklepios und Epione. Panakeia war auch bekannt als die „Allheilerin" und Telesphoros war ein Dämon der Genesung und des Wohlbefindens.

14 Vgl. Antike Heilkunde, 2014; Vgl. Biba, 2014; Vgl. Prasch, 2012

1. Welche dieser Aussagen lassen sich aus dem Text ableiten?

I. Hades, der Gott der Unterwelt, ist der Bruder Apollos.
II. Rhea, die Gattin Kronos, ist die Großmutter Apollos.
III. Artemis und Epione waren nicht blutsverwandt.
IV. Asklepios war der Neffe von Artemis.
V. Asklepios war der Enkel des Zeus.

(A) I, II und IV sind richtig.
(B) II, III, IV und V sind richtig.
(C) I, II, III und V sind richtig.
(D) II, III und V sind richtig.
(E) Alle Aussagen sind richtig.

2. Welche dieser Aussagen lassen sich aus dem Text ableiten?

I. Asklepios und seine Gattin Epione hatten 8 Kinder.
II. Zeus hatte 5 Geschwister.
III. Zeus war der Sohn von Kronos und Rhea.
IV. König Phlegyas war Apollos Neffe.
V. Koronis ist die Schwester von Artemis.

(A) I, II, und III sind richtig.
(B) II, III, IV und V sind richtig.
(C) I, II, III und IV sind richtig.
(D) I, II, III und V sind richtig.
(E) Alle Aussagen sind richtig.

Die Galle[15]

Der menschliche Körper produziert täglich in etwa 700 ml Galle, die interdigestiv, das heißt zwischen den Mahlzeiten, in der Gallenblase gespeichert wird. Die Galle wird in den Hepatozyten der Leber produziert und ist essentiell für die Verdauung von Lipiden (Fetten). Zwischen zwei benachbarten Hepatozyten befinden sich die Gallenkanälchen (Canaliculi), in die die Galle durch Transmembrantransport ausgeschieden wird. Stoffe, die in die Canaliculi abgesondert werden, sind Lecithin, konjugierte Gallensalze, Cholesterin und Bilirubin. Die Hepatozyten entnehmen die konjugierten Gallensalze aus den Sinusoiden, mikroskopischen Blutgefäßen, die Blut zu den Hepatozyten transportieren. Die Leberzellen besitzen sowohl in ihrer den Sinusoiden, als auch den Canaliculi, anliegenden Zellmembranen Transportproteine (Carrier) speziell für Gallensalze. Aus den Sinusoiden werden sie mithilfe eines Natrium-Symport-Transportproteins sekundär aktiv aufgenommen, während sie primär aktiv mit Hilfe eines ATP-abhängigen Transporters in das Lumen der Canaliculi ausgeschieden werden.

Diese Canaliculi vereinigen sich zu größeren Kanälen, die letztendlich in die extrahepatischen (außerhalb der Leber gelegenen) Gallenwege gelangen, welche mit dem Ductus hepaticus communis beginnen, von dem der Ductus cysticus (Gallenblasengang, Verbindung zwischen Gallenblase und Ductus hepaticus communis) zur Gallenblase abzweigt. Der Abschnitt nach dieser Abzweigung heißt Ductus choledochus und mündet schließlich zusammen mit dem Ductus pancreaticus der Bauchspeicheldrüse auf der Papilla duodeni major in das Duodenum. In der Gallenblase wird die Galle gespeichert und auf etwa zehn Prozent ihres Ausgansvolumens eingedickt. Gelangen Lipide mit der Nahrung in den Dünndarm, so regen diese die Produktion des Hormons Cholecystokinin (CCK) in der Dünndarmschleimhaut an. CCK stimuliert die glatte Muskulatur in der Organwand der Gallenblase, so dass diese sich zusammenzieht und ihren Inhalt dem Speisebrei im Duodenum beigemischt wird. Eine erhöhte Aktivität des parasympathischen Nervus vagus hat denselben Effekt.

15 Vgl. Wikipedia - Galle, 2014

3. Welche Aussage lässt sich aus dem Text ableiten?

(A) Die Galle wird in den Canaliculi produziert.
(B) Der Ductus choledochus zweigt sich in den Ductus cysticus und Ductus pancreaticus auf.
(C) Bei einem Verschluss des Ductus cysticus kann keine Galle mehr ins Duodenum gelangen.
(D) Die Papilla duodeni major befindet sich im Duodenum.
(E) Keine Antwort ist richtig.

4. Welche Aussage lässt sich aus dem Text ableiten?

(A) Die Gallensalze werden primär aktiv aus den Sinusoiden in die Hepatozyten aufgenommen.
(B) Die Gallensalze werden primär aktiv aus den Canaliculi in die Hepatozyten aufgenommen.
(C) Bei einem Verschluss des Ductus hepaticus communis können Fette im Duodenum nicht mehr verdaut werden.
(D) Die Galle wird in der Gallenblase verdünnt.
(E) Keine Antwort ist richtig.

5. Welches Aussage lässt sich aus dem Text ableiten?

(A) Cholecystokinin wird in der Gallenblase produziert.
(B) Eine Hemmung des Nervus vagus würde die Entleerung der Gallenblase nach sich ziehen.
(C) Die täglich produzierte Menge Galle würde in der Gallenblase auf circa 70 ml eingedickt werden.
(D) Die Gallensalze werden über die Canaliculi zu den Hepatozyten transportiert.
(E) Keine Antwort ist richtig.

EMOTIONEN ERKENNEN

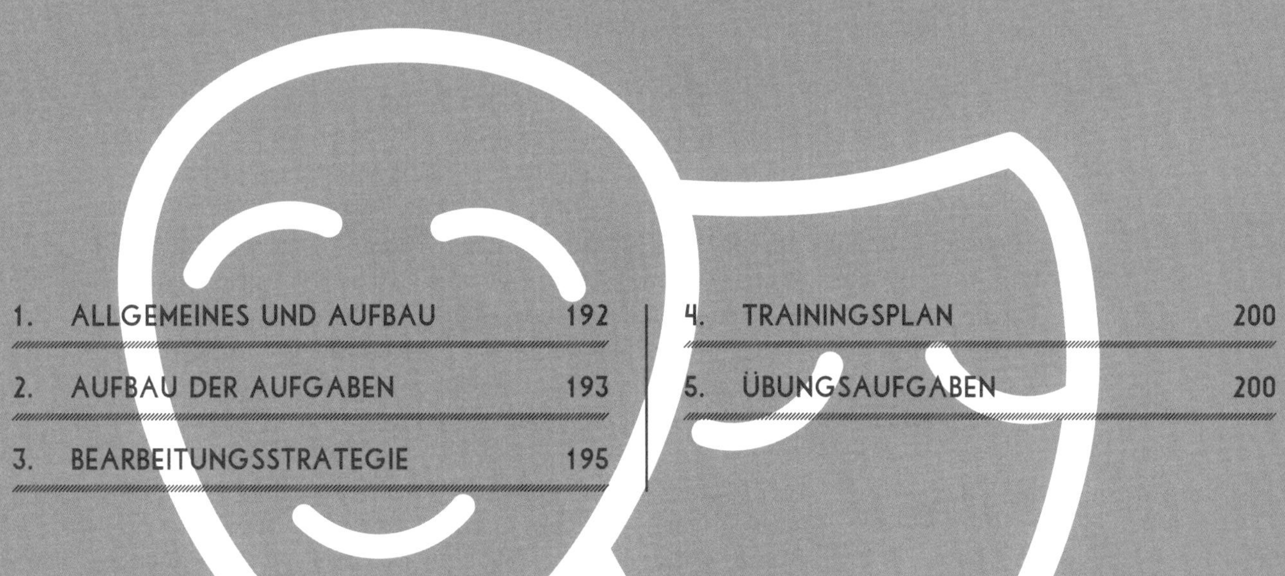

EMOTIONEN ERKENNEN

1. ALLGEMEINES UND AUFBAU

Der Untertest **Emotionen erkennen** wurde erstmals im MedAT 2017 durchgeführt. Er wurde als Ergänzung zum **Sozialen Entscheiden** eingeführt und bildet in Kombination mit diesem den Testteil **sozial-emotionale Kompetenzen**. Wie beim **Sozialen Entscheiden** müssen auch bei diesem Untertest zehn Aufgaben in 15 Minuten bearbeitet werden. Beide Untertests gemeinsam gehen mit zehn Prozent in die Gesamtwertung des MedAT ein.

Mit diesem Untertest soll Deine Fähigkeit erfasst werden, sich anhand einer Skizzierung von Personen und Umständen in eine spezifische Situation einzufühlen und zu beschreiben wie sich eine Person in dieser Situation wahrscheinlich fühlt. Diese Kompetenz ist tatsächlich von besonderer Bedeutung im späteren Berufsleben, da es wichtig ist eine vertrauensvolle Beziehung zu den Patienten aufzubauen. Dies ist eine wesentliche Voraussetzung dafür, dass sich die Patienten angenommen und verstanden fühlen. Allerdings ist es fragwürdig, ob derartige soziale Kompetenzen adäquat anhand von zehn situativen Beschreibungen abgeprüft werden können. Doch konzentrieren wir uns auf das Positive: Wenn Du keinen Hang zum Autismus hast sind diese Aufgaben geschenkte Punkte.

2. AUFBAU DER AUFGABEN

Wie oben bereits angemerkt besteht dieser Untertest aus insgesamt 10 Aufgaben, die in 15 Minuten zu bearbeiten sind. Die Aufgaben setzen sich aus einer **kurzen Situationsbeschreibung**, in der dargestellt wird wie bestimmte Personen eine Situation sehen, und einer **Lösungstabelle mit fünf emotionalen Regungen** zusammen. Mithilfe der Situationsbeschreibung sollst Du herausfinden wie sich eine bestimmte Person in dieser Situation **wahrscheinlich** fühlt.

Unterhalb der Situationsbeschreibungen findest Du fünf Möglichkeiten, wie sich die Person in dieser Situation fühlen könnte. Du musst nun für **jede der Möglichkeiten** angeben, ob sie **eher wahrscheinlich** oder **eher unwahrscheinlich** ist. Eine Aufgabe gilt erst dann als richtig gelöst, wenn Du alle **eher wahrscheinlich** auftretenden Emotionen und alle **eher unwahrscheinlich** auftretenden Emotionen richtig erkannt hast.

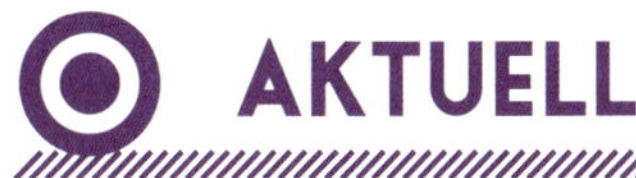

AKTUELL

- **LE VRAI N'EST PAS TOUJOURS VRAISEMBLABLE**
  In den Beispielaufgaben der Testhersteller waren häufig zwei **eher wahrscheinliche** Emotionen und drei **eher unwahrscheinliche** Emotionen zu erkennen. Doch die Erfahrungen aus den letztjährigen MedAT Durchführungen zeigen, dass auch eine, drei, vier oder alle fünf geschilderten Emotionen **eher wahrscheinlich** sein können. Es ist jedoch noch nie vorgekommen, dass alle Emotionen **eher unwahrscheinlich** waren.

Beispielaufgabe 1
„Tanja trifft auf einem Klassentreffen eine gute Schulfreundin, die nun bereits seit vielen Jahren im Ausland lebt. Während der Schulzeit waren sie beste Freundinnen. Ursprünglich hatte die Freundin ihren Besuch am Klassentreffen aus beruflichen Gründen abgesagt. Wie fühlt sich Tanja in dieser Situation?"[16]

	EHER WAHRSCHEINLICH	EHER UNWAHRSCHEINLICH
SIE IST AUSGEGLICHEN.	□	□
SIE IST DANKBAR.	□	□
SIE FREUT SICH.	□	□
SIE IST ÜBERRASCHT.	□	□
SIE IST ZUVERSICHTLICH.	□	□

16 Institut für Psychologie der Universität Graz, Psychologische Diagnostik & Methodik, Untertest Emotionen erkennen, 2017

Lösung

Im ersten Teil der Situationsbeschreibung wird deutlich, dass Tanja eine gute Freundin trifft. Es ist daher **eher wahrscheinlich**, dass sie sich freut, ihre ehemals beste Freundin wieder zu sehen. Andererseits wird klar, dass die Freundin initial nicht zum Klassentreffen erscheinen wollte. Es ist daher **eher wahrscheinlich**, dass Tanja überrascht ist, da sie nicht mit ihrer Freundin gerechnet hatte. Es geht nicht aus der Situationsbeschreibung hervor, dass ihre Freundin allein wegen ihr doch noch gekommen ist. **Sie ist dankbar.** ist daher **eher unwahrscheinlich**. Es wird nicht erwähnt, wie Tanja in die Zukunft blickt oder ob sie sonst mit ihrem Leben zufrieden ist. Es ist daher **eher unwahrscheinlich**, dass Tanja ausgeglichen oder zuversichtlich ist.

	EHER WAHRSCHEINLICH	EHER UNWAHRSCHEINLICH
SIE IST AUSGEGLICHEN.	□	■
SIE IST DANKBAR.	□	■
SIE FREUT SICH.	■	□
SIE IST ÜBERRASCHT.	■	□
SIE IST ZUVERSICHTLICH.	□	■

Beim näheren Betrachten der Beispielaufgabe fällt auf, dass bei der Situationsbeschreibung nichts Konkretes genannt wird. Es wird nicht erwähnt um was für ein Klassentreffen es sich handelt, in welchem Land die Freundin inzwischen lebt oder aus welchen Gründen sie ursprünglich absagen musste. Auch bei allen anderen bisher abgeprüften Szenarien waren die Informationen sehr vage und allgemein gehalten. Dabei handelt es sich keinesfalls um eine kreative Krise der Autoren. Die Situationsbeschreibung werden ganz bewusst generalisiert, um damit dem Leser eine vorurteilsfreie Bearbeitung der Aufgaben zu ermöglichen.

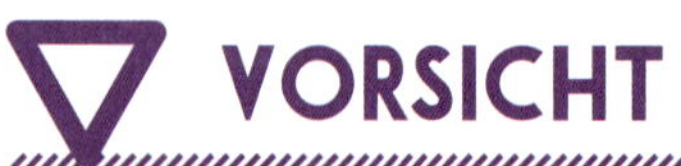

Vergiss nicht, dass Du für alle fünf Antwortmöglichkeiten angeben musst, ob sie eher wahrscheinlich oder eher unwahrscheinlich sind. Solltest Du eine vergessen, gilt die Aufgabe als nicht korrekt gelöst.

3. BEARBEITUNGSSTRATEGIE

DEFINITION DER EMOTIONEN

Laut Rückmeldung der Testteilnehmer werden nur sehr spezifische Emotionen abgefragt. Diese Emotionen sind identisch zu den verwendeten Emotionen in den originalen Übungsaufgaben.

Die folgenden Emotionen sind aus den originalen Übungsaufgaben entnommen. Nur diese Emotionen wurden bisher abgefragt.

- Sie/Er ist neidisch.
- Sie/Er ist eifersüchtig.
- Sie/Er ist traurig.
- Sie/Er empfindet Mitleid.
- Sie/Er liebt ihre Kinder.
- Sie/Er ist zuversichtlich.
- Sie/Er ist stolz.
- Sie/Er bereut etwas.
- Sie/Er fühlt sich schuldig.
- Sie/Er ärgert sich.
- Sie/Er ist motiviert und herausgefordert.
- Sie/Er freut sich.
- Sie/Er ist enttäuscht.
- Sie/Er ist dankbar.
- Sie/Er bereut etwas.
- Sie/Er ist erleichtert.
- Sie/Er ist ausgeglichen.
- Sie/Er ist überrascht.
- Sie/Er schämt sich.
- Sie/Er ist mit ihrem/seinem Leben zufrieden.
- Sie/Er hat Angst.

Es ist entscheidend den Unterschied zwischen diesen Emotionen zu kennen, um die Szenarien korrekt lösen zu können. Da die Anzahl der abgefragten Emotionen überschaubar ist, solltest Du Dich genau mit der Definition dieser Emotionen vertraut machen, um diese besser gegeneinander abgrenzen zu können. Um Dir die Arbeit zu erleichtern, haben wir im Folgenden Definitionen zu den wichtigsten Emotionen zusammengestellt.

Neid

In der öffentlichen Rezeption des Begriffes findet man vor allem die Bedeutung des destruktiven Neids, also der Missgunst. Eine Person hat den Wunsch, dass die beneidete Person die Güter, um die sie beneidet wird, verliert oder anderen Schaden erleidet. Der Wunsch des Neidenden ist rein egoistisch motiviert.

Der Testhersteller schreibt in der Erläuterung zu einer Aufgabe:[17]

„Wir erfahren auch, dass Silke selbst gerne bessere Bedingungen zum Studieren hätte und es als ungerecht erlebt, dass Eva diese besseren Bedingungen bereits hat. Daher ist es wahrscheinlich, dass sie Neid empfindet."

Eifersucht

Eifersucht beschreibt eine schmerzhafte Emotion, die bei fehlender oder ungenügender Zuneigung durch eine andere Person zum Beispiel den Partner entsteht. Diese vermeintlich oder tatsächlich ungenügende Zuneigung, kann fehlende Anerkennung, Aufmerksamkeit, Liebe oder Respekt sein. Die Erwartung oder der Anspruch auf diese Zuneigung wird durch den Partner enttäuscht, indem dieser die Zuneigung oder Liebe jemand anderem zukommen lässt. Es wird dadurch eine starke Verlustangst, eine Kränkung oder ein Gefühl der Minderwertigkeit ausgelöst. Auslöser können z. B. Heimlichkeiten, Intimitätsverlust, Loyalitäts- oder ein Vertrauensbruch sein.

Der Testhersteller fasst das schön in eigenen Worten zusammen:[18]

„Von Eifersucht kann man nur sprechen, wenn das Objekt der Begierde ein Mensch ist."

Mitleid

Mitleid ist die gefühlte Anteilnahme am Schmerz oder Leid einer anderen Person. Das Gefühl kann sich sowohl auf eine geliebte Person oder auf eine unbekannte Person oder ein anderes Lebewesen beziehen. Mitleid kann auch rein durch die Vernunft geleitet sein.

Der Testhersteller schreibt in der Erläuterung zu einer Aufgabe:[19]

„Dominik bekommt mit, dass die Situation seinen geliebten Sohn unglücklich macht. Er weiß jedoch nicht, wie er seinem Sohn helfen könnte. Daher ist es wahrscheinlich, dass er Mitleid mit der Lage seines Sohnes hat, und sich dadurch ebenfalls traurig fühlt."

Wir möchten darauf hinweisen, dass die Emotionen Mitleid und Traurigkeit selbstverständlich gemeinsam auftreten können und in sehr enger Beziehung stehen.

17 Institut für Psychologie der Universität Graz, Psychologische Diagnostik & Methodik, Untertest Emotionen erkennen, 2017
18 Institut für Psychologie der Universität Graz, Psychologische Diagnostik & Methodik, Untertest Emotionen erkennen, 2017
19 Institut für Psychologie der Universität Graz, Psychologische Diagnostik & Methodik, Untertest Emotionen erkennen, 2017

Reue
Reue ist das Bedauern einer eigenen Schuld wegen einer Tat oder der Unterlassung, die die Person im Nachhinein als unrecht und verwerflich beurteilt. Das Gefühl der Reue ist auch verbunden mit dem Willensvorsatz zur eventuellen Genugtuung und Besserung. Etwas zu bereuen ist nicht damit zu verwechseln, dass man sich wegen einer Handlung schämt.

Scham
Scham ist ein Gefühl der Verlegenheit oder der Bloßstellung, das durch Verletzung der Intimsphäre auftreten kann. Es kann auch dadurch entstehen, dass die Person sozialen Erwartungen oder Normen nicht entsprochen hat, indem sie sich unehrenhaft, unanständig verhalten hat oder ihre Handlungen erfolglos geblieben sind. Das Gegenteil zu Scham ist der Stolz.

Der Testhersteller umschreibt das in einer Aufgabenerläuterung etwas abstrakt:[20]
„Aus der Beschreibung der Situation geht nicht klar hervor, ob Hannes meint, dass er etwas anders hätte machen können, oder ob er glaubt, dass er einen groben Fehler begangen hat und daher der Computer abgestürzt ist. Daher können wir auch nicht sagen, ob Hannes etwas bereut, sich für sein Verhalten schämt, oder sich gar schuldig fühlt."

Stolz
Stolz ist das Gefühl einer großen Zufriedenheit mit sich selbst oder anderen. Stolz ist ein Gefühl der Freude, etwas Besonderes, Anerkennenswertes oder Zukunftsträchtiges geleistet zu haben.

Der Testhersteller schreibt hierzu:[21]
„Da sie nun am Ende des Projekts für ihre Arbeit gelobt wurde, ist es wahrscheinlich, dass Karin stolz auf sich ist."

Ärger
Ärger, auch Verdruss, ist eine spontane, innere, negativ-emotionale Reaktion bzw. Affekt auf eine unangenehme oder unerwünschte Situation, Person oder Erinnerung.

Der Testhersteller schreibt hierzu in einer Erläuterung:[22]
„Aus den ersten beiden Sätzen der Situationsbeschreibung wissen wir, dass Hannes an einem für ihn wichtigen Projekt arbeitet. Im dritten und vierten Satz erfahren wir, dass es durch äußere Umstände zu einem Hindernis bei der Erreichung kommt, dass er zudem nicht vorhergesehen hat. Aufgrund dieser Informationen ist es wahrscheinlich, dass Hannes sich ärgert."

20 Institut für Psychologie der Universität Graz, Psychologische Diagnostik & Methodik, Untertest Emotionen erkennen, 2017
21 Institut für Psychologie der Universität Graz, Psychologische Diagnostik & Methodik, Untertest Emotionen erkennen, 2017
22 Institut für Psychologie der Universität Graz, Psychologische Diagnostik & Methodik, Untertest Emotionen erkennen, 2017

Enttäuschung

Eine Enttäuschung bezeichnet das Gefühl, einem sei eine Hoffnung zerstört oder auch unerwartet ein Kummer bereitet worden.

Dankbarkeit

Dankbarkeit ist ein positives Gefühl oder eine Haltung in Anerkennung einer materiellen oder immateriellen Zuwendung, die man erhalten hat oder erhalten wird.

Der Testhersteller schreibt in der Erläuterung zur oben aufgeführten Beispielaufgabe:[23]
„Da wir aus der Situationsbeschreibung nicht erfahren, ob Tanja denkt, dass ihre Freundin nur ihr zu Liebe zum Klassentreffen gekommen ist, können wir auch nicht sagen, ob sie dankbar ist." In einem anderen Beispiel wird erläutert: „Aus der Situationsbeschreibung geht auch nicht hervor, ob Karin bei der Bewältigung der Probleme Hilfe hatte, sodass wir nicht beurteilen können, ob sie aktuell für etwas dankbar ist."

Herausgefordert und motiviert

Bei dieser Emotion müssen sowohl herausgefordert als auch motiviert zutreffen. Diese Emotionen sind keine Synonyme.

Der Testhersteller schreibt dazu:[24]
„Aus der Situationsbeschreibung erfahren wir zwar, dass Karin von Beginn an herausgefordert und motiviert war, jedoch können wir nicht sagen, ob dies auch noch in der aktuellen Situation zutrifft, da wir nicht erfahren, wie es mit dem Projekt und Karins Aufgaben weitergeht." In einem anderen Beispiel wird erläutert: „Wir wissen auch nicht, ob Heiko aktuell an Dingen arbeitet, die für ihn eine Herausforderung darstellen und die er gerne meistern würde. Daher können wir anhand der Informationen aus der Situationsbeschreibung nicht eindeutig sagen, ob Heiko im Moment herausgefordert und motiviert ist."

Überraschung

Mit Überraschung bezeichnet man das Erleben unvorhergesehener Situationen, Gefühle oder Begegnungen, unerwarteter Worte, Geschenke und Ähnliches.

Der Testhersteller umschreibt Überraschung anhand einer Erläuterung wie folgt:[25]
„Zudem erfahren wir im dritten Satz, dass die Freundin ursprünglich nicht geplant hatte, auf das Klassentreffen zu kommen, und daher abgesagt hatte. Aufgrund dieser Information kann man annehmen, dass Tanja nicht mit dem Erscheinen ihrer Freundin gerechnet hat. Daher ist es auch „eher wahrscheinlich", dass Tanja über ihr erscheinen nun positiv überrascht ist."

---

23 Institut für Psychologie der Universität Graz, Psychologische Diagnostik & Methodik, Untertest Emotionen erkennen, 2017
24 Institut für Psychologie der Universität Graz, Psychologische Diagnostik & Methodik, Untertest Emotionen erkennen, 2017
25 Institut für Psychologie der Universität Graz, Psychologische Diagnostik & Methodik, Untertest Emotionen erkennen, 2017

Angst
Angst ist der Oberbegriff für eine Vielzahl von Gefühlsregungen, deren Gemeinsamkeit auf einer Verunsicherung des Gefühlslebens beruht. Das Stichwort ist die Unsicherheit über zukünftige Ereignisse.

Der Testhersteller erläutert folgendermaßen:[26]
„Im fünften und sechsten Satz wird deutlich, dass Hannes aktuell nicht einschätzen kann, wie die Situation ausgehen wird, und zudem aus seiner Sicht nichts mehr selbst unternehmen kann, um seine Lage zu verbessern. Daher ist es wahrscheinlich, dass Hannes in diesem Moment auch Angst empfindet."

BELEGBARKEIT DER EMOTIONEN

Es gibt für jede Emotion die gesucht wird eine Textstelle an der man sie belegen kann. Kann eine Emotion nicht aus der Situationsbeschreibung belegt bzw. erklärt werden gilt sie als **eher unwahrscheinlich**. Es ist absolut entscheidend keine eigenen Interpretationen aus einer Situationsbeschreibung abzuleiten. Vielmehr geht es darum genau zu lesen und auf die Worte zu achten, die die emotionale Reaktion auf ein Ereignis erläutern. Diese Belegbarkeit der Emotionen geht auch aus den Erläuterungen des Testherstellers zu den spezifischen Emotionen hervor.

Der Testhersteller schreibt in der Erläuterung zur oben aufgeführten Beispielaufgabe:[27]
Sie trifft eine gute Freundin, die ursprünglich abgesagt hatte. → **Überraschung**

Es wird zweimal erwähnt, dass sie eine „gute Schulfreundin" ist und damals ihre „beste Freundin" war. → **Freude**

Manche Emotionen können jedoch nicht ganz so einfach identifiziert werden und sind im Text durch andere Attribute und Verben umschrieben.

Beispiele[28]
„Damit hatte er nicht gerechnet." „Für ihn ist **unklar**." → **Er hat Angst.**

„Hannes arbeitet... an einem **wichtigen** Projektbericht" → **Er ärgert sich.**

„Er **hängt sehr** an seinem Sohn." → **Er liebt seinen Sohn.**

„Silke hält diesen Vorteil von Eva für **ungerecht**." → **Sie ist neidisch.**

„Der neue Kollege **scheint sehr nett zu sein**." → **Er ist zuversichtlich.**

26 Institut für Psychologie der Universität Graz, Psychologische Diagnostik & Methodik, Untertest Emotionen erkennen, 2017
27 Institut für Psychologie der Universität Graz, Psychologische Diagnostik & Methodik, Untertest Emotionen erkennen, 2017
28 Institut für Psychologie der Universität Graz, Psychologische Diagnostik & Methodik, Untertest Emotionen erkennen, 2017

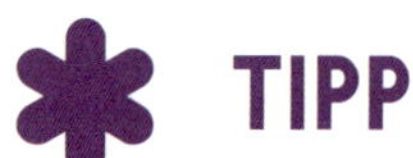

TIPP

* **STICK TO THE FACTS**
  Achte auf Synonyme, klare Andeutungen und Attribute bzw. Verben, die eine Emotion umschreiben. Wenn Du eine Emotion nicht klar belegen kannst, gilt diese als eher unwahrscheinlich. Es gibt keinen Spielraum für Interpretationen.

4. TRAININGSPLAN

Im Anschluss findest Du eine komplette Simulation zu diesem Untertest. Zudem gibt es weitere zehn Übungsaufgaben in unserer **MedAT Simulation**. Da es zu diesem Testteil ansonsten kein verlässliches Übungsmaterial gibt, arbeiten wir momentan mit Hochdruck an einem entsprechenden **Übungsbuch Sozial-emotionale Kompetenzen**. Wir hoffen es Dir im Frühjahr 2019 anbieten zu können.

QUINTESSENZ

- Schärfe Deine Sinne! Die Definitionen zu den spezifischen Emotionen solltest Du unbedingt verinnerlichen.
- Achtsamkeit trainieren! Um die Szenarien korrekt lösen zu können muss man die Szenarien aufmerksam studieren.
- Was nicht aus dem Text belegbar bzw. erklärbar ist gilt als eher unwahrscheinlich.
- Da sich viele Teilnehmer falsch auf diesen Untertest vorbereiten, kannst Du Dich hiermit sehr gut absetzen.

5. ÜBUNGSAUFGABEN

Im Folgenden hast du eine komplette Simulation mit 10 Aufgaben für deren Bearbeitung Du 15 Minuten Zeit hast. Die Lösungstabellen zu den Aufgaben findest du am Ende des Buches im **Kapitel Lösungen**.

SIMULATION

Bearbeitungszeit: 15 Minuten

1. „Aus beruflichen Gründen wohnt Brigitte seit vielen Jahren im Ausland. Kurz nach ihrem letzten Besuch verstirbt Brigittes geliebte Mutter nach jahrelanger, schwerer Krankheit. Die zahlreichen Langstreckenflüge, um ihre Mutter zu besuchen, haben Brigitte belastet, da sie ungern reist. Wie fühlt sich Brigitte in dieser Situation?"

	EHER WAHRSCHEINLICH	EHER UNWAHRSCHEINLICH
SIE IST ERLEICHTERT.	☐	☐
SIE IST TRAURIG.	☐	☐
SIE FÜHLT SICH SCHULDIG.	☐	☐
SIE BEREUT ETWAS.	☐	☐
SIE ÄRGERT SICH.	☐	☐

2. „Marianne ist leidenschaftliche Leistungssportlerin. Bei einem wichtigen Wettkampf stürzt Marianne und verletzt sich dabei. Es ist unklar wie schwerwiegend die Verletzung ist, der Trainer befürchtet jedoch schlimmstes. Da Mariannes Eltern verhindert sind, erklärt sich die Mutter eines Teamkollegen bereit das Mädchen in die Klinik zu begleiten. Wie fühlt sich Marianne in dieser Situation?"

	EHER WAHRSCHEINLICH	EHER UNWAHRSCHEINLICH
SIE IST TRAURIG.	☐	☐
SIE HAT ANGST.	☐	☐
SIE IST DANKBAR.	☐	☐
SIE BEREUT ETWAS.	☐	☐
SIE IST ÜBERRASCHT.	☐	☐

3. „Frank ist Angestellter einer großen Firma. Über ihm steht der Abteilungsleiter. Oft sitzt er noch nach Feierabend an seinem Schreibtisch, um den Fristen des Abteilungsleiters und dessen Zielvorgaben entsprechen zu können. Der Abteilungsleiter hat mehr Freizeit und fährt einen deutlich luxuriöseren Firmenwagen, was Frank als ungerecht empfindet. Er hätte selbst gern ein luxuriöseres Auto und weniger Arbeit. Wie fühlt sich Frank in dieser Situation?"

	EHER WAHRSCHEINLICH	EHER UNWAHRSCHEINLICH
ER IST WÜTEND.	☐	☐
ER IST NEIDISCH.	☐	☐
ER IST HERAUSGEFORDERT UND MOTIVIERT.	☐	☐
ER IST EIFERSÜCHTIG.	☐	☐
ER IST DANKBAR.	☐	☐

4. „Peter und Henriette sind glücklich verheiratet. Damit Peter seine berufliche Karriere verfolgen kann, sind sie ins Ausland gezogen. Henriette musste dafür ihre geliebte Arbeitsstelle aufgeben. Sie hat Schwierigkeiten neue Freunde im Ausland kennenzulernen und fühlt sich häufig alleine. Peter weiß nicht, wie er seiner Frau helfen soll. Wie fühlt sich Peter in dieser Situation?“

	EHER WAHRSCHEINLICH	EHER UNWAHRSCHEINLICH
ER HAT ANGST.	☐	☐
ER IST TRAURIG.	☐	☐
ER HAT MITLEID.	☐	☐
ER FÜHLT SICH SCHULDIG.	☐	☐
ER LIEBT SEINE FRAU.	☐	☐

5. „Henning und Dieter lebten in einer eingetragenen Lebenspartnerschaft und waren glücklich miteinander. Henning ist vor kurzem unerwartet verstorben. Da Henning als Alleinverdiener den Unterhalt für beide erwirtschaftete, ist Dieter ungewiss, wie er die Wohnung und seinen Unterhalt nun finanzieren wird. Wie fühlt sich Dieter in dieser Situation?“

	EHER WAHRSCHEINLICH	EHER UNWAHRSCHEINLICH
ER BEREUT ETWAS.	☐	☐
ER HAT ANGST.	☐	☐
ER IST TRAURIG.	☐	☐
ER IST ZUVERSICHTLICH.	☐	☐
ER IST ÜBERRASCHT.	☐	☐

6. „Walter lebt bei seiner pflegebedürftigen Oma. Er ist seit langer Zeit arbeitslos und steuert nur wenig zur Rente der Oma bei, um die Lebenshaltungskosten zu decken. Einen Pflegedienst möchte er aus Kostengründen nicht engagieren. Er braucht nicht viel zum Leben und fühlt sich trotz der finanziellen Abhängigkeit von seiner Oma wohl. Unerwartet verstirbt die Oma. Für Ihn ist unklar, wie es jetzt weitergehen soll. Wie fühlt sich Walter in dieser Situation?“

	EHER WAHRSCHEINLICH	EHER UNWAHRSCHEINLICH
ER IST AUSGEGLICHEN.	☐	☐
ER IST VERÄRGERT.	☐	☐
ER FÜHLT SICH SCHULDIG.	☐	☐
ER IST GLÜCKLICH.	☐	☐
ER HAT ANGST.	☐	☐

7. „Frederike ist bei ihren Schwiegereltern zum Festtagsbraten eingeladen. Frederike ist Veganerin und lehnt dankend und bestimmt das Fleisch ab. Es entsteht darauf eine Diskussion bei der Frederike die Vorteile einer veganen Ernährung erläutert. Sie stößt damit bei ihren Schwiegereltern auf Unverständnis, da die Jagd bei der Familie Tradition hat. Frederike wird darauf kleinlaut und gibt nach. Wie fühlt sich Frederike in dieser Situation?"

	EHER WAHRSCHEINLICH	EHER UNWAHRSCHEINLICH
SIE IST TRAURIG.	☐	☐
SIE HAT ANGST.	☐	☐
SIE SCHÄMT SICH.	☐	☐
SIE IST VERÄRGERT.	☐	☐
SIE BEREUT ETWAS.	☐	☐

8. „Dörte ist Angestellte und hat erst vor kurzer Zeit den Job neu begonnen. Bei ihrer ersten Präsentation, kann sie ihrem Chef keine genaue Antwort auf eine Frage geben, was den Chef sichtlich verärgert. Dörte ist das unangenehm. Ein anderer Kollege weiß die Antwort und erntet dafür Lob vom Chef. Wie fühlt sich Dörte in dieser Situation?"

	EHER WAHRSCHEINLICH	EHER UNWAHRSCHEINLICH
SIE SCHÄMT SICH.	☐	☐
SIE BEREUT ETWAS.	☐	☐
SIE IST HERAUSGEFORDERT UND MOTIVIERT.	☐	☐
SIE IST ZUVERSICHTLICH.	☐	☐
SIE HAT ANGST.	☐	☐

9. „Christian hat sein Studium abgeschlossen und seine erste Arbeitsstelle angetreten. Durch die ungewohnten Arbeitsabläufe und die fehlende Routine fühlt sich Christian häufig überfordert. Sein Chef wirkt unzufrieden mit seiner Arbeit und kontrolliert ihn deshalb häufiger als andere. Christian ist unsicher, ob er die Probezeit überstehen wird und möchte sich noch mehr anstrengen. Wie fühlt sich Christian in dieser Situation?"

	EHER WAHRSCHEINLICH	EHER UNWAHRSCHEINLICH
ER IST ZUVERSICHTLICH.	☐	☐
ER HAT ANGST.	☐	☐
ER IST TRAURIG.	☐	☐
ER SCHÄMT SICH.	☐	☐
ER IST HERAUSGEFORDERT UND MOTIVIERT.	☐	☐

10. „Mila geht regelmäßig mit zwei Pudeln namens Jenny und Jeany Gassi. Die arroganten Besitzer der Hunde sind ihr unsympathisch. Jenny frisst ausversehen eine alte Wurst auf der Straße und erbricht darauf mehrfach. Mila verheimlicht den Vorfall den Besitzern. Sie erfährt ein paar Tage später, dass Jenny unerwartet verstorben ist. Mila glaubt einen Fehler begangen zu haben. Wie fühlt sich Mila in dieser Situation?"

	EHER WAHRSCHEINLICH	EHER UNWAHRSCHEINLICH
SIE HAT ANGST.	☐	☐
SIE SCHÄMT SICH.	☐	☐
SIE BEREUT ETWAS.	☐	☐
SIE FÜHLT SICH SCHULDIG.	☐	☐
SIE ÄRGERT SICH.	☐	☐

SOZIALES ENTSCHEIDEN

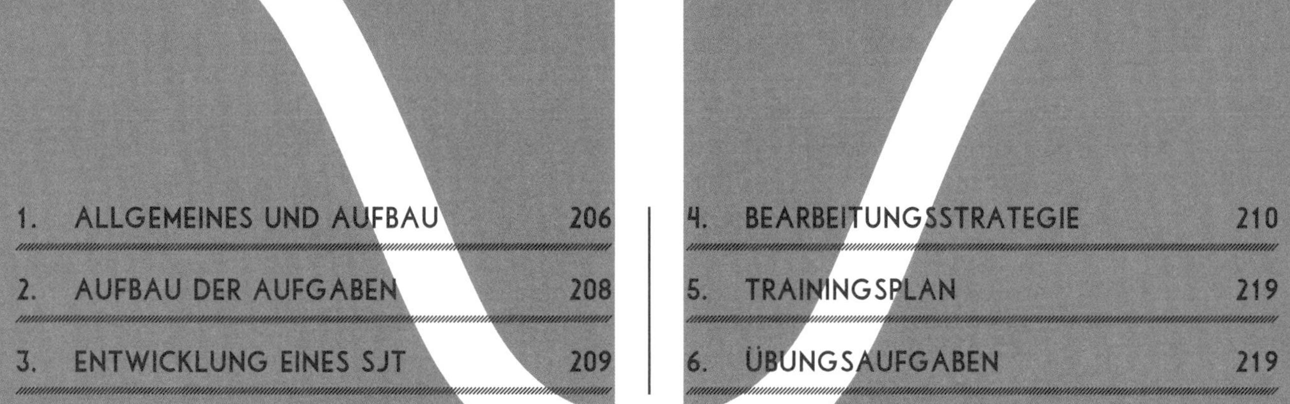

SOZIALES ENTSCHEIDEN

1. ALLGEMEINES UND AUFBAU

Dieser Untertest wurde erstmals im MedAT 2015 abgeprüft und geht zusammen mit dem **Untertest Emotionen** erkennen mit zehn Prozent in das Testergebnis ein. Laut Dr. Josef Smolle misst „Diese Aufgabengruppe im Multiple-Choice-Format die Eigenschaft, Entscheidungen in sozialen Kontexten hinsichtlich ihrer Bedeutung zu reihen. Erfasst wird ein Bereich, der besonders in der Medizin eine hohe handlungsleitende Relevanz hat."[29]

Besser bekannt ist dieser Test unter dem Namen **Situational Judgement Test (SJT)**. Man geht davon aus, dass man das Verhalten von Personen in Simulationen als Prädikator für zukünftiges Handeln verwenden kann. Der MedAT bekam durch diesen Untertest eine neue Qualität, indem auch **Soft Skills mit in die Bewertung** einflossen. „Diese Soft Skills kann man – wie schon der Name sagt – nie so hart testen wie Hard Facts. Für den ärztlichen Beruf ist das aber genauso wichtig"[30], sagt der Rektor der Medizin-Uni Graz, Dr. Josef Smolle.

Erstmals wurde der SJT im Aufnahmeverfahren der Medizinischen Universität Graz im Juli 2010 eingeführt, nachdem Männer im damaligen Aufnahmetest stets besser abgeschnitten hatten und man ein Instrument zur **Gender-Gleichberechtigung** etablieren wollte. Laut Habersack M. et al hätte der SJT dieses Ziel erfüllt, da in diesem Test Frauen durchschnittlich besser abschnitten als Männer.[31]

SJT's gibt es seit den 1950ern. Aktuell werden sie im United Kingdom (UK Clinical Aptitude Test (UKCAT)) und in Belgien, Flandern (Toelatingsexamen arts & tandarts) in Medizinaufnahmeverfahren integriert. Für die Erstellung der Aufgaben in Österreich wurde auf die langjährige Erfahrung von Prof. Dr. F. Lievens, Department of Personnel Management & Work and Organizational Psychology, Ghent, Belgien mit SJT's zurückgegriffen, der bei der Erstellung des sog. **Toelatingsexamen arts & tandarts** mitwirkte.

29 Vgl. Smolle, 2015
30 Vgl. Smolle, 2010
31 Vgl. Habersack, Dimai, Ithaler, Neges & Reibnegger, 2012

Die Objektivität des Tests ist stark umstritten. In Belgien wurde der Einsatz eines SJT im Videoformat gegen den Einsatz im Papierformat verglichen. Dabei zeigte sich, dass die Testabnahme im Videoformat deutlicher mit interpersonellen und kommunikativen Fähigkeiten korreliert, als der Paper-Pencil Test. Eine Testabhaltung im Videoformat ist jedoch sehr kostenintensiv und praktisch schwer umzusetzen. Aktuell weiß man nicht, was genau ein Paper-Pencil Test misst. Porf. Dr. K. D. Hänsgen vom ZTD der Universität Freiburg Schweiz äußert sich dazu etwas drastischer: „Eignungstests als „wettbewerbsorientierte Reihungsverfahren", mit denen wichtige Entscheidungen getroffen werden, müssen eindeutig bewertbare Antworten für jede Frage haben. Wer mehr richtige Antworten gibt, muss über bessere Fähigkeiten und damit Studieneignung verfügen. Wenn Antworten als „falsch" oder weniger zutreffend bewertet werden, muss dies nachweislich so sein, weil ansonsten jedes Testergebnis angefochten werden kann – Objektivität bzw. Willkürfreiheit nicht mehr gegeben wären."[32]

Laut den Rückmeldungen der TestteilnehmerInnen 2015, waren die Antwortmöglichkeiten im **Untertest Soziales Entscheiden** sehr ähnlich und eine Reihung damit sehr schwierig bis unmöglich. Daher wurde das Konzept nochmals überarbeitet. Im MedAT 2016 wurde der Aufbau der Aufgaben viel klarer strukturiert und damit leichter durchschaubar gestaltet. Die TestteilnehmerInnen des MedAT in den letzten Jahren berichteten, dass sie unter Anwendung unserer Bearbeitungsstrategie alle Aufgaben mühelos bearbeiten konnten.

32 Hänsgen, K.D., 2009

2. AUFBAU DER AUFGABEN

Der Test dauert 15 Minuten in denen zehn Szenarien mit je fünf Überlegungen präsentiert werden. Deine Aufgabe besteht darin die fünf Handlungsüberlegungen eines Szenarios nach Wichtigkeit zu sortieren. 1 steht dabei für die wichtigste Überlegung, 5 für die unwichtigste Überlegung. Zwei oder mehr Überlegungen können nicht auf der gleichen Wichtigkeitsstufe stehen. Jede der fünf Überlegungen ist einer der fünf Hierarchiestufen zuzuordnen.

Angabe der Antworten auf dem Antwortbogen

* Wenn für Sie die **Überlegung A** am wichtigsten ist, dann kreuzen Sie bitte auf dem Antwortbogen die 1 an.
* Wenn für Sie die **Überlegung B** am zweitwichtigsten ist, dann kreuzen Sie bitte auf dem Antwortbogen die 2 an.
* Wenn für Sie die **Überlegung C** am drittwichtigsten ist, dann kreuzen Sie bitte auf dem Antwortbogen die 3 an.
* Wenn für Sie die **Überlegung D** am viertwichtigsten ist, dann kreuzen Sie bitte auf dem Antwortbogen die 4 an.
* Wenn für Sie die **Überlegung E** am wenigsten wichtig ist, dann kreuzen Sie bitte auf dem Antwortbogen die 5 an.

	1	2	3	4	5
(A)	■	□	□	□	□
(B)	□	■	□	□	□
(C)	□	□	■	□	□
(D)	□	□	□	■	□
(E)	□	□	□	□	■

Je nachdem wie sehr die von Dir erstellte Rangreihenfolge mit der idealen Rangreihenfolge des Testherstellers übereinstimmt, werden Dir die Punkte zugeteilt. Ob Du auch Punkte für eine nur nahezu komplett richtige Reihung erhältst ist unklar. Man kann aber davon ausgehen, dass dies so gehandhabt wird.

3. ENTWICKLUNG EINES SJT

Nach welchen Regeln werden SJT's erstellt und auf welcher Evidenz basieren die Lösungen der Aufgaben?

Ein SJT wird in einen mehrstufigen Prozess erstellt. Die einzelnen Schritte sind: Sammlung erfolgskritischer Situationen, empirische Prüfung, Revision und abschließende Dokumentation.

1. **Sammlung erfolgskritischer Situationen**
   Je nach Zielgruppe muss bei der Sammlung der Situationen zwischen speziellen und allgemeinen Situationen unterschieden werden. Die Zielgruppe im MedAT sind Abiturienten bzw. Maturanten ohne Berufsvorbildung. Um eine Gleichberechtigung der Testteilnehmer zu gewährleisten, werden keine Vorkenntnisse für den späteren Beruf (Arzt, Zahnarzt) vorausgesetzt. Die Situationen werden daher allgemeine Situationen aus dem Alltag sein, die jeder kennt. Genau das bestätigten uns auch die Testteilnehmer des MedAT.

   Folgende Situationen wurden in ähnlicher Art und Weise gestellt.
   * Rolf findet auf einem öffentlichen Platz Geld.
   * Die Mutter von Franziska hat ihr verboten bis spät nachts Fern zu sehen. Sie tut es aber trotzdem.
   * Markus hat dem Vater versprochen erst die Hausaufgaben zu erledigen und sich dann mit Freunden zu treffen. Er hält sich nicht an das Versprechen und trifft sich mit Freunden, bevor die Hausaufgaben abgeschlossen sind.

   Diese Situationen werden von Experten gesammelt, die auf diesem Gebiet Erfahrung haben. Dabei müssen sie detailliert festhalten, was genau passierte, wie mit der Situation verfahren wurde, ob es Alternativen gab und welche Konsequenzen das Vorgehen hatte.

   Die Antwortmöglichkeiten werden so gewählt, dass sie auf die Bewerber gleich attraktiv wirken. Bei genauer Analyse wird jedoch immer eine leicht andere Handlungsoption abgefragt bzw. ein anderes Prinzip bei der Überlegung.

2. **Empirische Prüfung**
   Die erstellten Situationen werden dann einer ausgewählten Gruppe in Form eines Fragebogens präsentiert. Unter der Annahme, dass die Mitarbeiter eines Unternehmens auch dazu passen, wird die Gruppe aus den eigenen Reihen rekrutiert. Im Falle des MedAT z. B. eine Gruppe von Ärzten oder Medizinstudenten.

3. **Revision**
   Die Antworten werden jetzt durch die Expertengruppe reevaluiert und nicht brauchbare Antworten ersetzt. Die Beurteilung der Antworten erfolgt entweder aufgrund von persönlichen Erfahrungen und deren Konsequenzen (empirisch) oder durch rationale Überlegungen (logisch).[33]

33 Vgl. Mück, 2008

4. BEARBEITUNGSSTRATEGIE

LEITGEDANKEN

Es stellt sich die Frage, welche ärztlich-ethische Grundhaltung bzw. Meinung vom Testhersteller als die anzustrebende erachtet wird. Zum SJT der Pflegewissenschaften an der Uni Graz wurden Leitstrukturen veröffentlicht, deren wichtigste Punkte wir im Folgenden kurz nennen wollen.[34]

- Kritisches Hinterfragen des eigenen Handelns
- Bereitschaft mit anderen Gesundheitsberufen zu kooperieren
- Offenheit für Maßnahmen der Qualitätssicherung
- Respektvoller Umgang mit den Kollegen
- Jeder Patient, jede Patientin ist individuell und sollte auch so behandelt werden
- Sich Zeit nehmen für die Erklärung von Untersuchungsmethoden und Diagnosen, kein Benutzen von Fachtermini gegenüber Patienten
- Förderung von Gesundheit und die Prävention von Krankheiten
- Vorbildwirkung des Arztes, der Ärztin
- Wahrung des Berufsgeheimnis und der Schweigepflicht

Diese Leitgedanken sind für den Berufsalltag in der Klinik gedacht und daher nur bedingt relevant für soziales Entscheiden im MedAT. Zur Orientierung leisten sie aber einen wertvollen Beitrag.

HIERARCHIESTUFEN DES HANDELNS

Bitte setzte Dich, bevor Du weiterliest, mit den zwei veröffentlichten Originalaufgaben des VMC Graz auseinander. Auch wenn die Situationen der Aufgaben unterschiedlich sind, weisen sie doch die genau gleiche Struktur auf. Aus der Strukturanalyse der Aufgaben lassen sich Hierarchiestufen des „richtigen" bzw. erwünschten Handelns ableiten. Diese korrelieren mit den sechs Stufen der moralischen Entwicklung, welche wir Dir im Folgenden vorstellen.

34 Institut für Psychologie der Universität Graz, Psychologische Diagnostik & Methodik, Untertest Soziales Entscheiden

Die sechs Stufen der moralischen Entwicklung[35]

Im Folgenden demonstrieren wir Dir anhand von drei Originalaufgaben zum Untertest Soziales Entscheiden die relevanten Stufen der moralischen Entwicklung.

Originalaufgabe 1[36]

„Rita kauft in einem teuren Laden ein. Es ist allgemein bekannt, dass der Laden seine Kunden gelegentlich ausnimmt. Sie bekommt an der Kassa zu viel Wechselgeld zurück. Rita ist unsicher, wie sie reagieren soll. Wie relevant sollten Ihrer Meinung nach die folgenden Überlegungen, die Rita bei ihrer Entscheidung angestellt haben könnte, sein?"

Überlegungen:

(A) „Würde ich durch mein Verhalten dem Verkäufer mehr schaden als dem Laden?"
(B) „Würde es meine Pflicht sein, immer das überschüssige Wechselgeld zurückzugeben?"
(C) „Würden andere an meiner Stelle das Wechselgeld zurückgeben?"
(D) „Würde ich das Wechselgeld für notwendige Anschaffungen benötigen?"
(E) „Würde jemand dahinterkommen, dass ich zu viel Wechselgeld zurückbekommen habe?"

	1	2	3	4	5
(A)	☐	☐	☐	☐	☐
(B)	☐	☐	☐	☐	☐
(C)	☐	☐	☐	☐	☐
(D)	☐	☐	☐	☐	☐
(E)	☐	☐	☐	☐	☐

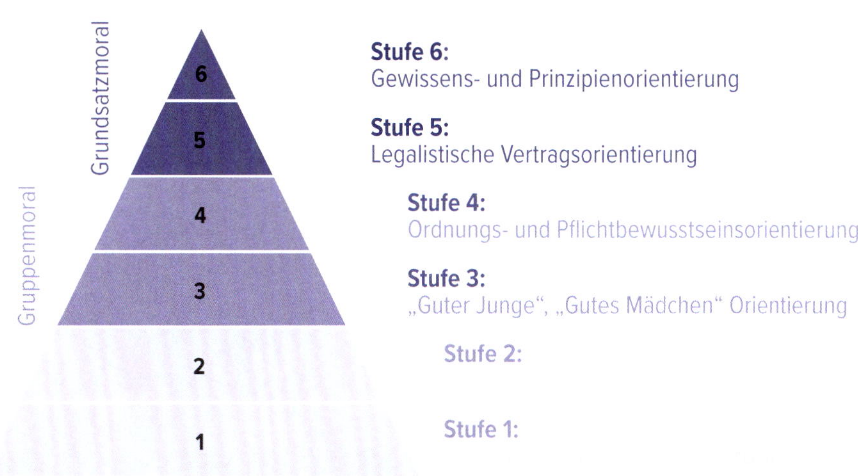
Grundsatzmoral
Gruppenmoral
6
5
4
3
2
1
Stufe 6:
Gewissens- und Prinzipienorientierung
Stufe 5:
Legalistische Vertragsorientierung
Stufe 4:
Ordnungs- und Pflichtbewusstseinsorientierung
Stufe 3:
„Guter Junge", „Gutes Mädchen" Orientierung
Stufe 2:
Stufe 1:

Die Stufen der moralischen Entwicklung nach Lawrence Kohlberg[37]

35 Colby, Ann & Kohlberg, Lawrence (1978); Kohlberg, Lawrence (1976); Stangl, W. (2019)
36 Institut für Psychologie der Universität Graz, Psychologische Diagnostik & Methodik, Untertest Soziales Entscheiden
37 Best Management e.U. (2016)

Stufe 1: Gehorsam-Strafe-Orientierung

Die erste Stufe stellt hier die niedrigste bzw. erste Entwicklungsstufe dar. In diesem Stadium ist das Kind für klare Kategorisierung wie „gut und böse", „richtig oder falsch" empfänglich. Richtige Handlungen werden belohnt, falsche Handlungen werden bestraft. Die meisten Kinder unter neun Jahren, aber auch in Ausnahmefällen einige Jugendliche und Erwachsene, befinden sich auf dieser Ebene.

In unserem Beispiel wäre das **Überlegung E**:
„Würde jemand dahinterkommen, dass ich zu viel Wechselgeld zurückbekommen habe?" Die Überlegung orientiert sich allein an der möglichen Bestrafung.

Stufe 2: Naiv egoistische Orientierung

Die zweite Stufe der moralischen Entwicklung ist von Egozentrismus geprägt. Obwohl die Befriedigung der eigenen Bedürfnisse im Vordergrund steht, wird auch anderen das Recht zugestanden, Interessen kund zu tun. Allerdings nur solange, wie der eigenen Person dabei keine Nachteile entstehen. Man könnte diese Stufe überspitzt auch als „Trumpsche Orientierung" bezeichnen. An erster Stelle steht immer die Befriedigung der eigenen Bedürfnisse bzw. der Bedürfnisse der Gruppe/Familie, zu der man sich zugehörig fühlt („America first").

In unserem Beispiel wäre das **Überlegung D**:
„Würde ich das Wechselgeld für notwendige Anschaffungen benötigen?" Die Überlegung orientiert sich allein an egoistischen Motiven.

Stufe 3: „Guter Junge", „gutes Mädchen" Orientierung

Gutes Verhalten ist ein Verhalten, das anderen gefällt, und dabei hilft gelobt zu werden. Man strengt sich an, um gelobt zu werden ("braves Kind"). Man möchte in den eigenen Augen und in denen anderer als "guter Mensch" dastehen und dadurch die Zuneigung anderer gewinnen. Stereotypen, wie z. B. Mädchen sind immer hübsch oder Jungs lieben Fußball sind Leitmotive. Das eigene Handeln orientiert sich an den Erwartungen der Gemeinschaft und hat Vorrang vor individuellen Interessen. Personen dieser Stufe legen größten Wert auf harmonische zwischenmenschliche Beziehungen, aus denen sich Zufriedenheit und Anerkennung gewinnen lassen. Nach Kohlbergs Untersuchungen, befinden sich einige erwachsene Männer und die meisten Frauen auf dieser Stufe.

In unserem Beispiel entspricht diese Stufe der **Überlegung C**:
„Würden andere an meiner Stelle das Wechselgeld zurückgeben?" Die Überlegung orientiert sich an dem Mehrheitsverhalten.

Stufe 4: Ordnungs- und Pflichtbewusstseinsorientierung
Richtiges Verhalten besteht darin, seine Pflicht zu tun und die gegebene soziale Ordnung um ihrer selbst willen zu erhalten. Es entsteht ein Gefühl der Verantwortung gegenüber einem sozialen System, z. B. dem Vater Staat. „Sie parken im Haltverbot! Das ist nicht erlaubt!" könnte die Aussage einer Person sein, die sich moralisch in der 4. Entwicklungsstufe befindet.

In unserem Beispiel wäre das **Überlegung B**:
„Würde es meine Pflicht sein, immer das überschüssige Wechselgeld zurückzugeben?" Diese Überlegung orientiert sich an der geltenden Ordnung und Pflicht.

Stufe 5: Legalistische Vertragsorientierung
In diesem Stadium bemüht sich der Mensch moralische Werte und Prinzipien zu finden, die ihre Gültigkeit und Bedeutung unabhängig von der Autorität von Gruppen oder Menschen haben. Diese Prinzipien sollen über die eigene Gruppe oder Gesellschaft hinaus gültig sein. Das Individuum ist nun in der Lage bestehende Regeln zu hinterfragen und leidet an Schuldgefühlen, wenn es seine universalen Prinzipien verletzt hat. Zum Beispiel könnte ein Individuum für sich selbst das universale Prinzip aufstellen, dass unsere Mutter Erde zu schützen sei. Dieses Prinzip steht über dem Gesetz, das beispielsweise Braunkohletagebau erlaubt ist und könnte die Person dazu verleiten aktivistisch dagegen vorzugehen. Ihr eigenes Handeln wird die Person als legitim und richtig empfinden.

Personen dieser Stufe (meist Erwachsene, selten Jugendliche) sind sich zwar ihrer Verpflichtung gegenüber dem Gesetz zur Aufrechterhaltung der gesellschaftlichen Ordnung und zum Wohle aller Menschen bewusst, wissen aber auch, dass "gewisse absolute Werte wie Leben oder Freiheit"[38] der mehrheitlichen Meinung voranzustellen sind.

In unserem Beispiel wäre das **Überlegung A**:
„Würde ich durch mein Verhalten dem Verkäufer mehr schaden als dem Laden?" Das universale Prinzip wäre hier „Schade keinem Menschen." Obwohl die Person es als gerecht und richtig empfinden würde einem betrügerischen Laden einen kleinen Schaden zuzufügen, indem die Person das zu viel ausgezahlte Wechselgeld behält, stellt sie ihr universales Prinzip an erste Stelle. Sie würde das Wechselgeld also zurückgeben.

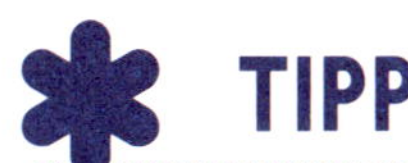

* **KNIGGE & CO.**
  Die wichtigste Überlegung ist **immer eine reflektierte Handlung**. In diesem Fall wird das Handlungsprinzip **Schade keinem Menschen!** reflektiert.

38 Colby, Ann & Kohlberg, Lawrence (1978)

Stufe 6: Gewissens- und Prinzipienorientierung
Individuen der höchsten Stufe folgen universalen selbsterwählten ethischen Prinzipien, wovon sich alle gesellschaftlichen Ordnungen ableiten lassen. Das universale Prinzip der Gerechtigkeit, Kants kategorischer Imperativ. In der sechsten Stufe der moralischen Entwicklung hat das Individuum die Ansicht, dass jeder Mensch seinen (End)Zweck in sich selbst trägt und dementsprechend behandelt werden soll. Es erreichen jedoch nur sehr wenige Menschen diese Stufe. Laut Kohlberg sind dies Leitfiguren wie Martin Luther King oder Gandhi.

Nach jahrelanger Forschung kam Kohlberg letztlich zu dem Entschluss, die sechste Stufe nicht mehr als gesondert zu betrachten, da sie sich kaum von der fünften Stufe unterscheiden lässt. Er behielt die letzte hypothetische Stufe jedoch bei, um seinem Konzept ein anzustrebendes Endziel zu geben.

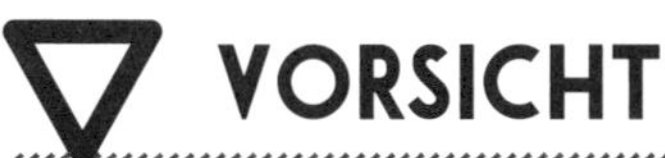

Im Untertest **Soziales Entscheiden** werden nur **fünf Hierarchiestufen** unterschieden. Es werden daher nicht immer alle sechs Stufen der moralischen Entwicklung nach Kohlberg repräsentiert.

Originalaufgabe 2[39]

„Franz präsentiert vor Kunden ein neues Produkt. Die Kunden scheinen begeistert zu sein und stehen kurz vor dem Kauf. Während des Abschlusses stellt sich heraus, dass die Kunden fälschlicherweise annehmen, dass das Produkt eine Funktion besitzt, die es gar nicht hat. Franz ist unsicher, wie er reagieren soll. Wie relevant sollten Ihrer Meinung nach die folgenden Überlegungen, die Franz bei seiner Entscheidung angestellt haben könnte, sein?"

Überlegungen:

(A) „Würde es für mich von Nachteil sein, wenn die Kunden später ihren Irrtum bemerken?"

(B) „Würden mich die Kunden an meiner Stelle vor dem Kauf auf einen solchen Irrtum hinweisen?"

(C) „Würde sich mein Umsatz merklich verbessern, wenn ich das Geschäft trotzdem abschließe?"

(D) „Würde ich die Kunden darauf aufmerksam machen müssen, weil man sich im Geschäftsleben vertrauen können sollte?"

(E) „Würde ich nicht generell die Verpflichtung haben, immer die Wahrheit zu sagen?"

	1	2	3	4	5
(A)	□	□	□	□	□
(B)	□	□	□	□	□
(C)	□	□	□	□	□
(D)	□	□	□	□	□
(E)	□	□	□	□	□

39 Quelle: Institut für Psychologie der Universität Graz, Psychologische Diagnostik & Methodik, Untertest Soziales Entscheiden, 2015

Lösung

Die legalistische Vertragsorientierung bzw. Gewissens- und Prinzipienorientierung entspricht in unserem Beispiel **Überlegung D**:
„Würde ich die Kunden darauf aufmerksam machen müssen, weil man sich im Geschäftsleben vertrauen können sollte?" Die Überlegung reflektiert ein universales Prinzip. Die Person würde den Fehler zugeben.

Ordnungs- und Pflichtbewusstseinsorientierung entspricht der **Überlegung E**:
„Würde ich nicht generell die Verpflichtung haben, immer die Wahrheit zu sagen?" Die Überlegung orientiert sich an einer generellen Verpflichtung, wie z.B. in den 10 Geboten „Du sollst nicht lügen." Die Person würde den Kunden also den Fehler eingestehen.

„Guter Junge", „gutes Mädchen" Orientierung wäre in unserem Beispiel **Überlegung B**:
„Würden mich die Kunden an meiner Stelle vor dem Kauf auf einen solchen Irrtum hinweisen?" Die Überlegung orientiert sich am Mehrheitsverhalten. Es steht nicht das eigene Wohl im Vordergrund. In diesem Fall würde die Person die Kunden auf den Fehler hinweisen.

Naiv egoistische Orientierung wäre hier die **Überlegung C**:
„Würde sich mein Umsatz merklich verbessern, wenn ich das Geschäft trotzdem abschließe?" Bei dieser Überlegung steht der eigene Vorteil im Vordergrund der Überlegung. Die Person würde die Kunden also nicht auf den Fehler aufmerksam machen.

Gehorsam-Strafe-Orientierung wäre in unserem Beispiel **Überlegung A**:
„Würde es für mich von Nachteil sein, wenn die Kunden später ihren Irrtum bemerken?" Der eigene Nachteil ist in diesem Fall eine gefürchtete Strafe. Allein aus diesem Grund würde die Person den Kunden auf das Missverständnis hinweisen.

Die Lösung der Aufgabe wäre demnach:

	1	2	3	4	5
(A)	□	□	□	□	■
(B)	□	□	■	□	□
(C)	□	□	□	■	□
(D)	■	□	□	□	□
(E)	□	■	□	□	□

Originalaufgabe 3[40]

„Ein Pharmakonzern steht vor der Wahl entweder in die Entwicklung eines Medikaments gegen Heuschnupfen, oder in die Entwicklung eines Medikaments gegen Tuberkulose zu investieren. Der Pharmakonzern entscheidet sich für die Investition in das Medikament gegen Heuschnupfen."

Überlegungen:

(A) „Würde es besser sein, die Entscheidung von der Nachfrage nach beiden Medikamenten abhängig zu machen?"

(B) „Würde unsere Konkurrenz ebenfalls in das Medikament gegen Heuschnupfen investieren?"

(C) „Würde sich die Investition in das Medikament gegen Tuberkulose zwei Jahre nach Fertigstellung wirtschaftlich lohnen?"

(D) „Würden wir Marktanteile verlieren, wenn wir nicht in das Medikament gegen Heuschnupfen investieren?"

(E) „Würden wir mehr Menschen helfen, und auch mehr verdienen, wenn wir in das Medikament gegen Heuschnupfen investieren?"

	1	2	3	4	5
(A)	□	□	□	□	□
(B)	□	□	□	□	□
(C)	□	□	□	□	□
(D)	□	□	□	□	□
(E)	□	□	□	□	□

40 Quelle: Institut für Psychologie der Universität Graz, Psychologische Diagnostik & Methodik, Untertest Soziales Entscheiden, 2015

Lösung

Die Aufgabe ist aus der Testinfo 2015 entnommen. Die Struktur der Aufgaben wurde 2016 überarbeitet und deutlich vereinfacht.

Überlegung E ist das universale Prinzip Möglichst vielen Menschen helfen. **Überlegung A** ist nahezu identisch, da es wieder um das Prinzip Möglichst vielen Menschen helfen geht. **Überlegung B** orientiert sich an dem Mehrheitsverhalten im Sinne „wenn die das machen, machen wir das auch." Das würde der Kategorie „Guter Junge", „gutes Mädchen" Orientierung entsprechen. Bei **Überlegung C** geht es primär um den eigenen Vorteil für die Firma und **Überlegung D** entspricht der Gehorsam-Strafe-Orientierung. Die Bestrafung wäre hier der Verlust von Marktanteilen.

Die Lösung der Aufgabe wäre demnach:

	1	2	3	4	5
(A)	□	■	□	□	□
(B)	□	□	■	□	□
(C)	□	□	□	■	□
(D)	□	□	□	□	■
(E)	■	□	□	□	□

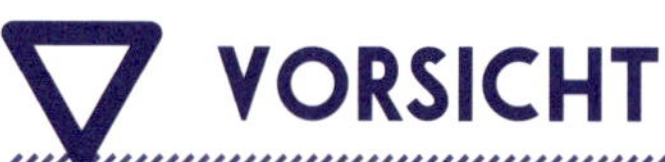

Wenn Du Dich an den Stufen der moralischen Entwicklung nach Kohlberg orientierst, ist dieser Untertest ein Kinderspiel.

5. TRAININGSPLAN

Im Anschluss findest Du eine komplette Simulation zu diesem Untertest. Zudem gibt es weitere zehn Übungsaufgaben in unserer **MedAT Simulation**. Da es zu diesem Testteil ansonsten kein verlässliches Übungsmaterial gibt, arbeiten wir momentan mit Hochdruck an einem entsprechenden **Übungsbuch Sozial-emotionale Kompetenzen**. Wir hoffen es Dir im Frühjahr 2019 anbieten zu können.

QUINTESSENZ

- Mach Dich mit dem Thema Situational Judgement Test vertraut.
- Studiere die erwünschte ärztlich-ethische Grundhaltung bzw. good medical practice.
- Erklimme die sechs Stufen der moralischen Entwicklung nach Kohlberg.

6. ÜBUNGSAUFGABEN

Im Folgenden hast du eine komplette Simulation mit 10 Aufgaben für deren Bearbeitung Du 15 Minuten Zeit hast. Die Lösungstabellen zu den Aufgaben findest du am Ende des Buches im **Kapitel Lösungen**.

SIMULATION

1. „Paul möchte sich mit einem Freund treffen. Normalerweise fährt er mit dem Fahrrad. Da er sehr spät dran ist, würde er nur rechtzeitig zum Treffen erscheinen, wenn er dieses Mal mit seinem alten Dieselauto fahren würde. Er ist sich der Umweltbelastung bewusst. Paul ist unsicher, wie er reagieren soll. Wie relevant sollten Ihrer Meinung nach die folgenden Überlegungen, die Paul bei seiner Entscheidung angestellt haben könnte, sein?“

Überlegungen:
(A) „Würde mein Freund mit dem Auto fahren, nur um pünktlich zu sein?“
(B) „Würde mein Freund sauer auf mich sein, wenn ich zu spät komme?“
(C) „Würde ich es bequemer haben, wenn ich mit dem Auto fahre und mich bei meinem Freund nicht erklären und entschuldigen müsste?“
(D) „Würde ich durch das Autofahren zum Klimawandel beitragen und damit der Umwelt und anderen Menschen mehr schaden?“
(E) „Würde es nicht meine Pflicht sein, pünktlich zu erscheinen?“

	1	2	3	4	5
(A)	☐	☐	☐	☐	☐
(B)	☐	☐	☐	☐	☐
(C)	☐	☐	☐	☐	☐
(D)	☐	☐	☐	☐	☐
(E)	☐	☐	☐	☐	☐

2. „Julia leitet eine Jugendgruppe. Bei einem Spiel verliert Kai jede Runde, weshalb er von den anderen Kindern geärgert wird. Julia könnte in dieser Runde den Punktestand verändern, um Kai zum Sieg zu verhelfen. Julia ist unsicher, wie sie reagieren soll. Wie relevant sollten Ihrer Meinung nach die folgenden Überlegungen, die Julia bei ihrer Entscheidung angestellt haben könnte, sein?“

Überlegungen:
(A) „Würde ich nicht die Pflicht haben, immer die Wahrheit zu sagen?“
(B) „Würde das Kind von den anderen Kindern noch mehr geärgert werden, wenn diese den Betrug aufdecken?“
(C) „Würde ich Ärger mit den Eltern der anderen Kinder bekommen, wenn der Betrug bemerkt wird?“
(D) „Würde das Kind mich lieber mögen, wenn ihm die Gruppenstunde Spaß macht?“
(E) „Würde das Kind nicht besser lernen, mit Misserfolgen umzugehen?“

	1	2	3	4	5
(A)	☐	☐	☐	☐	☐
(B)	☐	☐	☐	☐	☐
(C)	☐	☐	☐	☐	☐
(D)	☐	☐	☐	☐	☐
(E)	☐	☐	☐	☐	☐

3. „Katharina arbeitet bei einem kleinen Familienbetrieb, dem es im Moment wirtschaftlich nicht gut geht. Katharina hat ein Jobangebot von einer konkurrierenden Firma bekommen, das für sie jedoch eine große Chance darstellt. Katharina ist unsicher, wie sie reagieren soll. Wie relevant sollten Ihrer Meinung nach die folgenden Überlegungen, die Katharina bei ihrer Entscheidung angestellt haben könnte, sein?“

Überlegungen:
(A) „Würde ich mehr Geld verdienen, wenn ich das Angebot annehme?“
(B) „Würden meine alten Kollegen böse auf mich sein, wenn ich bei dem Familienbetrieb aufhöre?“
(C) „Würde ich meinen Kollegen schaden oder sogar zur Schließung des kleinen Betriebs beitragen, wenn ich die Firma wechsele?“
(D) „Würden meine Kollegen eine solche Aufstiegschance zu Gunsten des Familienbetriebes ausschlagen?“
(E) „Würde es meine Pflicht sein, meinem jetzigen Arbeitgeber loyal zu sein?“

	1	2	3	4	5
(A)	☐	☐	☐	☐	☐
(B)	☐	☐	☐	☐	☐
(C)	☐	☐	☐	☐	☐
(D)	☐	☐	☐	☐	☐
(E)	☐	☐	☐	☐	☐

4. „Silas hat seiner Oma versprochen, sie am nächsten Tag zu einem Arzttermin zu fahren, zu dem diese auf anderem Weg nicht kommt. Nun schreibt er aber am Tag darauf eine Prüfung in einem Fach, in dem seine Leistung über die endgültige Note entscheiden wird. Silas ist unsicher, wie er reagieren soll. Wie relevant sollten Ihrer Meinung nach die folgenden Überlegungen, die Silas bei seiner Entscheidung angestellt haben könnte, sein?“

Überlegungen:
(A) „Würde meine Oma mich lieber mögen, wenn ich ihr helfe?“
(B) „Würde meine Oma gesundheitliche Probleme bekommen, sollte ich sie nicht zum Arzt fahren?“
(C) „Würde ich nicht immer die Pflicht haben, anderen Menschen zu helfen?“
(D) „Würde ich eine gute Note schreiben, wenn ich stattdessen lerne?“
(E) „Würden meine Eltern schimpfen, wenn ich eine schlechte Note schreibe?“

	1	2	3	4	5
(A)	☐	☐	☐	☐	☐
(B)	☐	☐	☐	☐	☐
(C)	☐	☐	☐	☐	☐
(D)	☐	☐	☐	☐	☐
(E)	☐	☐	☐	☐	☐

5. „Nachdem einem Klassenkameraden von Toni der Geldbeutel gestohlen wurde, vertraut ihm Walter, der beste Freund von Toni an, dass er der Dieb sei. Toni ist unsicher, wie er reagieren soll. Wie relevant sollten Ihrer Meinung nach die folgenden Überlegungen, die Toni bei seiner Entscheidung angestellt haben könnte, sein?“

Überlegungen:

(A) „Würden Freunde nicht immer zusammenhalten sollen?“
(B) „Würde ich Ärger von der Schulleitung bekommen, wenn rauskommt, dass ich den Dieb decke?“
(C) „Würde ich mit dem Freund die Beute aufteilen können?“
(D) „Würde dem Bestohlenen geholfen werden, wenn mein Freund die Tat gesteht?“
(E) „Würde mein Freund mich verraten?“

	1	2	3	4	5
(A)	□	□	□	□	□
(B)	□	□	□	□	□
(C)	□	□	□	□	□
(D)	□	□	□	□	□
(E)	□	□	□	□	□

6. „In Sarahs Klasse ist ein Junge, der schon des Öfteren andere Kinder schikaniert hat. Sarah wird Zeuge, wie dieser einen anderen Klassenkameraden verprügelt. Es wird nun nach dem Täter gesucht. Sarah ist unsicher, wie sie reagieren soll. Wie relevant sollten Ihrer Meinung nach die folgenden Überlegungen, die Sarah bei ihrer Entscheidung angestellt haben könnte, sein?“

Überlegungen:

(A) „Würde ich mich selbst zur Zielscheibe machen, sollte ich meine Beobachtungen schildern?“
(B) „Würde ich Anerkennung und Lob bekommen, wenn ich beim Finden des Täters helfe?“
(C) „Würde ich auch anderen Klassenkameraden helfen, wenn ich den Täter verrate und dieser bestraft wird?“
(D) „Würde ich nicht immer die Pflicht haben, gerecht zu sein?“
(E) „Würde ich nicht auch von anderen erwarten, dass sie eingreifen?“

	1	2	3	4	5
(A)	□	□	□	□	□
(B)	□	□	□	□	□
(C)	□	□	□	□	□
(D)	□	□	□	□	□
(E)	□	□	□	□	□

7. „Luis hat heimlich das Rennrad seines Vaters ausgeliehen und es dabei beschädigt. Da normalerweise nur sein Bruder mit dem Rad fährt, gehen alle davon aus, dass dieser den Schaden verursacht hat. Luis ist unsicher, wie er reagieren soll. Wie relevant sollten Ihrer Meinung nach die folgenden Überlegungen, die Luis bei seiner Entscheidung angestellt haben könnte, sein?"

Überlegungen:
(A) „Würde mein Bruder an meiner Stelle das Missverständnis aufdecken?"
(B) „Würde es meine Pflicht sein, immer die Wahrheit zu sagen?"
(C) „Würde ich das Vertrauen meiner Familie verlieren, wenn diese die Lüge später aufdecken?"
(D) „Würde ich meinem Bruder schaden, wenn ich schweige?"
(E) „Würde ich es leichter haben, wenn ich das Missverständnis nicht richtigstelle?"

	1	2	3	4	5
(A)	☐	☐	☐	☐	☐
(B)	☐	☐	☐	☐	☐
(C)	☐	☐	☐	☐	☐
(D)	☐	☐	☐	☐	☐
(E)	☐	☐	☐	☐	☐

8. „Bernhard gibt einer Kindergruppe einen Kurs im Klettern. Ein Kind hat bei seinen Erklärungen zum wiederholten Mal nicht zugehört und macht nun gefährliche Eigenversuche. Eigentlich wollte Bernhard gerade anderen Kindern, die wegen des störenden Kindes schon länger auf seine Erklärung warten, etwas zeigen. Bernhard ist unsicher, wie er reagieren soll. Wie relevant sollten Ihrer Meinung nach die folgenden Überlegungen, die Bernhard bei seiner Entscheidung angestellt haben könnte, sein?"

Überlegungen:
(A) „Würde das störende Kind sich oder andere verletzen, wenn ich es nicht zum wiederholten Mal zurechtweise?"
(B) „Würde es meine Pflicht als Trainer sein, immer zuerst an die Sicherheit zu denken?"
(C) „Würde ich meine Nerven schonen können, wenn ich das störende Kind einfach ignoriere?"
(D) „Würde ich zur Verantwortung gezogen werden, wenn sich das Kind verletzt?"
(E) „Würde mein Ausbilder zum wiederholten Mal auf das störende Kind eingehen?"

	1	2	3	4	5
(A)	☐	☐	☐	☐	☐
(B)	☐	☐	☐	☐	☐
(C)	☐	☐	☐	☐	☐
(D)	☐	☐	☐	☐	☐
(E)	☐	☐	☐	☐	☐

9. „Finn wird in der Bahn von einem sehr unfreundlichen, älteren Herr aggressiv angesprochen. Dieser verlangt von Finn, seinen Platz sofort für ihn freizugeben, da er älter sei. Nach einem langen Tag in der Arbeit ist Finn sehr erschöpft, der alte Herr hingegen wirkt körperlich sehr fit. Finn ist unsicher, wie er reagieren soll. Wie relevant sollten Ihrer Meinung nach die folgenden Überlegungen, die Finn bei seiner Entscheidung angestellt haben könnte, sein?"

Überlegungen:

(A) „Würde ich nicht immer für ältere Menschen aufstehen müssen?"

(B) „Würde ich den Ärger des Mannes und der umstehenden Menschen auf mich ziehen, wenn ich sitzen bleiben würde?"

(C) „Würde ich den Platz nicht eher brauchen als der Mann?"

(D) „Würde mein Sitznachbar für den Mann aufstehen, würde er angesprochen werden?"

(E) „Würde ich dem alten Mann etwas Gutes tun, wenn ich ihm meinen Sitzplatz überlasse?"

	1	2	3	4	5
(A)	☐	☐	☐	☐	☐
(B)	☐	☐	☐	☐	☐
(C)	☐	☐	☐	☐	☐
(D)	☐	☐	☐	☐	☐
(E)	☐	☐	☐	☐	☐

10. „Sabine wird von einer guten Freundin gebeten, auf ihren Sohn aufzupassen, da diese arbeiten muss und der Babysitter krank ist. Dafür müsste Sabine jedoch ein Treffen mit Verwandten absagen, das schon sehr lange geplant ist. Sie sieht diese Verwandten nur selten, weil sie sehr weit weg wohnen und nur gelegentlich in der Stadt sind. Sabine ist unsicher, wie sie reagieren soll. Wie relevant sollten Ihrer Meinung nach die folgenden Überlegungen, die Sabine bei ihrer Entscheidung angestellt haben könnte, sein?"

Überlegungen:

(A) „Würde ich von meiner Freundin erwarten, dass sie mir in einer Notlage hilft?"

(B) „Würde meine Freundin Probleme in der Arbeit bekommen, wenn ich mich mit meinen Verwandten treffe?"

(C) „Würden meine Verwandten verärgert sein, wenn ich die Verabredung kurzfristig absage?"

(D) „Würde ich mehr Spaß bei einem Treffen mit den Verwandten haben?"

(E) „Würde es nicht immer wichtig sein, dass man sich an Verabredungen und Versprechen hält?"

	1	2	3	4	5
(A)	☐	☐	☐	☐	☐
(B)	☐	☐	☐	☐	☐
(C)	☐	☐	☐	☐	☐
(D)	☐	☐	☐	☐	☐
(E)	☐	☐	☐	☐	☐

BASIS KENNTNISTEST FÜR MEDIZINISCHE STUDIEN

BASISKENNTNISTEST FÜR MEDIZINISCHE STUDIEN

1. ALLGEMEINES UND AUFBAU

Der BMS (Basiskenntnistest für medizinische Studien) setzt sich aus vier naturwissenschaftlichen Fächern zusammen:

* Biologie – 40 Fragen
* Chemie – 24 Fragen
* Physik – 18 Fragen
* Mathematik – 12 Fragen

Für die insgesamt 94 Fragen stehen 75 Minuten Bearbeitungszeit zur Verfügung. Das entspricht durchschnittlich 48 Sekunden Bearbeitungszeit pro Aufgabe. Diese Zeit ist knapp bemessen. Du solltest daher am Testtag zügig und konzentriert arbeiten.

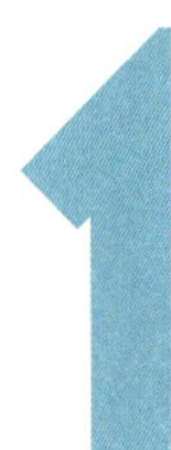

11

2. FRAGESTELLUNG

Das Niveau der BMS Fragen variiert von Jahr zu Jahr. Im MedAT 2013 wurden die Fragen auf Oberstufenniveau gestellt und viele Fragen gingen ins Detail. Im MedAT 2014 und 2015 wurde das Niveau deutlich einfacher und es wurden v. a. Grundlagen abgefragt. Im MedAT 2016 wurde v. a. im Testteil Biologie ins Detail gefragt. Im MedAT 2017 und 2018 wurde uns berichtet, dass vor allem Mathematik und Physik unerwartet detailliert abgefragt wurde. Da sich hier kein klarer Trend abzeichnet, empfehlen wir: „hope for the best, prepare for the worst!"

Eine gründliche und frühzeitige Vorbereitung über mindestens fünf oder besser acht Wochen beruhigt das Gewissen und spart Dir auf lange Sicht Lernzeit in den ersten beiden Semestern.

Zu jeder Frage im **BMS** gibt es fünf Auswahlmöglichkeiten **A** bis **E**, von denen nur eine richtig ist. Die Fragen können auf zwei unterschiedliche Arten gestellt werden. Die erste Möglichkeit sind Einzelaussagen.

Wie unterscheiden sich Tier- und Pflanzenzellen?

(K) Tierzellen besitzen keine Mitochondrien.
(L) Pflanzenzellen haben keinen Golgi-Apparat und keine Ribosomen.
(M) Tierzellen haben keine Zellwand, keine Vakuole und keine Chloroplasten.
(N) Pflanzenzellen besitzen Geißeln und Plasmide.
(O) Pflanzenzellen speichern ihre Energie in Form von Glykogen.

In diesem Beispiel wäre Aussage C richtig.

Die zweite Möglichkeit sind **Kombinationsfragen**, mit ein bis n möglichen Aussagen. Dabei können bis zu acht Aussagen aufgestellt werden, die es zu überprüfen gilt.

Welche Aussage(n) zu Ribosomen trifft/treffen zu?

I. Ribosomen dienen bei der Zellteilung zur Ausbildung der Spindelfasern.
II. Ribosomen kommen nicht in Bakterien vor.
III. An den Ribosomen findet die Transkription statt.
IV. Mithilfe der Ribosomen werden die t-RNA-Moleküle hergestellt.
V. Ribosomen dienen der Proteinbiosynthese.
VI. Ribosomen sind Makromoleküle aus Proteinen und Ribonukleinsäure.
VII. Ribosomen kommen im Zytoplasma, in Mitochondrien und in den Chloroplasten vor.

(A) I, III und VII sind richtig.
(B) II und VI sind richtig.
(C) III, V, VI und VII sind richtig.
(D) V, VI und VII sind richtig.
(E) Alle Aussagen sind richtig.

In diesem Beispiel wäre **Antwort D** zutreffend.

3. BEARBEITUNGSTIPPS

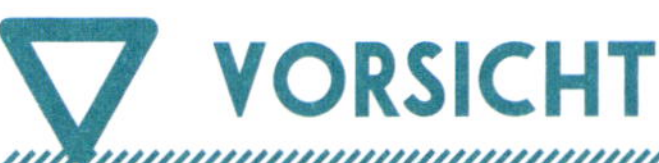

Bevor Du mit dem Lernen beginnst, empfehlen wir Dir das **Kapitel Lernen zu lernen** zu studieren, damit Du den Lernstoff effektiv aufnehmen und langfristig behalten kannst.

Die folgenden Checklisten wurden mithilfe der veröffentlichten Stichwortlisten (Biologie, Chemie, Physik und Mathematik) der Medizinischen Universität Graz erstellt und durch folgende, zusätzlichen Informationen erweitert:

* Gewichtung der Themenblöcke durch Schwerpunkte, die in den letzten Jahren im MedAT verstärkt abgefragt wurden. Diese Themenbereiche sind durch MedAT 2013, 2014, 2015, 2016, 2017 und 2018 gekennzeichnet.
* Klare Definition schwammig formulierter Überbegriffe, wie z. B. Mutation. Weitläufige Sammelbegriffe haben wir für Dich durch präzise Themenangaben ersetzt, um deinen Lernrahmen genau abzustecken. Die Unterpunkte wurden anhand der Rückmeldungen der ehemaligen TestteilnehmerInnen erstellt.

VORSICHT

Die markierten Schwerpunktthemen sollten in Deiner Vorbereitung besondere Berücksichtigung finden, da einige Themen in den vergangenen Jahren wiederholt abgefragt wurden. Da die Testfragen aus einem Pool zusammengestellt werden, der sich aus bewährten und an den Testteilnehmern der letzten Jahre geprüften Fragen zusammensetzt, ist die Wahrscheinlichkeit hoch, dass sich auch in den Folgejahren einige Fragen wiederholen werden.

AKTUELL

- **UPDATE**
  Die aktuellen Checklisten für Biologie, Chemie, Physik und Mathematik können kurzfristig von den Testherstellern des MedAT geändert werden. Deswegen empfehlen wir Dir Dich einen Monat vor dem MedAT auf dem VMC einzuloggen und die Listen nochmals abzugleichen um keine relevanten Themen zu übersehen.

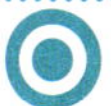

BUCHEMPFEHLUNGEN

Seit der ersten Testdurchführung des MedAT im Jahr 2013 sammeln wir Rückmeldungen von Kursteilnehmern, mit welchen Büchern sie sich den Lernstoff angeeignet haben, inwieweit das Inhaltsverzeichnis der Bücher mit der Stichwortliste des VMC Graz übereinstimmt und ob die Bücher empfehlenswert sind. Die genaue Auswertung findest Du im Kapitel Buchempfehlungen.

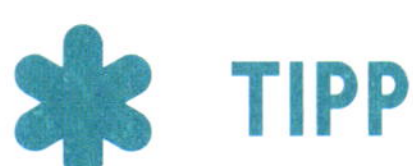

TIPP

* **APPETIZER**
  Zur Überprüfung deines Kenntnisstandes kannst Du in unserem MedAT E-Learning einen kostenlosen Einstufungstest machen. Hier kannst Du deine persönlichen Stärken und Schwächen feststellen und dann gezielt angehen. Folge einfach dem nebenstehenden QR-Link.

4. CHECKLISTE FÜR BIOLOGIE[41]

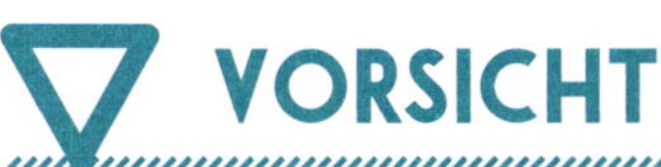

In den letzten Jahren waren die Themen gut durchgemischt und ausgewogen. Jedoch wurde sehr detailliert abgeprüft. Schwerpunkte waren unter anderem die Mendelschen Regeln, Meiose, Mitose, Zellorganellen, Blutzellen, Lungenkreislauf, Nervenzellen, Zytoskelett, Verdauungsorgane (Magen, Pankreas, Verdauungsenzyme), Blutgruppen, Nebennieren, Herz und Herzkranzgefäße.

1. GENETIK ALLGEMEIN

* Mendelsche Regeln **(MedAT 2014, 2015, 2016, 2017, 2018)**
* Zellteilung
* Chromosomentheorie der Vererbung
  * Grundlagen: Gene, Chromosomen, Genom
  * Gen-Kopplung und Crossing-over
* Nicht-chromosomale Vererbung der Mitochondrien **(MedAT 2017)**
* Das Genom bei Eukaryoten
* Mutationen und deren Auslöser
  * Spontane vs. induzierte Mutationen (Mutagene) **(MedAT 2013)**
  * Gen-Mutationen: Substitution, Deletion, Duplikation, Insertion bzw. Addition
  * Chromosomen-Mutationen: Deletion, Duplikation, Inversion, Translokation, Insertion
  * Genom-Mutationen: Polyploidie, Aneuploidie

41 Vgl. Veröffentlichte Stichwortliste Genetik, Evolution und Ökologie & Stichwortliste Biologie für den MedAT 2019 der Medizinischen Universität Graz, 2019

2. GENETIK AUF MOLEKULARER EBENE

- DNA
  - Aufbau **(MedAT 2015, 2017)**
  - Replikation **(MedAT 2016, 2017)**
  - Reparatur
- RNA und Splicing **(MedAT 2014)**
- Vom Gen zum Merkmal
  - Genetischer Code
  - Aufbau eukaryotischer Gene **(MedAT 2016)**
- Proteinbiosynthese: Transkription und Translation **(MedAT 2014, 2016, 2018)**

3. ZYTOLOGIE

- Eukaryonten
- Zellmembranen **(MedAT 2015, 2018)**
- Zytoplasma
- Die menschliche Zelle
  - Allgemeine Charakteristika **(Neu)**
  - Zelltypen **(Neu)**
  - Zellkern **(MedAT 2017, 2018)**
  - Mitochondrien **(MedAT 2014, 2016, 2017, 2018)**
  - Endoplasmatisches Retikulum **(MedAT 2018)**
  - Ribosomen
  - Golgi-Apparat **(MedAT 2016, 2017, 2018)**
  - Lysosomen **(MedAT 2013, 2015)**
  - Zentriolen
  - Zytoskelett **(MedAT 2017)**
- Zell-Zell-Kontakte (Desmosomen, Hemidesmosomen)
- Zilien, Flagellen (Geißeln), Mikrovilli
- Stofftransport innerhalb der Zelle
- Mitose und Meiose **(MedAT 2014, 2015, 2016, 2017, 2018)**

4. FORTPFLANZUNG UND ENTWICKLUNG DES MENSCHEN

- Der weibliche Zyklus **(MedAT 2013, 2014, 2015, 2016, 2017, 2018)**
- Oogenese und die Eizelle
- Spermien und Spermatogenese **(MedAT 2014, 2015, 2017)**
- Befruchtung bis Einnistung: Zygote, Morula, Blastozyste, Einnistung, Keimblätter **(MedAT 2014, 2015, 2016)**
- Embryonal- und Fetalentwicklung **(MedAT 2013, 2014, 2015, 2016, 2017)**
- Aufbau und Funktion der Plazenta **(MedAT 2014, 2015, 2016, 2017)**

5. EVOLUTION

- Chemische Evolution und das Miller-Urey-Experiment **(MedAT 2015)**
- Biogenese und Protobionten (Vorläuferzellen)
- Endosymbiontentheorie **(MedAT 2016, 2018)**
- Grundeigenschaften des Lebens
- Darwins Evolutionstheorie **(MedAT 2015, 2017, 2018)**
- Artbegriff und Artenbildung
- Evolutionsfaktoren
  - Selektion, Mutation, Rekombination, Gendrift, Isolation **(MedAT 2018)**
- Genetische Rekombination
- Die Entwicklung des Menschen

6. ÖKOLOGISCHE ASPEKTE

- Grundeigenschaften des Lebens
- Wechselbeziehungen zwischen Organismus und Umwelt
- Biotische und abiotische Faktoren
- Lebensraum, Population und ökologische Nischen
- Biologisches Gleichgewicht
- Energiefluss in Ökosystemen
- Nahrungsbeziehungen

7. DER KÖRPER DES MENSCHEN GRUNDLAGEN

- Definition von Gewebe:
  - Epithelgewebe
  - Binde- und Stützgewebe
  - Muskelgewebe **(MedAT 2015)**
  - Nervengewebe **(MedAT 2017)**
- Verdauungssystem, Ernährung **(MedAT 2014, 2015, 2016, 2017, 2018)**
    - Magen und Magensäfte **(MedAT 2018)**
    - Pankreas **(MedAT 2018)**
- Herz- und Kreislauf
    - Gestalt und Lage
    - Aufbau **(MedAT 2018)**
    - Erregungsleitungssystem **(MedAT 2016)**
    - Herzkranzgefäße **(MedAT 2018)**
    - Systole und Diastole **(MedAT 2018)**
    - Blutdruck **(MedAT 2014, 2015, 2016)**
    - Herzzeitvolumen

- **Gefäßsystem**
  - Blutgefäße (Arterien, Venen, Kapillaren) und Lymphgefäße **(MedAT 2014)**
  - Großer und kleiner Kreislauf **(MedAT 2016, 2017)**
  - Arterielles und venöses System
- **Atmungssystem**
  - Äußere und innere Atmung **(MedAT 2016, 2017)**
  - Luftleitende Atmungsorgane und Lungen
    - Äußerer Aufbau der Lunge **(MedAT 2014, 2015, 2016, 2018)**
    - Innerer Aufbau der Lunge: Alveolen, Lungengefäße **(MedAT 2017, 2018)**
  - Belüftung der Lunge (Ventilation): Lungen- und Atemvolumen, Atemfrequenz **(MedAT 2016)**
  - Gasaustausch und Blut-Luftschranke **(MedAT 2017)**
- **Nervensystem**
  - Aufbau Nervenzelle **(MedAT 2015, 2016, 2017)**
  - ZNS: Einteilung, Aufbau, Funktion **(MedAT 2015, 2016, 2017)**
  - PNS: Einteilung, Aufbau, Funktion
    - Somatisches Nervensystem
    - Sympathikus **(MedAT 2018)**
    - Parasympathikus **(MedAT 2016, 2018)**
    - Enterisches Nervensystem (ENS)
- **Sinnesorgane**
  - Rezeptoren und Sinneszellen **(MedAT 2016, 2017)**
  - Auge (**MedAT 2015, 2016)**
  - Ohr **(MedAT 2016)**
  - Geschmackssinn
  - Geruchssinn
  - Gleichgewichtssinn **(MedAT 2015)**
- **Blut**
  - Blutzellen: Erythrozyten, Leukozyten, Thrombozyten **(MedAT 2016, 2017)**
  - Blutbildung- und abbau **(MedAT 2015, 2017)**
  - Venöses und arterielles Blut
  - Blutgruppensysteme: AB0-System, Rhesus-System, Minor- und Major-Reaktion **(MedAT 2014, 2015, 2018)**
  - Blutplasma
  - Hämostase **(MedAT 2016)**
- **Lymphe und lymphatische Gewebe (MedAT 2014, 2017)**
- **Hormonsystem (MedAT 2014)**
  - Schilddrüse
  - Nebenschilddrüsen **(MedAT 2018)**
  - Nebennieren **(MedAT 2018)**
    - Regulation der Nebennierenrinde und des Nebennierenmarks **(MedAT 2018)**

- Immunsystem
  - Unspezifische Immunabwehr
  - Spezifische Immunabwehr
    - T-Lymphozyten
    - B-Lymphozyten
    - Antikörper und genetische Grundlagen der Antikörper **(MedAT 2014, 2016)**
    - Impfungen **(MedAT 2016)**
- Niere und ableitende Harnwege
  - Aufgaben
  - Bau und Funktion **(MedAT 2016, 2017)**
  - Nierenkörperchen, Harnfilter, glomeruläre Filtration **(MedAT 2016, 2017)**
- Haut
  - Aufbau
  - Adnexen (Schweißdrüsen, Talgdrüsen, Behaarung) **(MedAT 2017)**
- Geschlechtsorgane
  - Männliche innere und äußere Geschlechtsorgane **(MedAT 2017, 2018)**
  - Weibliche innere und äußere Geschlechtsorgane **(MedAT 2015, 2016, 2018)**

5. CHECKLISTE FÜR CHEMIE[42]

VORSICHT

Zuletzt war im MedAT eine Mischung aus Strukturformeln, Definitionen und Fachwissen gefragt. Der Fokus lag unter anderem auf den Themen Aufbau der Atome, Periodensystem (Aufbau, Ordnungsprinzipien und Gruppen), Funktionelle Gruppen, Biomoleküle (Vitamine, Fette, Kohlenhydrate), Gasgesetze, Aggregatszustände, organische Chemie, Isotope, Redox-Reaktionen, Neutralisationsreaktion sowie Namen gängiger Säuren (Salpetersäure, Salzsäure) inklusive deren Anionen.

1. AUFBAU DES ATOMS (SIEHE CHECKLISTE PHYSIK)

* Elementarteilchen **(MedAT 2014, 2017, 2018)**
* Atomkern **(MedAT 2014, 2015, 2017, 2018)**
* Elektronenhülle **(MedAT 2014, 2017, 2018)**

2. GASGESETZE

* Gay-Lussac, Boyle-Mariotte **(MedAT 2015, 2016, 2018)**
* Absolute Temperatur, absoluter Nullpunkt, Kelvin/Celsius/Fahrenheit **(MedAT 2018)**
* Ideale Gase und Gasgleichungen **(MedAT 2015, 2017, 2018)**

3. MIKROKOSMOS

* Unschärferelation **(MedAT 2015, 2017)**
* Licht bzw. Elektromagnetische Strahlung
* Dualismus von Teilchen und Welle **(MedAT 2018)**

42 Vgl. Veröffentlichte Stichwortliste Chemie für den MedAT 2019 der Medizinischen Universität Graz, 2019

4. AGGREGATZUSTÄNDE

* Die drei klassischen Aggregatzustände: fest, flüssig, gasförmig **(MedAT 2017, 2018)**
* Phasen und Phasenübergänge **(MedAT 2016, 2018)**
* Reine Stoffe und Stoffgemische
* Hydrophil und hydrophob

5. CHEMISCHE BINDUNG

* Ionenbindung **(MedAT 2015, 2018)**
* Atombindung **(MedAT 2014, 2015, 2016, 2018)**
* Metallbindung **(MedAT 2017)**

6. PERIODENSYSTEM

* Aufbau, Ordnungsprinzip, Gruppen und Perioden **(MedAT 2015, 2016, 2017, 2018)**
* Elektronenschalen **(MedAT 2017, 2018)**
* Isotope **(MedAT 2016, 2017)**

7. CHEMISCHE REAKTIONEN

* Chemische Symbole und Formelschreibweise **(MedAT 2017, 2018)**
* Stöchiometrie **(MedAT 2015, 2017, 2018)**
* Chemisches Gleichgewicht
  * Reaktionsgeschwindigkeit
  * Aktivierungsenergie und Katalysatoren **(MedAT 2015, 2016, 2017)**
  * Exotherm/endotherm **(MedAT 2016, 2017)**
  * Massenwirkungsgesetz **(MedAT 2014, 2015)**
  * Neutralisationsreaktion **(MedAT 2017)**

8. ELEMENTE UND DEREN VERBINDUNGEN

* Wasserstoff **(MedAT 2017)**
* Sauerstoff **(MedAT 2015)**
* Wasser **(MedAT 2016, 2018)**
* Stickstoff **(MedAT 2017)**
* Kohlenstoff, Oxide und Kohlensäure **(MedAT 2014, 2017, 2018)**
* Halogene

9. DIE ORGANISCHE CHEMIE

- Organische Verbindungen **(MedAT 2017, 2018)**
- Kohlenwasserstoffe **(MedAT 2017, 2018)**
- Funktionelle Gruppen **(MedAT 2016, 2017, 2018)**

10. SÄUREN UND PH-WERT

- Autoprotolyse und Anomalie des Wassers **(MedAT 2015, 2016)**
- pH-Wert **(MedAT 2014, 2018)**
- Säure-Base-Reaktionen **(MedAT 2017)**
- Brönsted Säuren/Basen **(MedAT 2016, 2017)**
- Säuren und Säurestärke **(MedAT 2016)**
  - Salpetersäure / Hydrogennitrat **(MedAT 2018)**
  - Salzsäure **(MedAT 2018)**
- Mineralsäuren **(MedAT 2015, 2016)**
- Salze **(MedAT 2015, 2016)**

11. REDOX-REAKTIONEN

- Oxidation/Reduktion und Redox-Potenzial **(MedAT 2016, 2017, 2018)**
- Oxidationszahlen **(MedAT 2018)**
- Galvanisches Element **(MedAT 2016)**

12. BIOMOLEKÜLE

- Fette **(MedAT 2015, 2016, 2017, 2018)**
- Kohlenhydrate **(MedAT 2017)**
- Proteine **(MedAT 2016)**
- Vitamine **(MedAT 2014, 2017, 2018)**
- Nukleinsäuren

6. CHECKLISTE FÜR PHYSIK[43]

VORSICHT

Im MedAT war der Physikteil zuletzt detaillierter und anspruchsvoller als vermutet. Wir empfehlen daher eine gründliche Vorbereitung. Der Fokus lag unter anderem auf den Themen Dualismus des Lichts, Einheitenkenntnisse (Basiseinheiten des internationalen Einheitensystems, Joule, Watt, Newton), Wellen (Longitudinalwellen), Wellenoptik, Geometrie der Optik, Wäremlehre, Atomphysik (Bohr'sches Atommodell, ionisierende Strahlung, atomare Kräfte), Coulomb'sches Gesetz, Ohm'sches Gesetz und Gravitationskraft.

1. PHYSIKALISCHE GRÖSSEN UND EINHEITEN

* Grundgrößen (SI-Einheiten) und daraus abgeleitete Größen **(MedAT 2015, 2016, 2018)**
* Physikalische Einheiten **(MedAT 2016, 2018)**
* Avogadro-Konstante **(MedAT 2017)**

2. MECHANIK

* Grundgesetze und Erhaltungssätze der Mechanik **(MedAT 2017)**
* Arbeit, Energie, Impuls und Leistung **(MedAT 2014, 2017)**
* Bewegungen
  * Translation (geradlinige Bewegung) **(MedAT 2016, 2017)**
  * Rotation
* Gravitation, Gravitationskraft und Gravitationskonstante **(MedAT 2016, 2017)**
* Reibung
* Dichte
* Auftrieb und das Gesetz von Bernoulli **(MedAT 2016)**

43 Vgl. Veröffentlichte Stichwortliste Physik für den MedAT 2019 der Medizinischen Universität Graz, 2019

3. WÄRMELEHRE

- Hauptsätze der Wärmelehre **(MedAT 2015)**
- Gasgesetze und Zustandsgleichungen **(MedAT 2017)**
- Anomalie des Wassers **(MedAT 2018)**
- Arbeit und Wärme
- Temperatur **(MedAT 2016, 2018)**
- Innere Energie
- Thermodynamische Größen und Zustandsgleichung **(MedAT 2017)**
- Aggregatszustände der Materie **(MedAT 2016, 2017)**
- Maschinen, die durch Wärmekraft betrieben werden

4. WELLEN UND SCHWINGUNGEN

- Pendel
- Harmonische und gedämpfte Schwingung
- Elementarwelle und Huygens'sches Prinzip **(MedAT 2014, 2017)**
- Harmonische/homogene Welle
- Longitudinalwellen (Schallwellen) **(MedAT 2017)**
- Stehende Welle
- Überlagerung und Interferenzen von Wellen **(MedAT 2017)**
- Polarisation
- Heisenbergsche Unschärferelation **(MedAT 2015)**
- Elektromagnetische Wellen
    - Elektromagnetische Wellen (Spektrum, Wellenlängen) **(MedAT 2016, 2017)**
    - Ausbreitungsgeschwindigkeit elektromagnetischer Wellen **(MedAT 2016, 2017)**

5. ELEKTRIZITÄTSLEHRE

- **Elektrostatik (MedAT 2016, 2017, 2018)**
  - Elektrische Ladungen **(MedAT 2018)**
  - Elektrostatisches Feld
  - Coulomb'sches Gesetz **(MedAT 2017)**
  - Elektrische Spannung
- **Gleichstrom**
  - Stromstärke **(MedAT 2015, 2017)**
  - Elektrische Leiter
  - Ohm'sches Gesetz und Widerstand **(MedAT 2015, 2016, 2017, 2018)**
  - Kirchhoff'sche Gesetze
  - Elektrische Leistung und Arbeit
  - Magnetfelder
- **Wechselstrom (MedAT 2018)**
  - Effektivwert
  - Amplitude
  - Frequenz

6. ATOMPHYSIK

- **Atomaufbau**
  - Atomkern (Protonen, Neutronen) **(MedAT 2016, 2017, 2018)**
  - Elektronen und Elektronenorbitale **(MedAT 2017, 2018)**
- **Kernkräfte**
  - Schwache und starke Wechselwirkungen **(MedAT 2017, 2018)**
- **Kernspaltung (MedAT 2016)**
- **Kernfusion (MedAT 2016)**
- **Antimaterie/Antiteilchen (MedAT 2015)**
- **Wechselwirkungen atomarer Kräfte (MedAT 2017)**
- **Radioaktive Stoffe und Radioaktivität (MedAT 2016)**
- **Ionisierende Strahlung**
  - Absorption ionisierender Strahlung **(MedAT 2017)**
  - Kosmische Strahlung

7. OPTIK

- **Geometrie der Optik (MedAT 2015, 2016, 2017, 2018)**
- **Wellenoptik (MedAT 2017, 2018)**
- **Dualismus des Lichts (Teilchen - Welle) (MedAT 2016, 2017, 2018)**
  - Plancksche Wirkungsquantum **(MedAT 2018)**
- **Absorption**
- **Optische Gerätschaften**
- **Physiologie der menschlichen Optik**
  - Wellenlängen des sichtbaren Lichts **(MedAT 2018)**

7. CHECKLISTE FÜR MATHEMATIK[44]

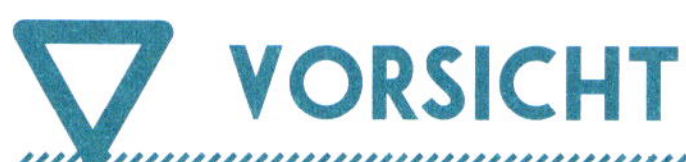

Da es sich hierbei ausschließlich um Inhalte handelt, die in der Schule mehrfach unterrichtet wurden, sollte es Dir möglich sein diese Basiskenntnisse binnen weniger Tage aufzufrischen. Im MedAT wurde der Mathematik-Teil zuletzt jedoch sehr detailliert abgeprüft. Wir empfehlen Dir daher eine gründliche Vorbereitung. Die Themenschwerpunkte in den letzten Jahren waren unter anderem Potenzfunktionen, Integralrechnung, Potenzrechnung, Potenz-Präfixe (nano, pico, etc.), Logarithmen, Umrechnung von Einheiten (Joule in Watt, dm^3 in Liter, Prozent in Promille), Berechnung von Volumina, Winkelfunktionen, e-Funktionen (inklusive Euler'sche Zahl) und Dreiecke (Hypothenusensatz und Kathetensatz).

1. POTENZRECHNEN

- Präfixe (pico, nano, mikro, mili, kilo, mega, tera, etc.) **(MedAT 2014, 2015, 2016, 2017, 2018)**
- Potenzrechenregeln **(MedAT 2014, 2016, 2017, 2018)**
- Rechnen mit Zehnerpotenzen **(MedAT 2014, 2015, 2016, 2017, 2018)**

2. ALGEBRA

- Schlussrechnung bzw. Dreisatz **(MedAT 2015, 2017)**
- Prozentrechnung **(MedAT 2015, 2018)**
- Bruchrechnen
- Gleichungen/Ungleichungen

44 Vgl. Veröffentlichte Stichwortliste Mathematik für den MedAT 2019 der Medizinischen Universität Graz, 2019

3. GEOMETRIE

- Winkel und Winkelfunktionen (Sinus, Cosinus, Tangens) **(MedAT 2014, 2017, 2018)**
- Kreise (Berechnung von Umfang und Fläche) **(MedAT 2016)**
- Rechtecke (Berechnung von Umfang und Fläche)
- Dreiecke (Berechnung von Umfang, Fläche, Schwerpunkt, der Hypotenusensatz (Pythagoras), der Kathetensatz, der Höhensatz, die Berechnung von Hypotenusen-Abschnitten und die Trigonometrie (s. o.) **(MedAT 2018)**
- Prismen (Berechnung von Ober-, Grund-, Mantelfläche und Volumen)
- Quader (Berechnung von Oberfläche, Volumen, Kantenlänge und der Raumdiagonalen) **(MedAT 2015, 2017, 2018)**
- Zylinder (Berechnung von Ober-, Grund-, Mantelfläche und Volumen) **(MedAT 2017)**
- Kugel (Berechnung von Oberfläche, Volumen und Radius) **(MedAT 2015, 2016, 2017)**

4. EINHEITENKENNTNISSE

- Zeitmaße (Millisekunden, Sekunden, Minuten, etc.) **(MedAT 2017)**
- Längenmaße (Nanometer, Mikrometer, Millimeter, etc.)
- Flächen (mm^2, cm^2, dm^2, m^2, Ar, Hektar, km^2, etc.)
- Volumina (mm^3, cm^3 (= 1 ml), dm^3 (= 1 l), m^3 (= 1000 l), etc.) **(MedAT 2017, 2018)**
- Umrechnungen von Einheiten (z. B. 1 dm^3 = 1 l , % in ‰, 10 Ar = 0,1 Hektar, Joule in Watt etc.) **(MedAT 2015, 2016, 2017, 2018)**

5. FUNKTIONEN

- Winkelfunktionen/Trigonometrie (siehe Unterpunkt Geometrie)
- e-Funktionen (Funktionen mit Euler'scher Zahl „e" als Basis) **(MedAT 2017)**
- Rechnen mit Logarithmen **(MedAT 2017)**
- Potenzfunktionen **(MedAT 2018)**
- Differentialfunktionen
- Integralfunktionen **(MedAT 2016, 2017)**
- Geradenfunktionen
- Parabel, Hyperbel, Ellipse **(MedAT 2015, 2016, 2018)**

MANUELLE FÄHIGKEITEN IM MEDAT-Z

MANUELLE FÄHIGKEITEN IM MEDAT-Z

12

1. ALLGEMEINES UND AUFBAU

Die Manuellen Fähigkeiten werden nur im MedAT-Z, der Aufnahmeprüfung für das Studium der Zahnmedizin, abgeprüft und bestehen aus den Untertests Draht biegen und Formen spiegeln. Beim Draht biegen muss man in 30 Minuten zwei Figuren mit Draht und Zangen nachbiegen. Beim Formen spiegeln hat man zum Spiegeln von fünf Figuren 30 Minuten Bearbeitungszeit.

Insgesamt sind für diesen Testteil daher 60 Minuten vorgesehen. Als Ausgleich hierfür entfallen für die Teilnehmer des MedAT-Z die Untertests Textverständnis und Implikationen erkennen. In die Gesamtbewertung des MedAT-Z gehen die Manuellen Fähigkeiten mit 20 Prozent ein und sind daher von enormer Bedeutung.

2. DRAHT BIEGEN

Im MedAT-Z werden Dir zwei Formen präsentiert, die Du mit den gestellten Drähten und Zangen innerhalb von 30 Minuten nachbiegen musst. Die anfänglichen Kreise an den Übungsaufgaben werden beim MedAT-Z bereits an den Drähten vorhanden sein und markieren den Anfang

Beispielaufgabe

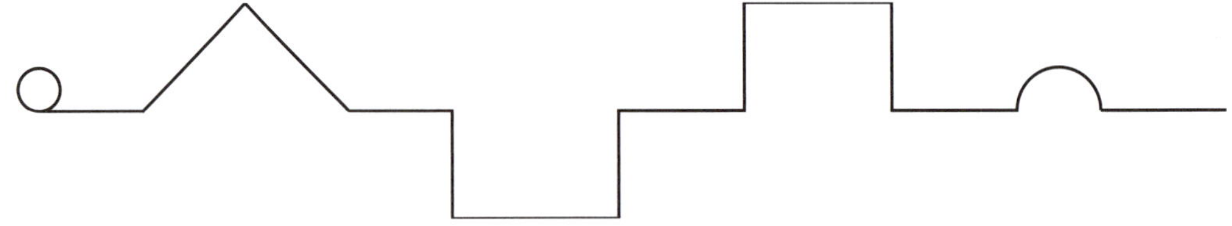

Beim Untertest Draht biegen werden Dir folgende Unterlagen zur Verfügung gestellt:

* Eine Weingartzange
* Eine Hohlkehlzange
* Ein Fineliner zum Markieren
* Zwei DIN-A4-Blätter mit den Aufgaben
* Zwei Drähte – Es steht kein Reservedraht zur Verfügung

Weitere Materialien oder Werkzeuge sind nicht erlaubt.

Die Auswertung erfolgt computerbasiert. Beurteilt werden Abweichungen von der Vorlage, wie z. B. Winkel, Radius oder ob der Draht eben auf dem Vorlagenpapier liegt. Dabei werden die Höhe und Breite der einzelnen Figuren und die Abstände zwischen ihnen beurteilt.

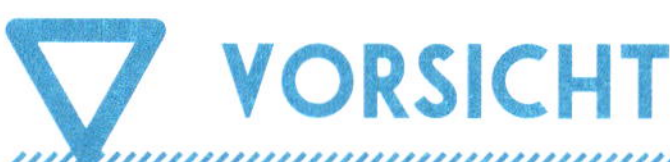

Laut Testhersteller werden Drähte mit einer horizontalen oder vertikalen Abweichung von mehr als 5 mm direkt mit 0 Punkten bewertet.

DER DRAHT

Es handelt sich um einen federharten Stahldraht mit einem rundem Querschnitt und einem Durchmesser von 0,7 mm. Du wirst ca. 30 cm lange, gerade Drahtstücke erhalten. Zum Üben solltest Du ebenfalls federharte, gerade Drahtstücke verwenden.

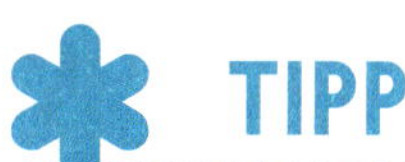

* **IRON MAN**
  Auf unserer Homepage findest Du ein Angebot für 30 federharte, gerade Übungsdrähte, die den spezifischen Ansprüchen im MedAT-Z entsprechen. Optimal für die Vorbereitung ist unser **Übungsbuch Manuelle Fähigkeiten** in dem zahlreiche Übungsaufgaben und 30 Übungsdrähte enthalten sind.

DIE ZANGEN

Im MedAT-Z wirst Du sowohl eine Weingartzange, als auch eine Hohlkehlzange ausgehändigt bekommen. Es ist nicht erlaubt, seine eigenen Zangen zum MedAT-Z mitzubringen. Trotzdem ist es extrem wichtig für Deine Vorbereitung sich beide Zangen zuzulegen. In unseren Kursen erhältst Du kostenlos Zangen zum Üben, die wir auch zum Verkauf anbieten. Die Zangen sind aber auch online problemlos erhältlich.

VORSICHT

Achte beim Kauf der Zangen darauf Dir eine Weingartzange ohne Riffelung anzuschaffen, da Weingartzangen mit Riffelung beim MedAT-Z nicht verwendet werden.

* **Weingartzange**
  Im MedAT-Z muss man entweder Winkel oder Radien biegen. Für die Winkel nimmt man am besten die Weingartzange mit der eckigen Branche (≙ Backe).

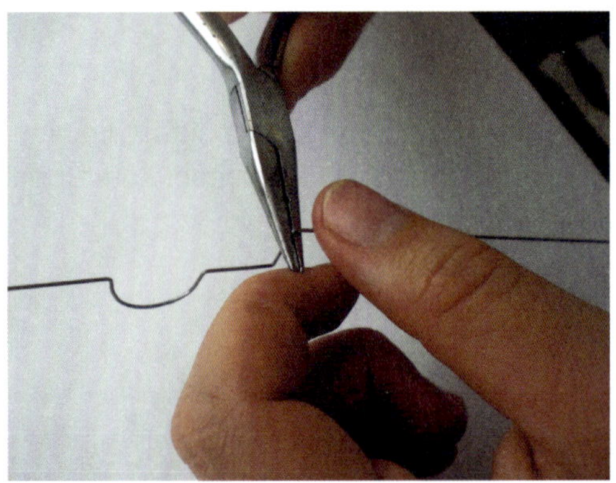

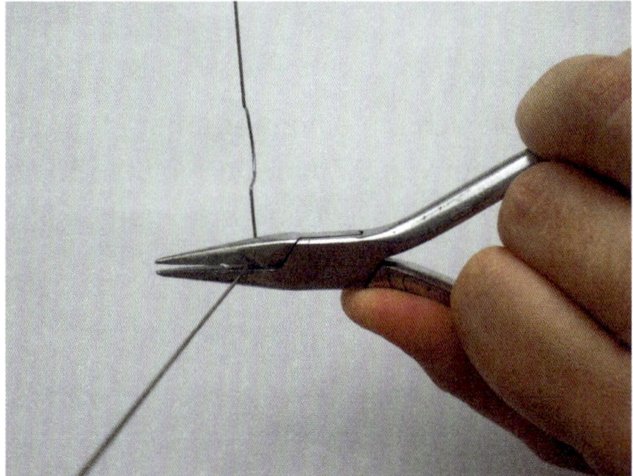

* **Hohlkehlzange**
  Radien lassen sich besonders gut über die runde Branche der Hohlkehlzange biegen.

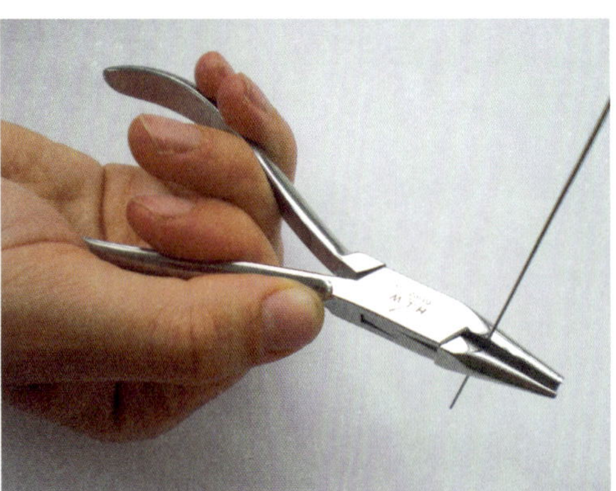

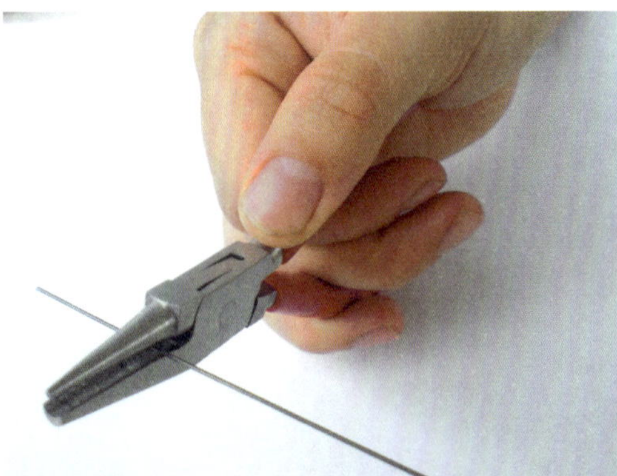

3. DRAHT BIEGEN – BEARBEITUNGSSTRATEGIE

In diesem Abschnitt wollen wir Dir Schritt für Schritt zeigen, wie man am besten an die Aufgabenstellung herangeht und wie geübt werden sollte.

Handhabung von Zange und Draht im MedAT-Z

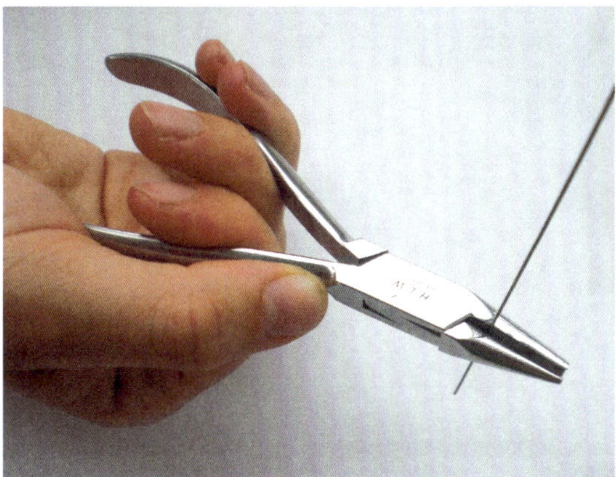

Man hält die Zange zwischen Daumen und Zeigefinger und Mittel- und Ringfinger. So kann man den Druck der Zange kontrollieren und sie einfach schließen und wieder öffnen. Der Draht sollte fest mit der Zange gehalten werden, während man mit den Fingern der anderen Hand den Draht um die eckige oder runde Branche der Zange biegt.

ARBEITSSCHRITTE

1. **Schritt:**
   Lege deinen Draht genau deckungsgleich auf den Kreis, bzw. auf den Anfang der Aufgabe

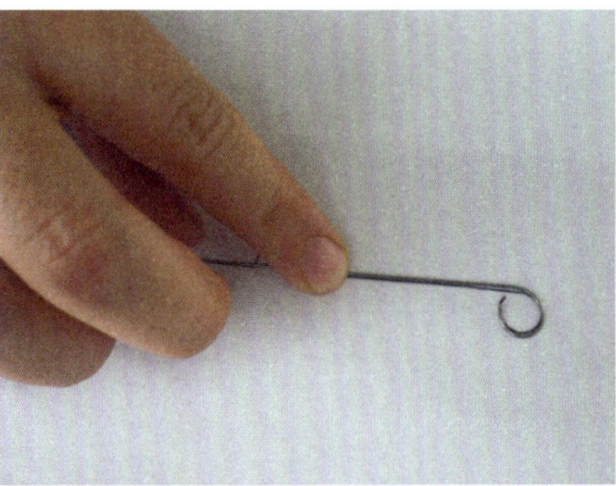

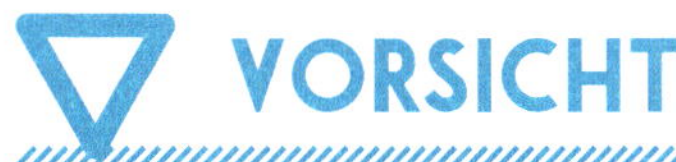

VORSICHT

Der Kreis am Anfang der Aufgabe gibt die Ebene vor und dient bei der Auswertung als Referenz. Daher darf er nicht verändert werden.

2. **Schritt:**
Markiere Dir mit einem Stift die Stelle, an der die erste Biegung oder der erste Winkel beginnt.

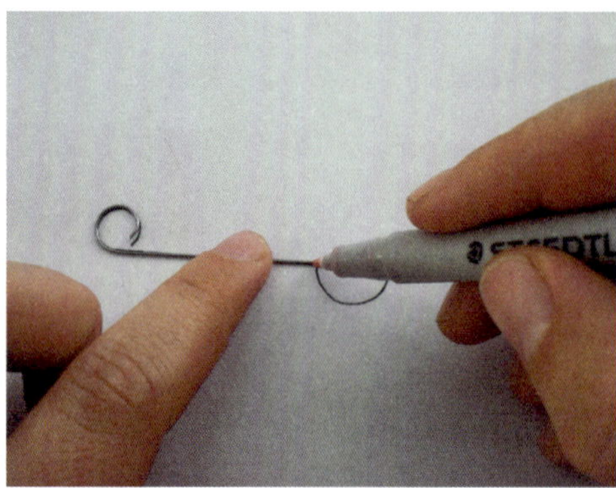

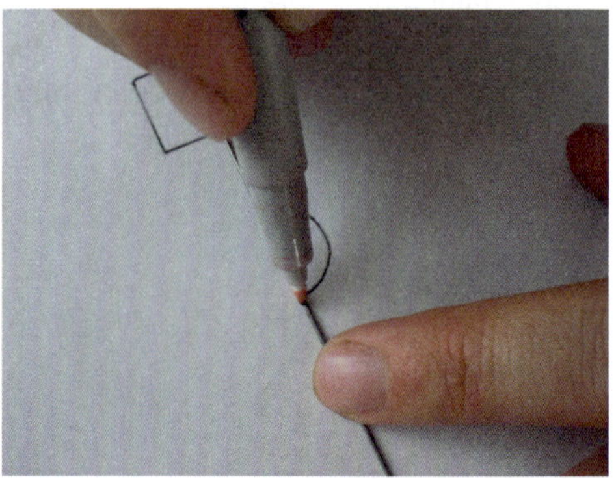

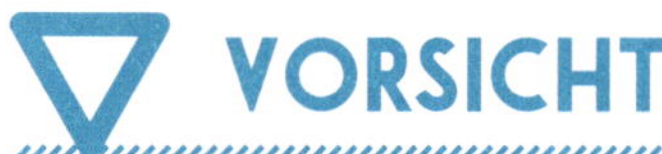

VORSICHT

Man muss die Stelle am Draht immer einen Millimeter vor der Biegung markieren!

3. **Schritt:**
Mit den Zangen hält man den Draht, gebogen wird mit den Fingern. Bei runden Biegungen verwendest Du die Hohlkehlzange, bei eckigen Winkeln die Weingartzange.

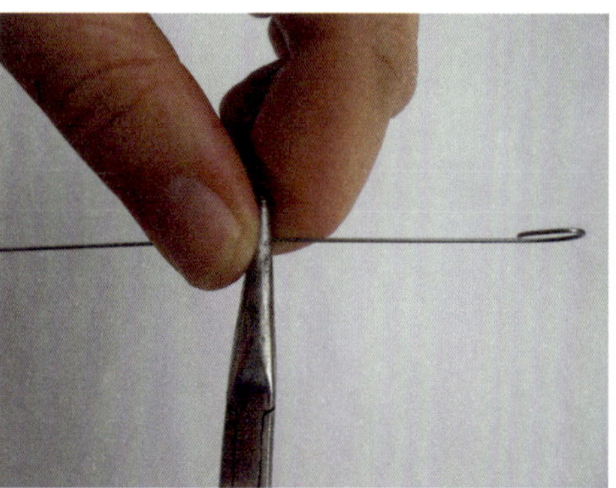

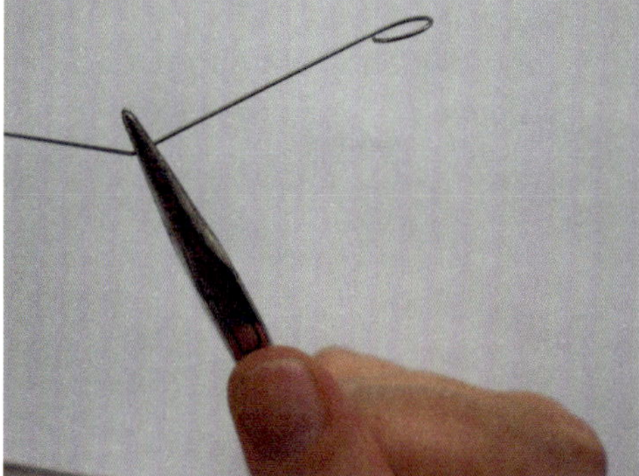

4. **Schritt:**
Kontrolliere beim Biegen, ob der Radius bzw. der Winkel übereinstimmt und arbeite Dich langsam und sorgfältig vorwärts.

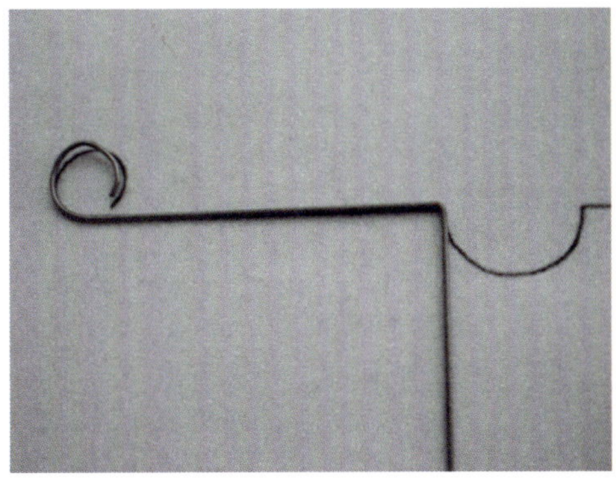

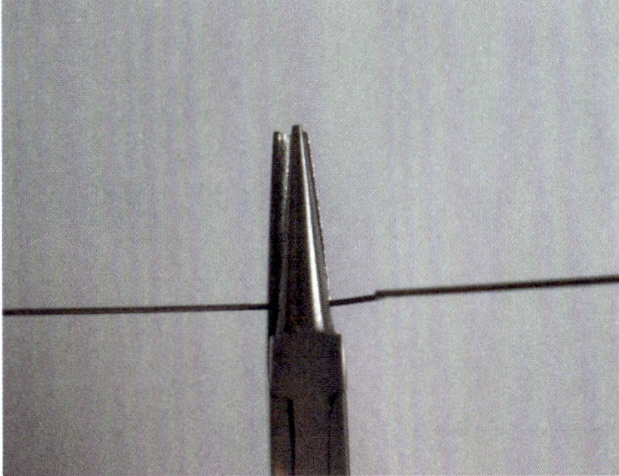

Biegen eines Halbkreises

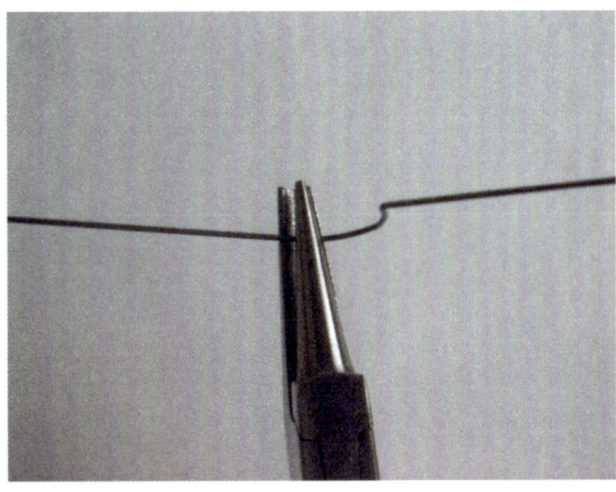

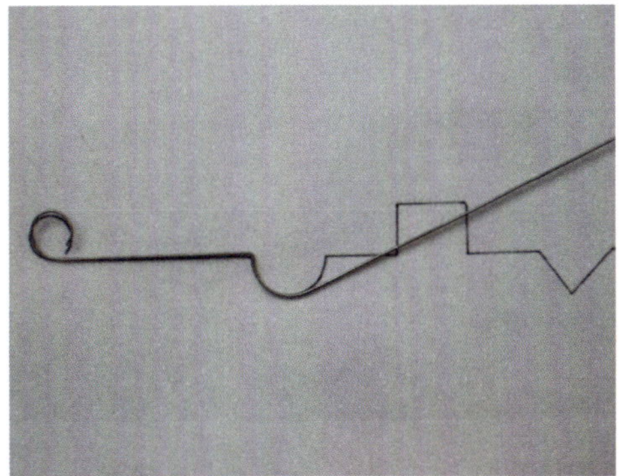

Korrekturen des Winkels oder des Radius können mit der Hand oder der Zange durchgeführt werden.

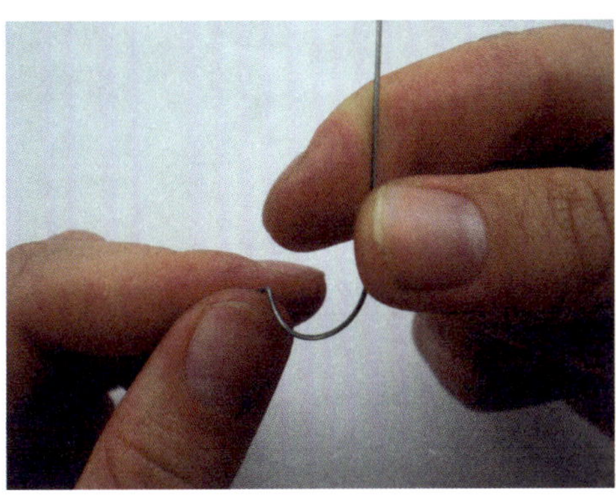

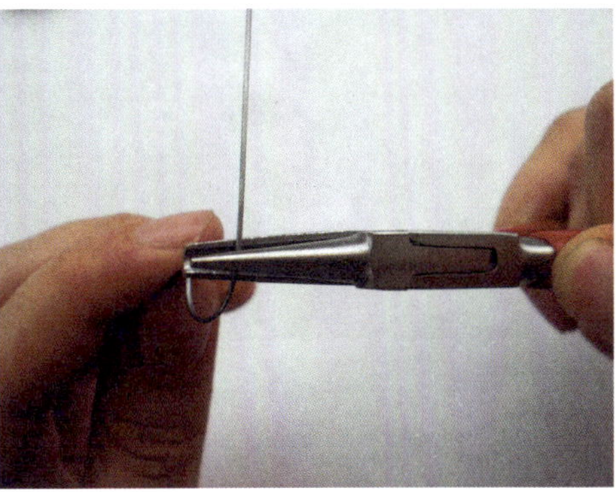

5. **Schritt:**
   Lege Deinen Draht erneut an und markiere den nächsten Winkel/Biegung und beginne wieder mit Schritt 1.

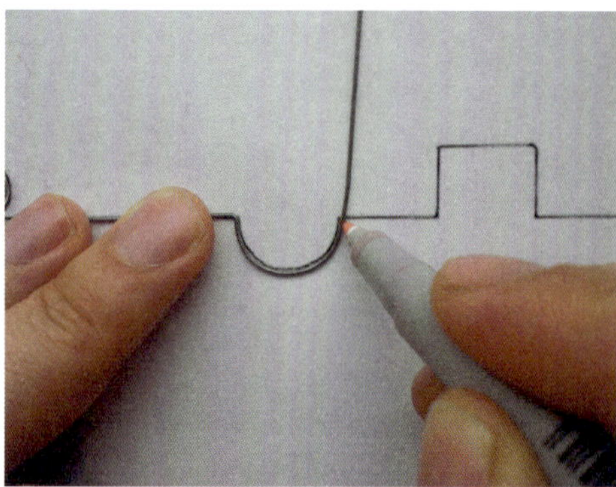

Biegen eines 90° Winkels

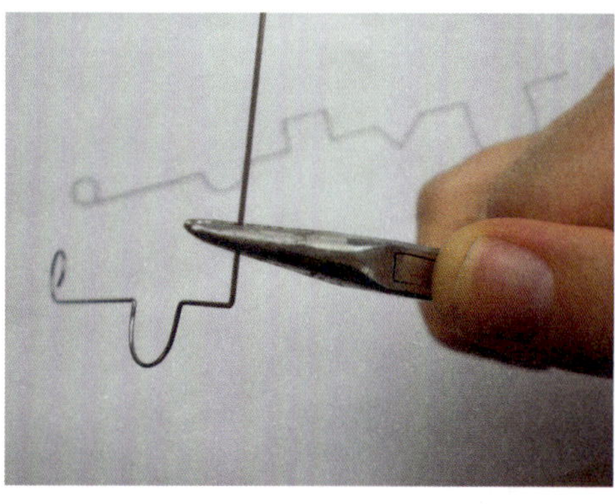

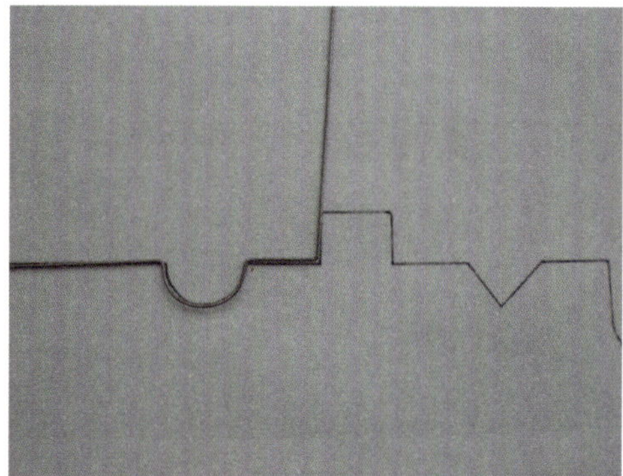

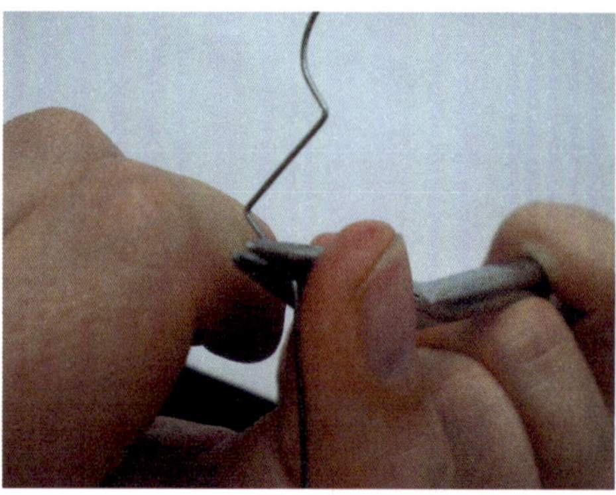

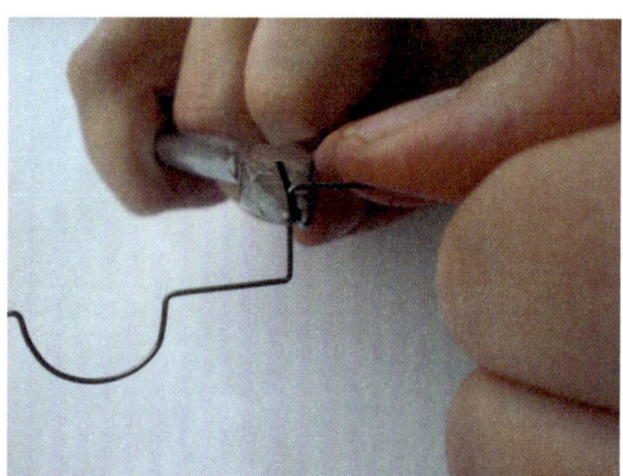

4. DRAHT BIEGEN – BEARBEITUNGSTIPPS

TIPPS

* **ORTHOGONAL**
Halte die Zange immer im rechten Winkel zum Draht, so verdrehst Du den Draht nie aus der planen Ebene.

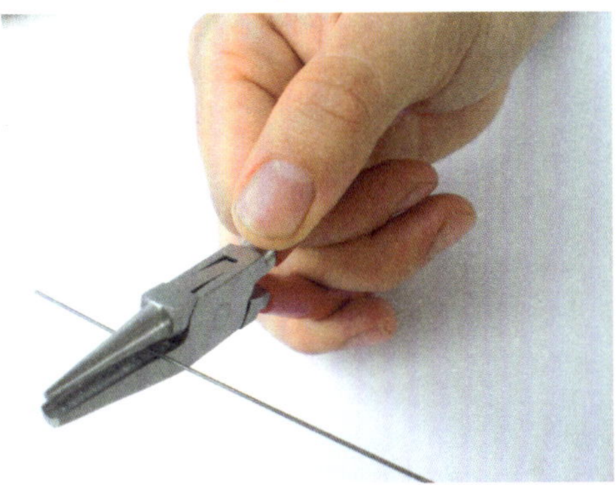

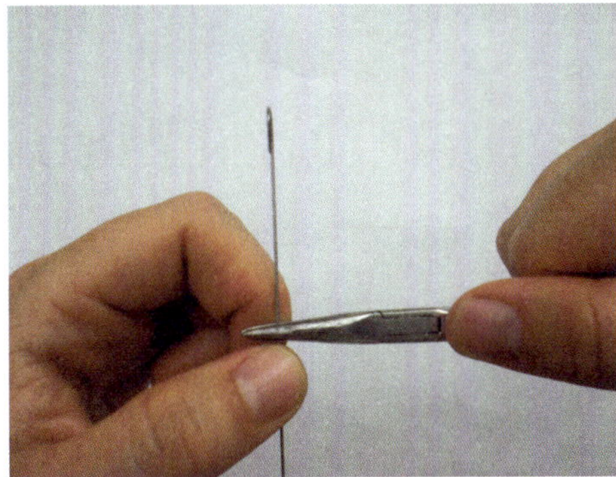

* **PEU A PEU**
Es ist äußerst wichtig den Draht in der planen Ebene zu biegen. Um das sicherzustellen setzt Du die Zange immer senkrecht zur Ebene des Drahtes an und biegst dann um die Branche herum in der gleichen Ebene. Kontrolliere nach jeder Biegung, ob du noch in der Ebene bist, indem Du den Draht auf die Vorlage legst und bessere falls nötig sofort nach. Nach mehreren Biegungen ist eine Korrektur nicht mehr möglich.

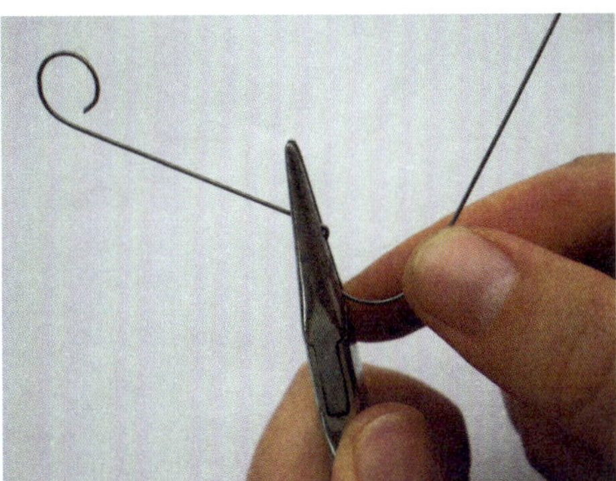

* **FRAGILE**
Da Korrekturen nur schwer möglich sind, sollte jeder Handgriff genau überlegt sein und sitzen. Falls es trotzdem mal nötig sein sollte nachzubessern, musst Du den Draht in die Ausgangsposition zurückbiegen. Aber Vorsicht, der Draht kann dabei instabil werden und brechen. Versuche daher möglichst konzentriert zu arbeiten und Korrekturen zu vermeiden.

* **QUALITY FIRST**
Beim Üben solltest Du am Anfang vor allem auf die Exaktheit Deiner Arbeit achten. Erst zum Abschluss Deiner Vorbereitung solltest Du beginnen an der Geschwindigkeit zu arbeiten und die zwei Figuren in den geforderten 30 Minuten nachbiegen.

5. DRAHT BIEGEN – TRAININGSPLAN

Bei einem Zahntechniker ein paar Tage zu verbringen ist sicher hilfreich, da er einem noch Kniffe und praktische Handgriffe zeigen kann. Also frag doch einfach einen Zahntechniker oder Zahnarzt, ob er Dich eine paar Tage in seiner Praxis üben lässt.

Da Drähte biegen ein Handwerk ist, dass man nicht in einer Stunde lernt, empfehlen wir Dir eine Vorbereitungszeit von 5 Wochen in der jeden Tag Drähte gebogen werden. Optimal hierfür geeignet ist unser Übungsbuch Manuelle Fähigkeiten.

6. DRAHT BIEGEN – ÜBUNGSAUFGABEN

Im Folgenden findest Du 15 Übungsaufgaben, die den Anforderungen im MedAT-Z entsprechen. Achte bei der Bearbeitung vor allem auf eine präzise Umsetzung und versuche erst im Verlauf schneller zu werden.

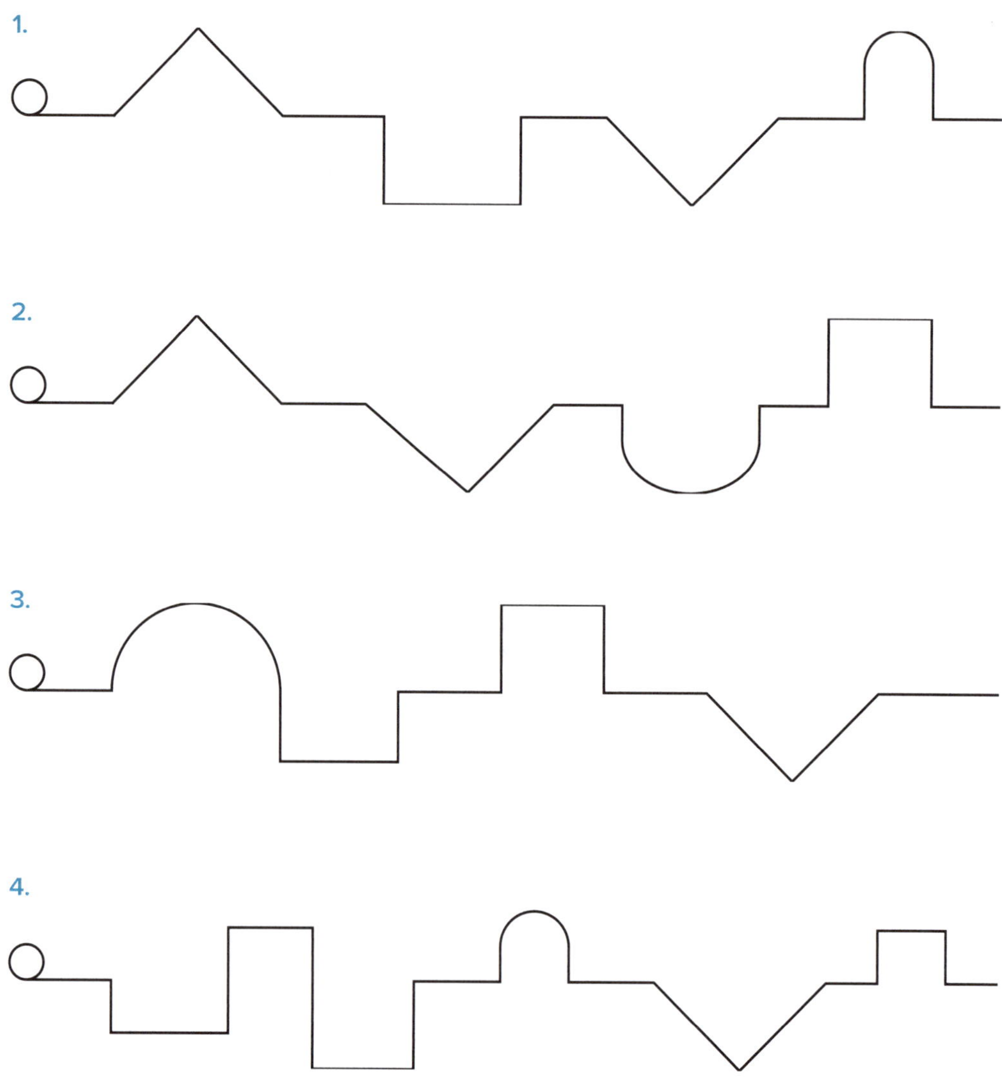

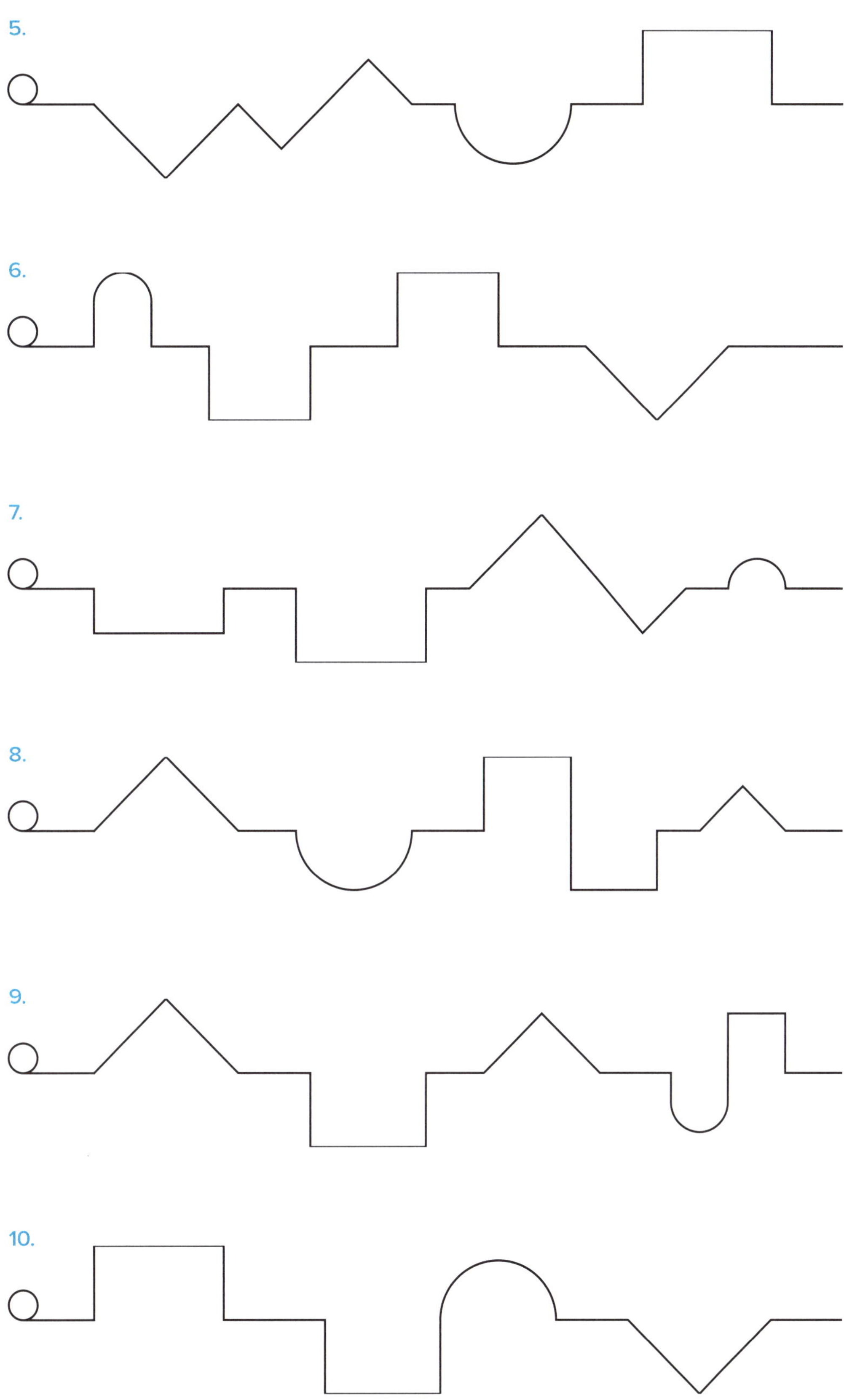
5.
6.
7.
8.
9.
10.

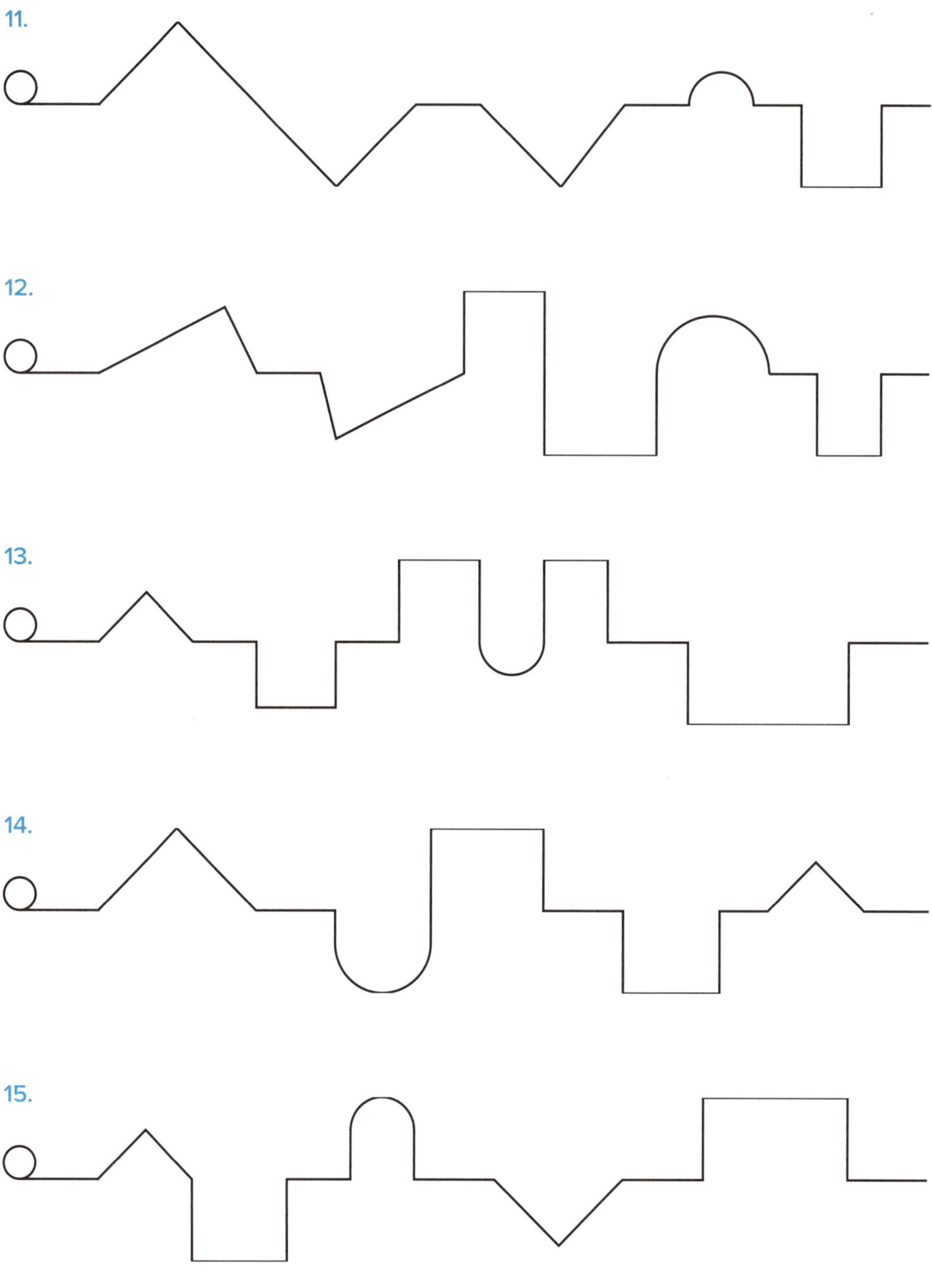

7. FORMEN SPIEGELN

Beim Formen spiegeln müssen fünf Figuren in 30 Minuten gespiegelt werden. Es wird verlangt, dass man die Spiegelung frei aus der Hand und ohne Unterbrechung zeichnet. Das setzt voraus, dass man sich die Spiegelung zuvor genau visualisiert hat. Einzige Hilfestellung sind Hilfsmarkierungen (in unseren Aufgaben schwarze Punkte) an markanten Stellen des zu spiegelnden Bildes.

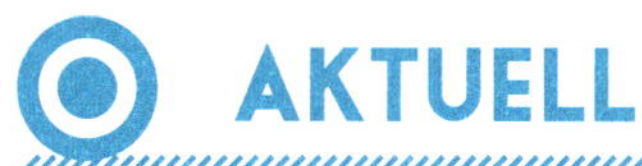

AKTUELL

- **PÜNKTCHEN UND ANTON**
  Als zusätzliche Hilfestellung ist inzwischen die selbständige Einzeichnung von maximal vier zusätzlichen Hilfspunkten an beliebigen Stellen auf der rechten Seite erlaubt. Die Größe der zusätzlichen Hilfspunkte darf die Größe der in der Vorlage vorgegebenen Hilfspunkte jedoch nicht übersteigen.

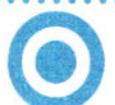

Beim Untertest Formen Spiegeln wird die Deckungsgleichheit der gezeichneten Linie über die gesamte Strecke der Form beurteilt. Wenn Du eine Linie breiter zeichnest durch Überzeichnen oder mehrfach Linien zeichnest gibt es 0 Punkte für die Aufgabe. Außerdem muss die gezeichnete Form in sich geschlossen sein.

Laut Testhersteller dürfen keine Hilfsmittel außer einem Faserschreiber, in der Regel ein Fineliner, und dem 7x7mm-Raster auf dem die Form abgebildet ist verwendet werden. Diese Hilfsmittel dürfen dabei nicht zweckentfremdet werden. Beispielsweise darf die Kappe des Fineliners nicht zum Abmessen von Distanzen verwendet werden. Darüber hinaus ist auch das Falten oder Beschriften der linken Seite strikt untersagt. Mit anderen Worten: es ist fast nichts erlaubt und es wird streng kontrolliert. Halte Dich daher an die Vorschriften.

Beispielaufgabe

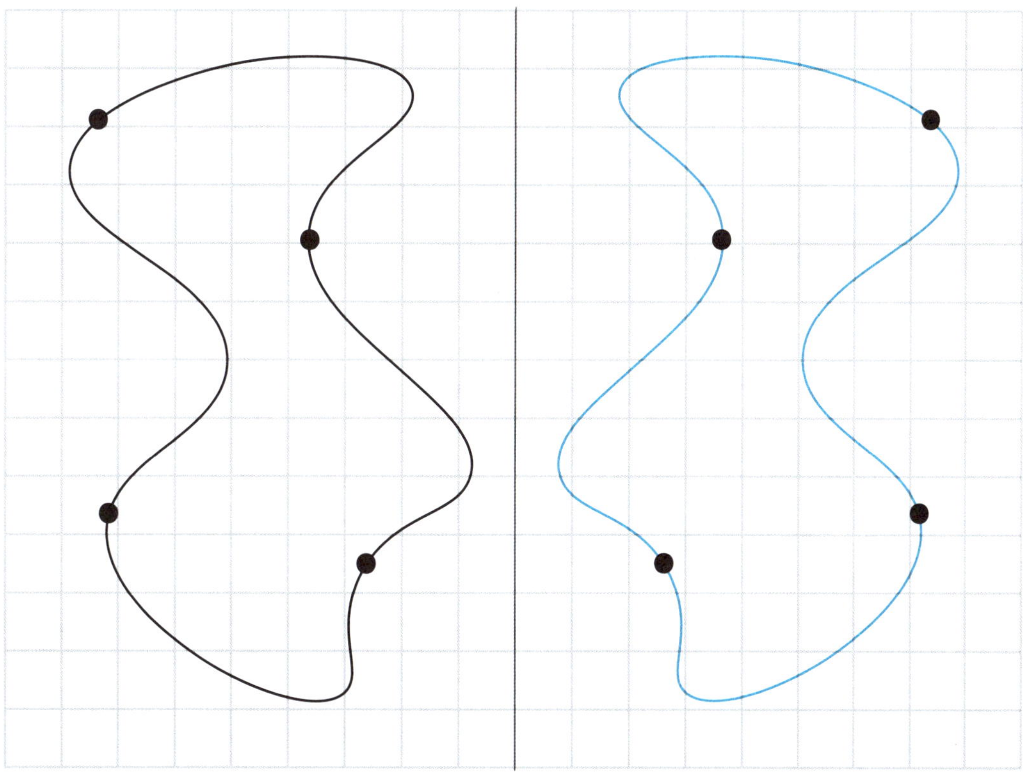

8. FORMEN SPIEGELN – BEARBEITUNGSSTRATEGIE

Unsere Strategie beim Formen spiegeln besteht darin die Gesamtstrecke in mehrere Teilstrecken zu zerlegen. Dabei bezieht sich eine Teilstrecke auf den Ausschnitt der Form zwischen zwei vorgegebenen Hilfsmarkierungen. Man zeichnet demnach nicht die ganze Figur auf einmal, sondern Teilstrecke für Teilstrecke. Dabei kann man den Stift bei den Hilfsmarkierung absetzen, da es hier keine Linienvorgabe gibt und die Figur durch die Punkte geschlossen ist, wie es die Aufgabenstellung fordert.

ARBEITSSCHRITTE

1. **Schritt:**
   Im ersten Schritt setzen wir die vier zusätzlichen Hilfsmarkierungen, um uns die Gesamtstrecke in weitere Teilstrecken zu zerlegen. Hierbei musst Du unbedingt beachten, dass Du die Hilfspunkte nur auf der rechten Seite einzeichnen darfst. Eine Beschriftung der linken Seite führt dazu, dass die Aufgabe mit 0 Punkten bewertet wird. Beim Einzeichnen der Hilfsmarkierungen solltest Du Dich am 7x7mm-Raster orientieren.

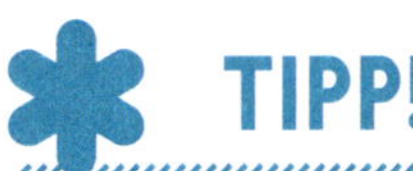

* **FORM FOLLOWS FUNCTION**
  Für die vier zusätzlichen Hilfsmarkierungen eignen sich vor allem **Wendepunkte** und **Scheitelpunkte**, an denen die Linienführung der Form ihre Richtung ändert.

2. **Schritt:**
   Bevor Du mit dem Zeichnen loslegst schau Dir die Teilstrecke genau an und überlege Dir wie die gespiegelte Strecke aussehen muss.

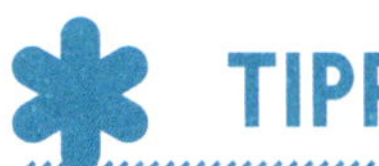

* **TURN AROUND**
  Um dir die gespiegelte Form besser vorstellen zu können, kannst Du das Blatt kurz umdrehen. Du siehst dann durch das transparente Papier die gespiegelte Form und kannst sie Dir einprägen.

3. **Schritt:**
Orientiere Dich bei den Teilstrecken an Scheitel-, Wende-, Hoch-, Tief-, Rechts- und Linkspunkten. Schaue darauf wie die Längen- und Lage-Verhältnisse zwischen den Teilstrecken und den Hilfsmarkierungen sind.

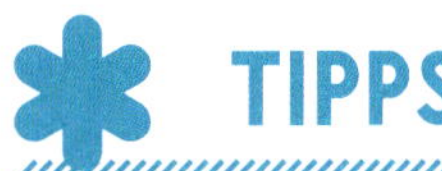

TIPPS

* **MACGYVER**
Sie können einem nicht alles nehmen! Zumindest den Fineliner und die eigene Hand müssen die Testhersteller einem zur Hilfe überlassen. Deshalb versuchen wir das Beste daraus zu machen und arbeiten wie MacGyver mit dem was uns zur Verfügung steht, auch wenn uns das sagenumwobene Taschenmesser nicht vergönnt ist. Du kannst den Fineliner zum Abschätzen von Längen und Streckenverläufen nutzen, indem du die Abstände zwischen der Spitze und dem Finger einstellst. Außerdem kannst Du Dich an der Länge Deiner Finger oder der Breite Deiner Fingerkuppen orientieren. Wichtig dabei ist nicht direkt an der Form zu messen, sondern es mit Augenmaß abzuschätzen damit die Kontrolleure Dich nicht verwarnen können. Dieses Vorgehen eignet sich besonders für längere Teilstrecken.

4. **Schritt:**
Nachdem Du Dir nun die Teilstrecke genau angeschaut und gedanklich vermessen hast, empfehlen wir Dir sie nochmals mit dem Finger abzufahren. Am besten funktioniert diese letzte Kontrolle mit der Spiegelneuronentechnik.

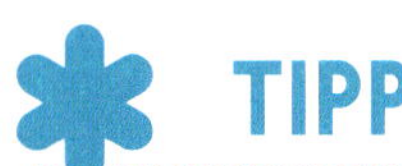

TIPP

* **SPIEGELNEURONENTECHNIK**
Es ist eine Tatsache, dass es den meisten Leuten besonders leichtfällt mit den Händen entgegengesetzte Bewegungen auszuführen. Probiere es mal selbst aus mit den Händen in der Luft die Buchstaben des Alphabets zu zeichnen. Mit der einen Hand richtig herum, und mit der anderen gespiegelt. Du wirst merken, wie intuitiv das abläuft. Deshalb kannst Du im Test mit einer Hand die zu spiegelnde Form abfahren und mit der anderen Hand die gespiegelte Form bilden. Probiere es aus, das funktioniert fantastisch!

5. **Schritt:**
Im letzten Schritt nimmst Du Deinen Fineliner und zeichnest die Teilstrecke in einer flüssigen Bewegung ohne abzusetzen durch.

9. FORMEN SPIEGELN – TRAININGSPLAN

Auch beim Formen spiegeln solltest Du beim Training zuerst an Deiner Technik arbeiten und anschließend versuchen das Zeitlimit einzuhalten. Wir empfehlen auch hierfür eine Mindestvorbereitungszeit von 5 Wochen, bei der pro Tag mindestens eine Figur nachgezeichnet werden sollte. Optimal hierfür geeignet ist unser Übungsbuch Manuelle Fähigkeiten.

10. FORMEN SPIEGELN – ÜBUNGSAUFGABEN

Die folgenden 15 Übungsaufgaben sollen Dir einen Einstieg in die Materie geben. Achte auch hierbei zuerst auf eine systematische und präzise Umsetzung der Aufgabenstellung. Erst im zweiten Trainingsschritt solltest Du unter Zeitdruck arbeiten.

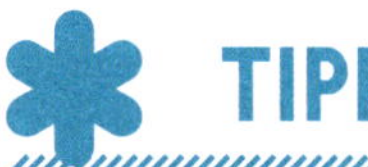

* **ORIGAMI**
  Zur Auswertung der Übungsaufgaben kannst Du nach dem Spiegeln der Form die Seite in Höhe der Spiegelungslinie falten. Dadurch fallen beide Formen deckungsgleich aufeinander. Wenn Du die Seite vor das Licht hältst, kannst Du die Kongruenz einfach überprüfen.

1.

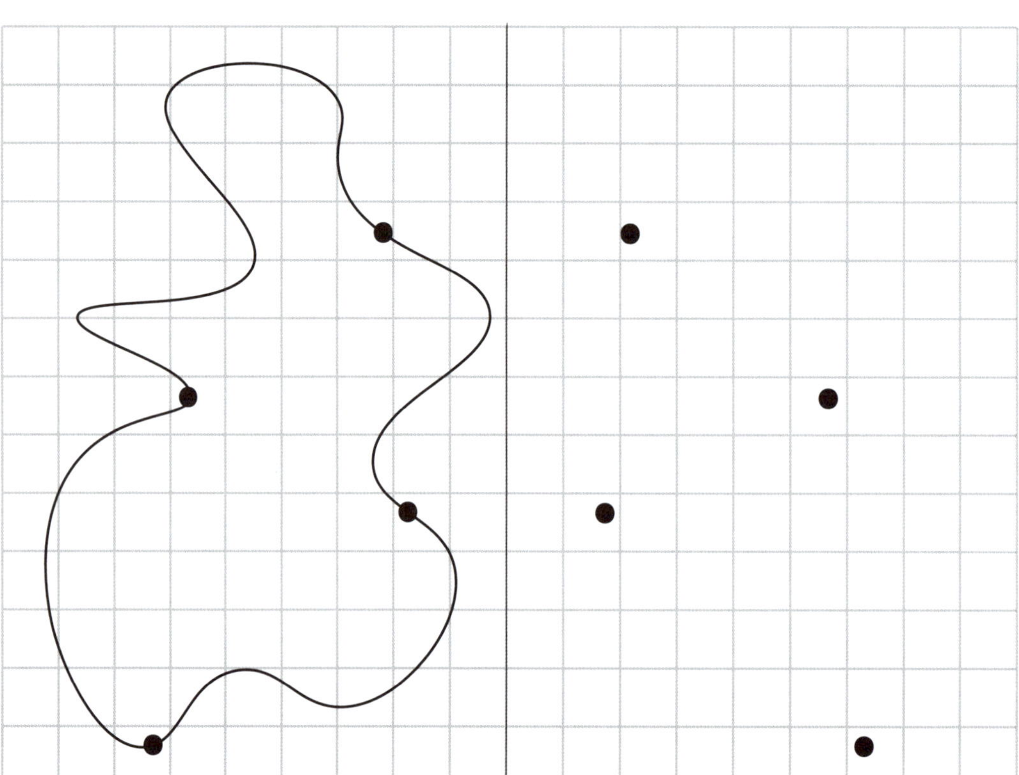

2.

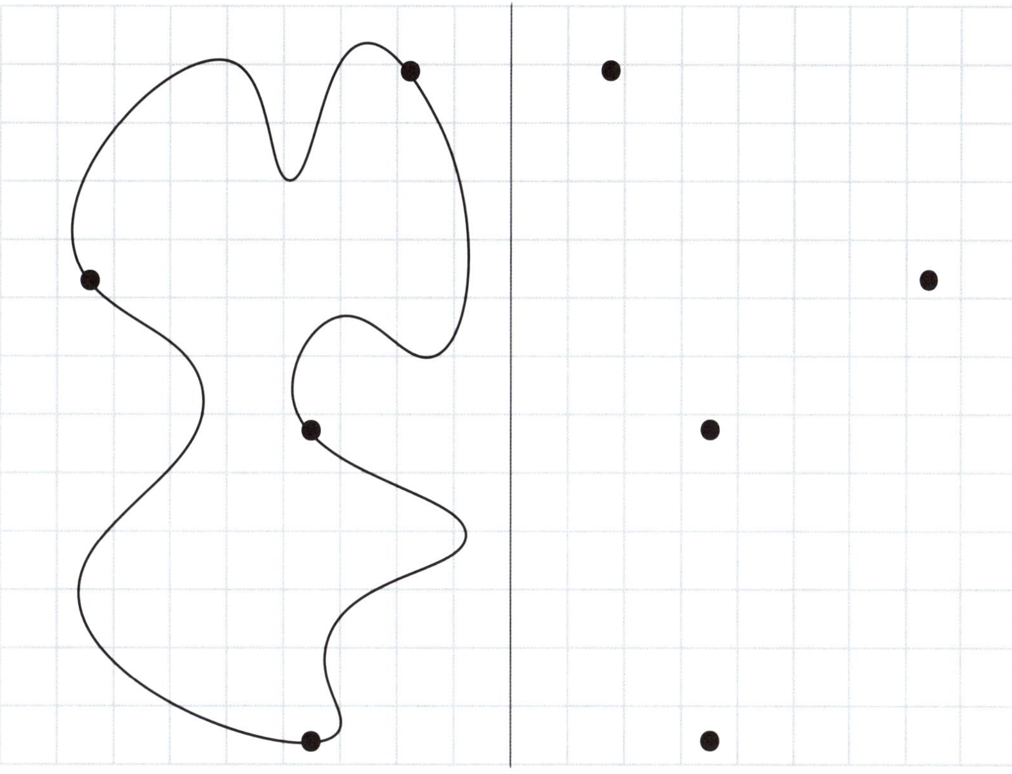

3.

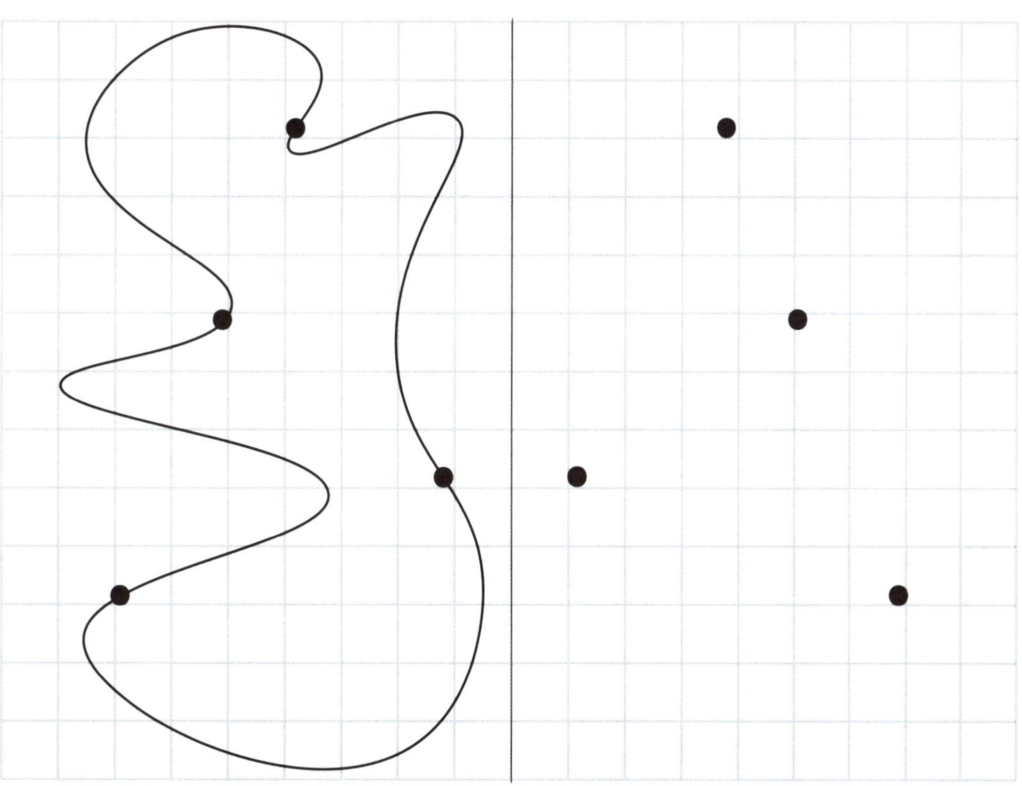

4.

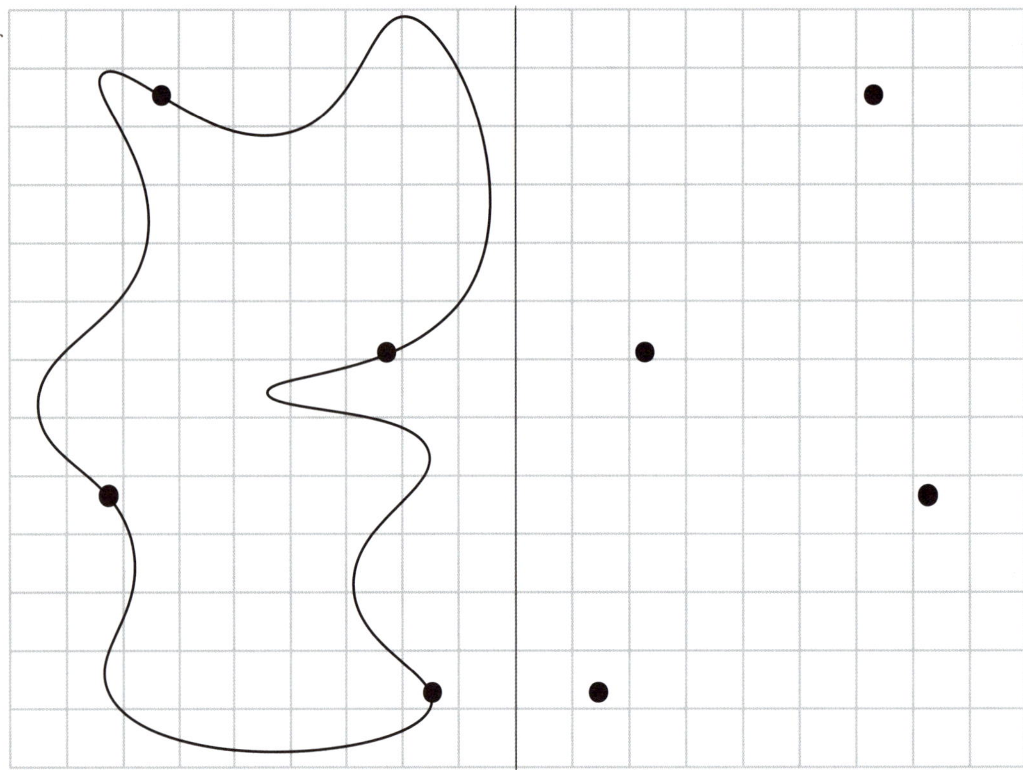

5.

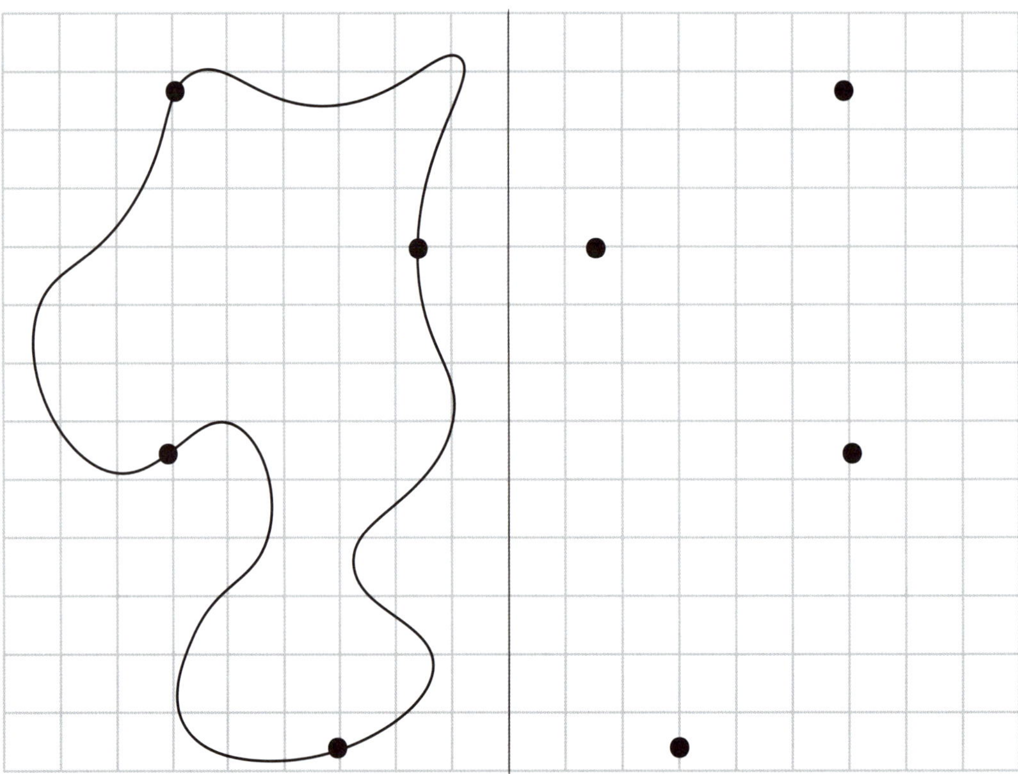

6.

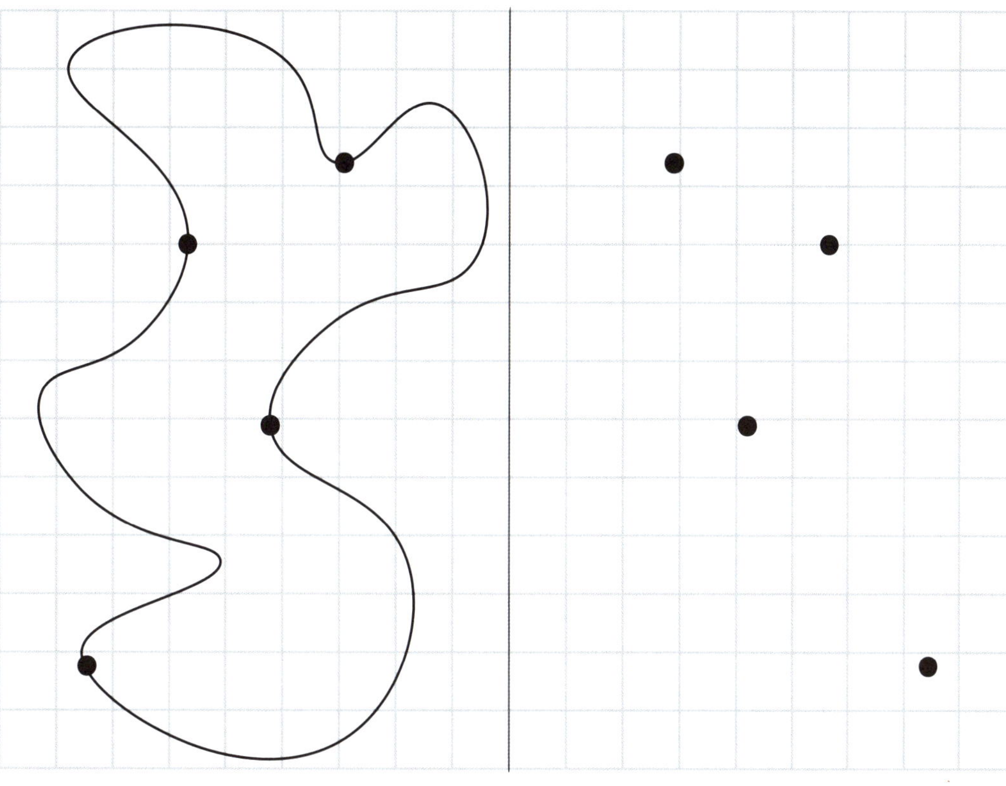

7.

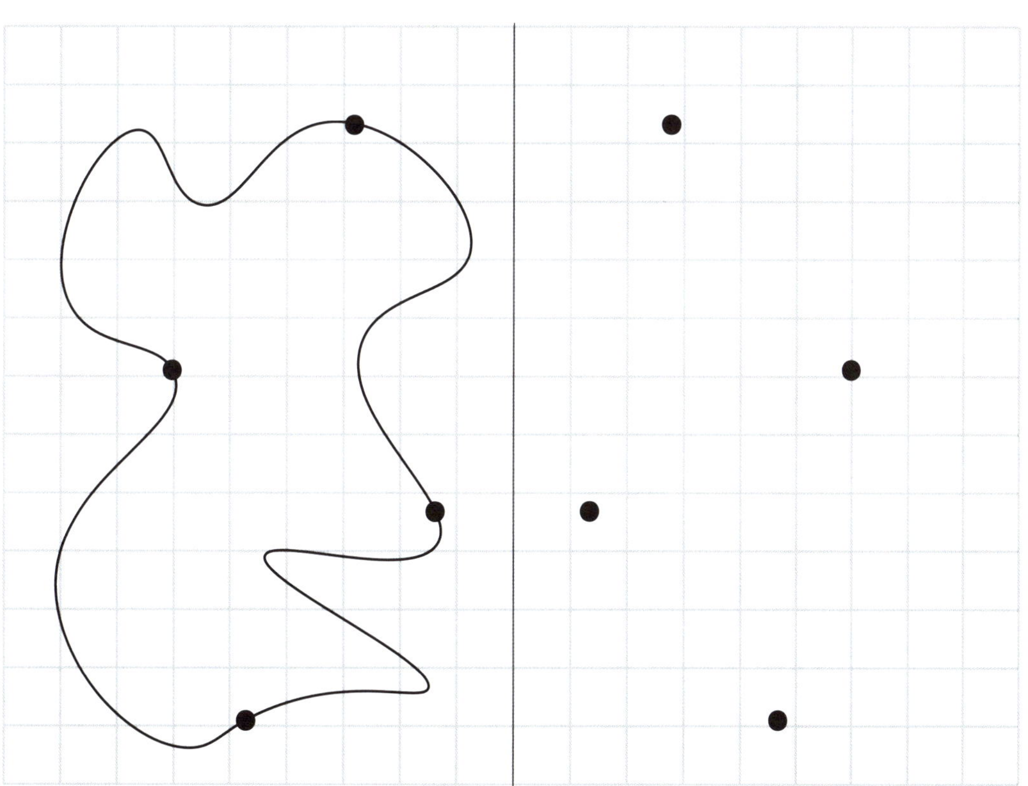

8.

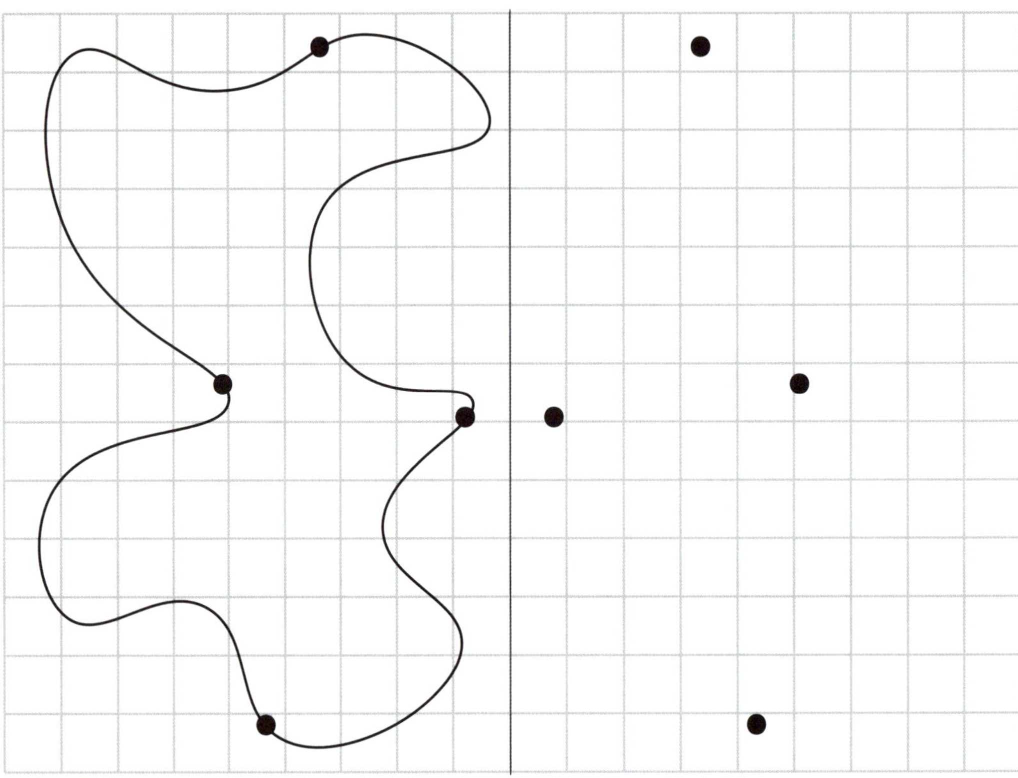

9.

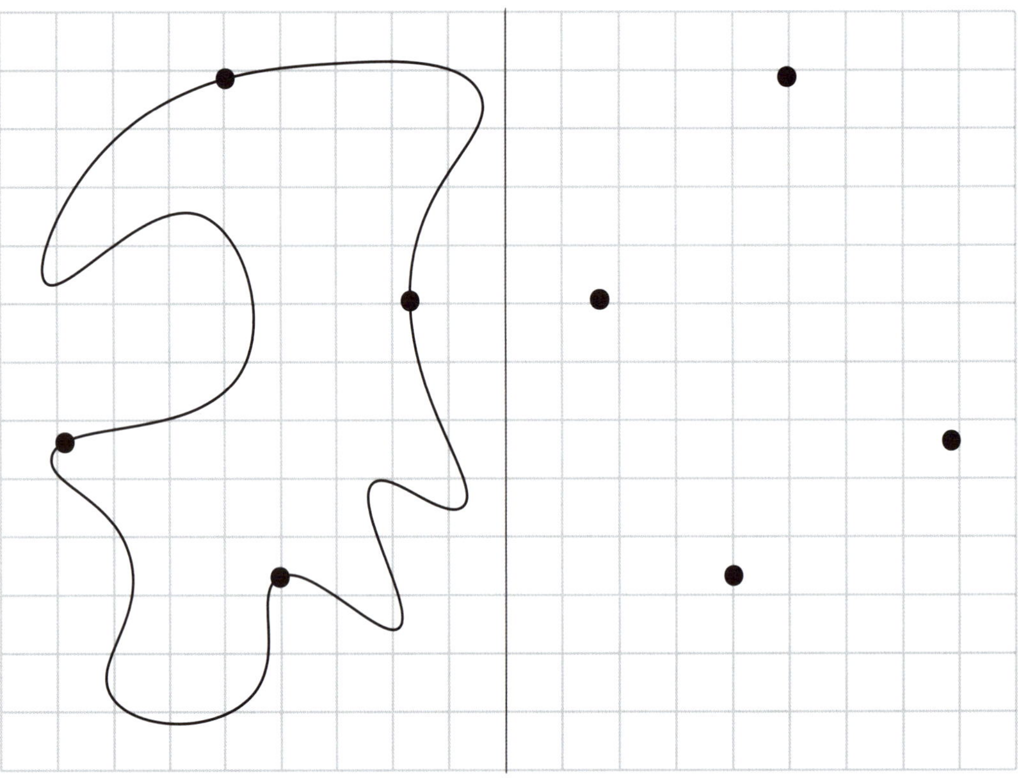

10.

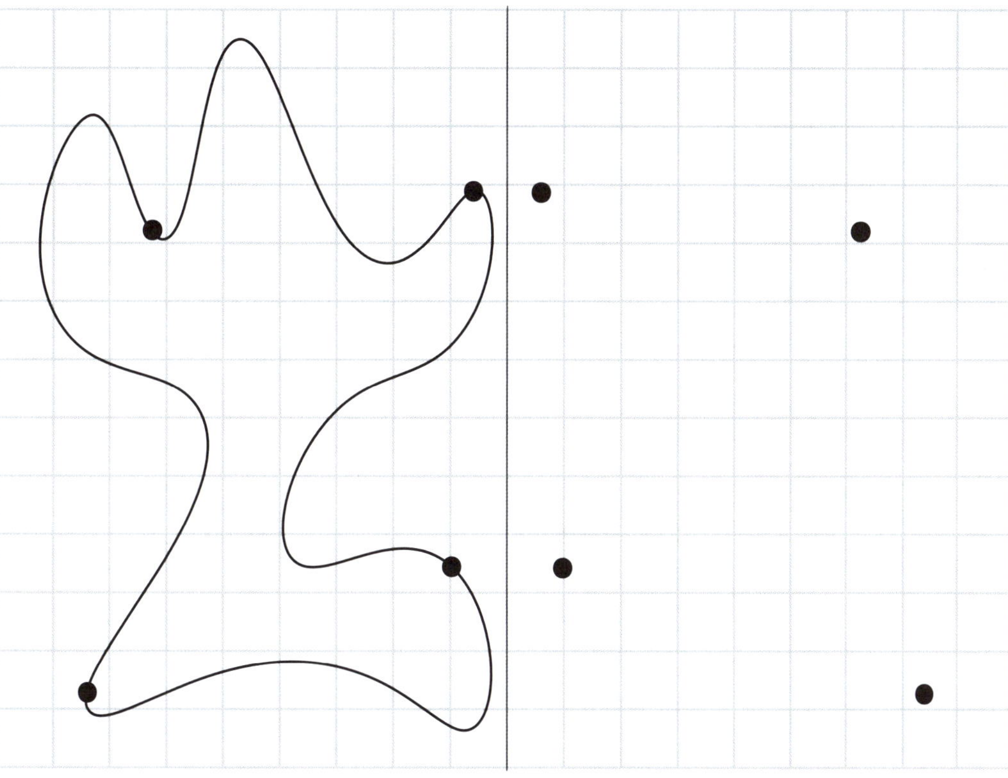

11.

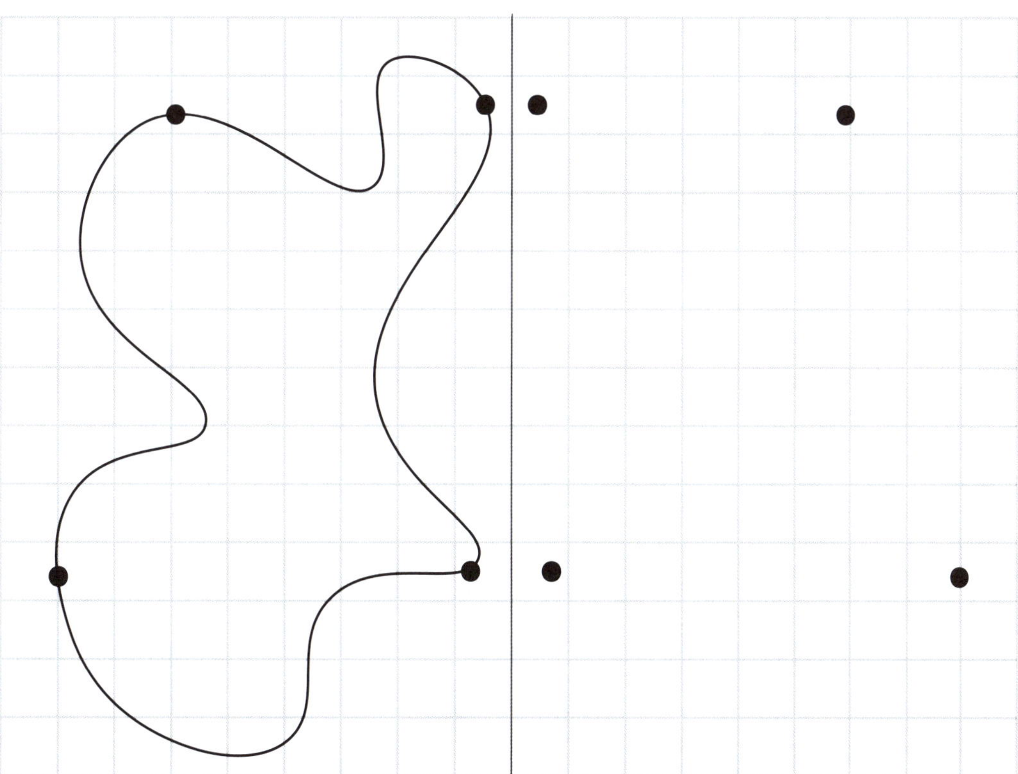

12.

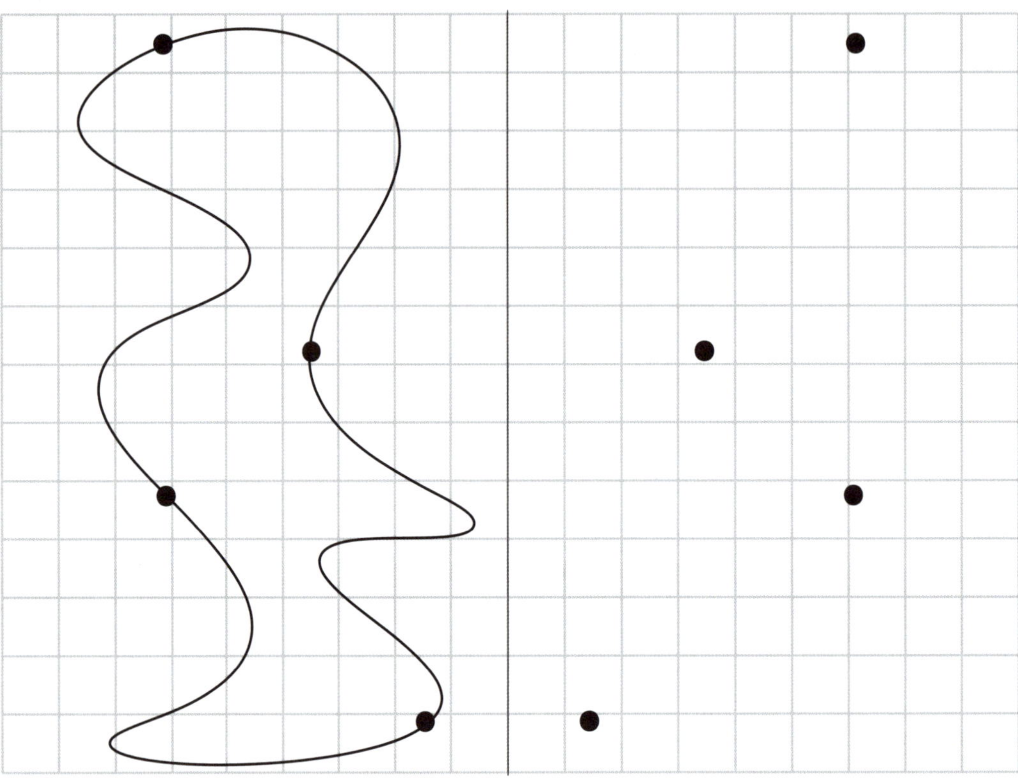

13.

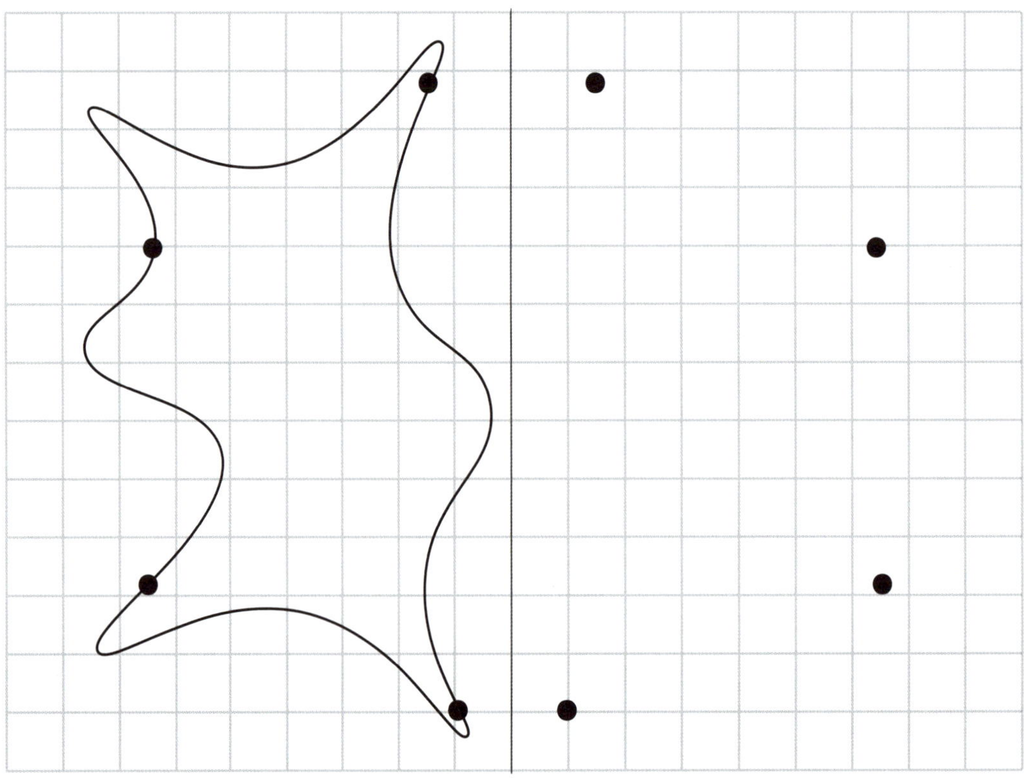

14.

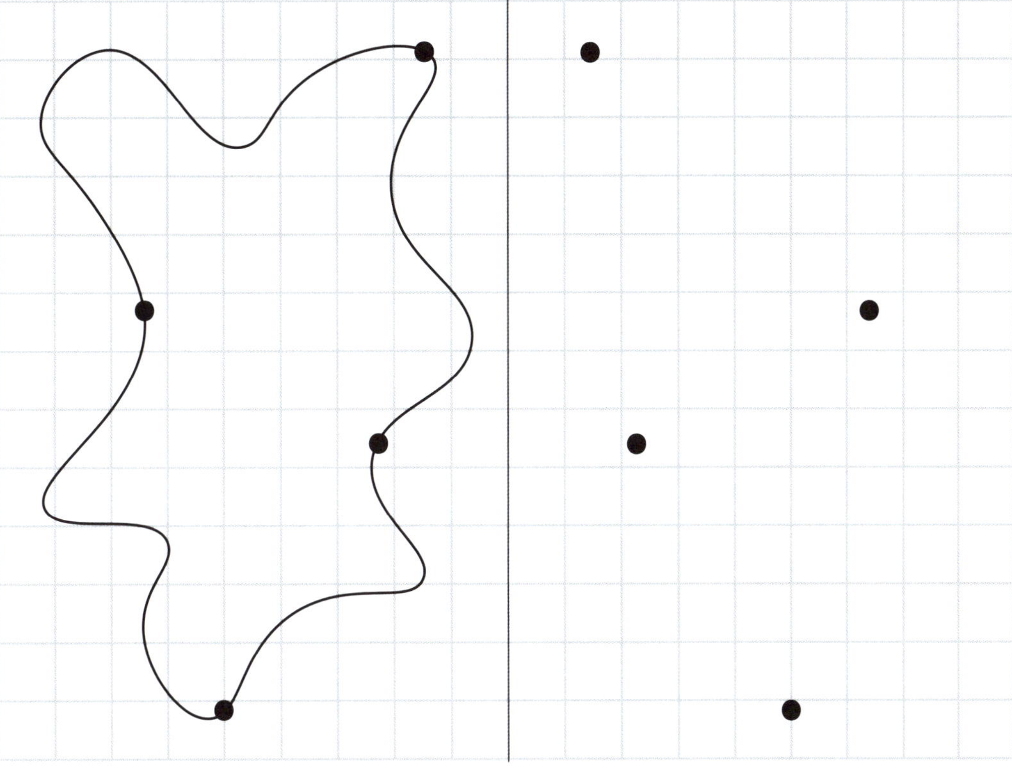

15.

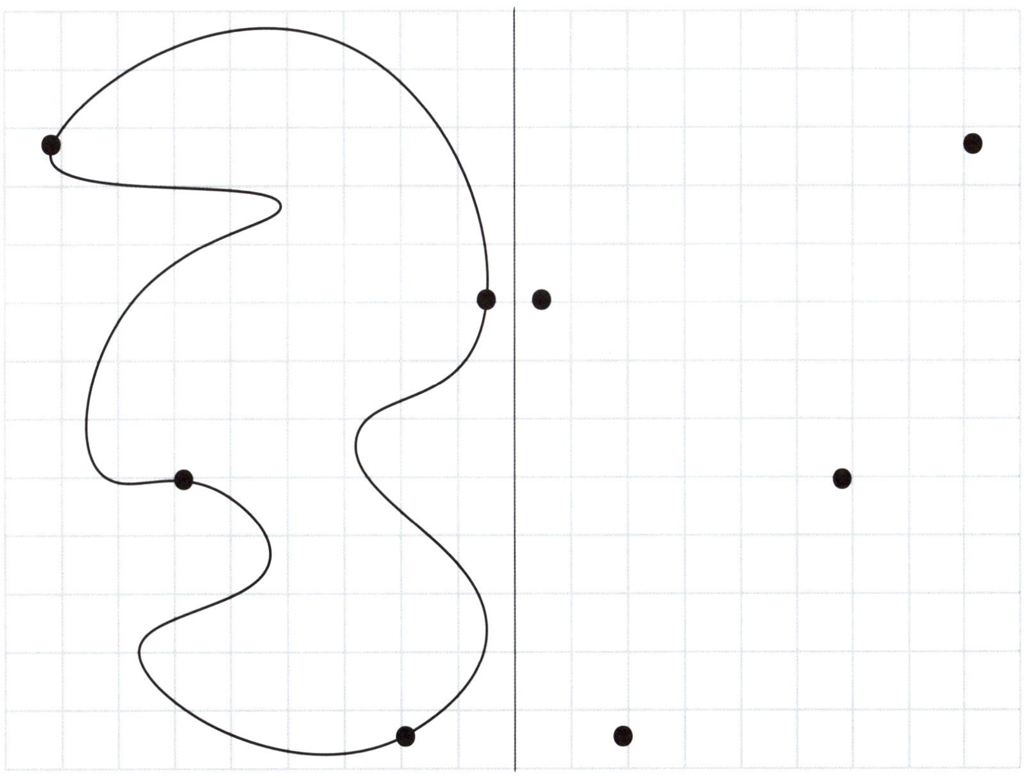

ALLGEMEINE RATSCHLÄGE

ALLGEMEINE RATSCHLÄGE

Es gibt vieles, was man bei seinem „ersten Mal" falsch machen kann. Deshalb ist es umso wichtiger, dass Du Dir die folgenden allgemeinen Tipps und Ratschläge, die wir in unserer langjährigen Kurserfahrung zusammengetragen haben in Ruhe durchliest und versuchst sie bei Deiner Vorbereitung und am Testtag zu beachten. Manches mag sich sehr banal anhören, aber glaube uns, manchmal machen die simpelsten Dinge den Unterschied aus. Sei also unvoreingenommen und probiere es aus!

1. POSITIV DENKEN!

Betrachtet man die Anmeldezahlen der letzten Jahre, kann es schnell passieren, dass einem das Herz in die Hose rutscht und sich Selbstzweifel breit machen. Diese Art zu Denken ist wenig förderlich für ein gesundes Selbstbewusstsein, das für die Absolvierung des Tests aber enorm wichtig ist. Viel hilfreicher ist es, sich positiv zu stimmen und an sich selbst zu glauben. Du solltest Dich also motivieren und mit Hilfe von Affirmationen und Visualisierungen den Glauben an Dich bestärken. Denn es sind nicht unsere Füße die uns bewegen, es ist unser Denken! Denk also „Was die können, kann ich schon lange!" oder „Es gibt keine Hindernisse, denn mein Schicksal will nur mein Bestes!" oder etwas platter „Ich bin der Geilste!". Diese oder andere, eigene selbstbestätigende Sätze sollte man täglich wiederholen, um sich selbst aufzubauen und den Glauben an das eigene Bestehen zu festigen.

2. SELBSTMOTIVATION

Die Vorbereitung auf den MedAT hat ihre Durststrecken. Es gibt Untertests, die machen Spaß und andere, die an trockenen Toast und stupide Zeitverschwendung erinnern. Du solltest jedoch versuchen, nicht das große Ganze aus dem Blickfeld zu verlieren und Dich stets daran erinnern, dass der Aufwand für einen Studienplatz des wohl spannendsten und abwechslungsreichsten Fachgebiets jede Mühe wert ist. Angenehm zu wissen ist auch, dass einige der Informationen, die z. B. in Textverständnis stecken, Dir auch später wieder im Studium begegnen werden. Wenn Du Dir diese Zusammenhänge also bereits jetzt gut einprägst, ersparst Du Dir für später viel Aufwand.

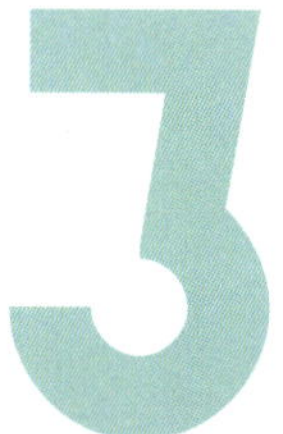

Auch der Lernplan ist ein Teil der Selbstmotivation, in dem Du Deine Ziele und Meilensteine definierst, die Du Schritt für Schritt erreichst. Jeder dieser Einzelschritte sollte auch gebührend gefeiert werden. Und wenn es mal zu Rückfällen kommen sollte, solltest Du diese eher als Planänderungen auffassen, die jedem passieren. Motivierend ist auch die Rekapitulation dessen, was Du bereits alles erreicht hast. Du solltest diese erreichten Ziele vor dem inneren geistigen Auge visualisieren und Dir in den schönsten Farben ausmalen und bewusst das Gefühl erleben, das Dich anschließend motiviert an die Arbeit gehen lässt.

Aber auch während des Tests solltest Du Dich regelmäßig dafür loben, was Du bereits geschafft hast und mit Spaß die kommenden Aufgaben bearbeiten. Wenn Du Freude an der Bearbeitung der Aufgaben hast, dann fallen sie Dir auch leichter.

3. ENTSPANNUNGSÜBUNGEN

Der Test hat ebenfalls eine nicht zu vernachlässigende psychologische Komponente, da er die Teilnehmer permanentem Stress aussetzt. Es ist daher wichtig, Dich auch auf diese mentale Herausforderung einzustellen und vorzubereiten. Anspannung in einer Stresssituation geeignet begegnen zu können, hat nichts mit Esoterik zu tun, sondern mit einer allumfassenden Vorbereitung auf den Test.

Besonders in der Wartezeit vor Testbeginn sind Entspannungsübungen Gold wert. Es dauert erfahrungsgemäß mindestens 30 Minuten bis alle TeilnehmerInnen ihren Platz gefunden, ihre Garderobe abgegeben haben und noch einmal auf der Toilette waren. In dieser etwas hektischen Phase vor dem Test, in der die Nerven blank liegen, lassen sich die Teilnehmer schnell in ihrer Nervosität anstecken. Und genau hier sollte man versuchen, nicht seine Energie bereits vor dem Test verpuffen zu lassen, sondern anhand praktischer Übungen die Ruhe zu bewahren.

Es gibt eine Vielzahl einfach zu lernender Entspannungstechniken. Im Folgenden werden wir Dir zwei ausgewählte Methoden kurz und knapp vorstellen.

ATEMÜBUNGEN

Sie eignen sich hervorragend zur Entspannung und damit zum Stressabbau und dauern nur wenige Minuten. Hierzu findest Du auch hilfreiche Erklärungsvideos auf YouTube.

Atemübung 1: Atemzüge zählen[45]
Der Atemtechnik-Klassiker: Du zählst beim Ein- und Ausatmen langsam je von eins bis sieben. Für das Ein- und Ausatmen kannst Du Dir Zeit lassen und etwa fünf Sekunden lang ein- und fünf Sekunden lang ausatmen. Es geht darum gleichmäßig und rhythmisch zu atmen. Das Einatmen sollte durch die Nase erfolgen, das Ausatmen durch den Mund.
Du kannst Dir vorstellen, beim Einatmen einen wohltuenden Geruch einzuatmen, der den ganzen Körper durchströmt. Du kannst auch die Hand auf den Bauch legen und die Atmung bewusst wahrnehmen. Beim Ausatmen kannst Du Dir vorstellen, eine Kerze auszublasen.

45 Vgl. http://www.zeitblueten.com, Heidenberger

Atemübung 2: Länger ausatmen[46]
Etwa doppelt so lang aus- wie einatmen. Wenn Du beispielsweise etwa fünf Sekunden lang einatmest, kannst Du versuchen die Ausatmung über zehn Sekunden in die Länge zu ziehen. Es geht darum bewusst ganz langsam auszuatmen. Das entspannt ungemein.

Atemübung 3: Anspannung und Entspannung
Du spannst bei dieser Technik so viele Muskeln wie möglich beim Einatmen an. Daraufhin hälst Du den Atem kurz an und atmest dann langsam wieder aus, während Du alle Muskeln wieder entspannst. Das An- und Entspannen führt zu einem wohligen Gefühl von Wärme und angenehmer Schwere.

Nachdem Du etwa fünf Mal diese An- und Entspannung in Kombination mit langsamen Ein- und Ausatmen durchgeführt hast, solltest Du noch etwa ein bis zwei Minuten mit geschlossenen Augen ruhig sitzen bleiben. Dabei kannst Du versuchen die Wärme im Körper zu spüren und an etwas Angenehmes zu denken. Das können angenehme Erinnerungen sein, die Du Dir ins Gedächtnis rufst, oder Du wanderst mit Deinen Gedanken an einen schönen Platz. Wenn die Gedankenreise zu Ende ist, kannst Du Dich strecken und tief gähnen. Danach wirst Du Dich ausgeglichener, ruhiger und voll neuer Energie fühlen.

VORSTELLUNG EINES POSITIVEN BILDES

Zur Vorstellung eines positiven Bildes schließt Du die Augen, legst evtl. den Kopf auf den Tisch und konzentrierst Dein inneres Auge auf ein schönes, beruhigendes Bild oder wanderst in Deinen Gedanken an einen Ort, den Du mit Geborgenheit und Ruhe assoziierst. Damit Du Dich richtig entspannen kannst, solltest Du Dir dieses Bild intensiv und mit möglichst vielen Details für zwei bis drei Minuten oder auch länger vorstellen. Das kann der letzte Urlaub am Strand mit Schirmchencocktail in der Hand sein, dem Geruch von Sonnencreme in der Nase und rauschendem Meer vor den Augen oder der weiß glitzernde, jungfräuliche Tiefschneehang kurz vor seiner Erstbefahrung oder das gemütliche Beisammensein mit Deinen Liebsten.

Diese Übung solltest Du mehrfach wiederholen, bis sie wirklich gut funktioniert, da Dir anfangs das Bild in seiner Detailschärfe schnell wieder abhanden kommt. Kehre dabei immer wieder an denselben Ort zurück. Dadurch wird die Erfahrung jedes Mal intensiver und der Weg dorthin leichter.

46 Vgl. http://www.zeitblueten.com, Heidenberger

4. ALLGEMEINE RATSCHLÄGE ZUR VORBEREITUNG

Im Folgenden haben wir Dir nochmals die wichtigsten allgemeinen Ratschläge zur Vorbereitung auf den MedAT zusammengetragen.

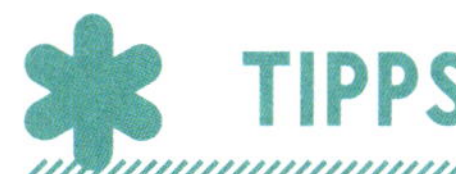

TIPPS

* **LICHT INS DUNKEL**
  Unklares nachbearbeiten bis zum vollen Verständnis. Denn oft wirst Du genau mit der Problematik im Test konfrontiert, die Du zu Hause immer vertagt und brav aufgeschoben hast.

* **WENIGER IST MEHR**
  Während Deiner Vorbereitung solltest Du lieber langsam und beständig arbeiten, als zu viel und zu schnell. Ansonsten besteht die Gefahr, dass Du Dich übernimmst.

* **STÄRKEN STÄRKEN**
  Erst Stärken ausbauen und dann versuchen die Schwächen zu kompensieren.

* **SESSION**
  Eine Trainingseinheit sollte nicht länger als zwei Stunden dauern.

* **THE SAME PROCEDURE AS EVERY YEAR**
  Das Training sollte regelmäßig zu einem festen Zeitpunkt stattfinden. Umstellung von Gewohnheiten kostet den Körper unnötig Energie.

* **ZOMBIELAND**
  Nach Möglichkeit nicht zwischen 13:00 und 15:00 Uhr trainieren, da zu diesem Zeitpunkt die geistige und körperliche Leistungsfähigkeit seinen Tiefpunkt hat.

* **NARZISS**
  Kritisiere Dich nicht selbst, sondern lobe Dich für alles, was Du bereits geschafft hast.

* **BUSINESS AS USUAL**
  Du solltest zur Vorbereitung auf den Test Deinen gewohnten Lebensrhythmus nicht vollkommen umkrempeln, sondern Dich so verhalten wie immer.

* **LEVEL**
  Am besten erst die Test Info durcharbeiten, anschließend die MedAT Originalversionen und dann kommerzielle Aufgaben. Somit weißt Du, was das originale Niveau der Aufgaben ist.

* **COPYCAT**
  Nicht das Übungsmaterial aus dem Heft verschmieren, sondern rauskopieren und dann durcharbeiten. Damit vergibst Du nicht die Möglichkeit, denselben Test wiederholt zu üben.

* **SIMULATOR**
  An einem **Probe MedAT teilnehmen!** Siehe **www.medgurus.de**

* **KENNE DEINEN FEIND**
  Du solltest mit der Aufgabenstellung eines jeden Untertests vertraut sein und am Testtag keine Zeit damit vergeuden müssen, die Anleitung durchzulesen.

* **CHEFKOCH**
  Ernährung! Es empfiehlt sich abends kohlenhydratreich zu essen (Bsp. Spaghetti) und morgens ballaststoffreich (Bsp. Vollkornmüsli). Ballaststoffe sorgen für eine gleichmäßige Fütterung des Blutzuckers. Ein ständiges Hungergefühl kannst Du damit umgehen. In der Pause empfiehlt es sich Kohlenhydrate aufzunehmen. z. B. eine Semmel, Nudelsalat, Snickers etc.

* **NETFLIX AND CHILL**
  Ganz wichtig! Der letzte Tag vor dem MedAT dient allein der Entspannung. An diesem Tag solltest Du nichts, aber auch gar nichts mehr üben. Viel eher solltest Du die Entspannung in den Bergen, im Kino oder mit Freunden etc. suchen. Befreit ins Bett zu gehen hat einen enorm positiven Effekt auf Deinen Schlaf und Deine Leistungsfähigkeit am nächsten Tag.

* **RAPID EYE MOVEMENT**
  Keine Schlafmittel benutzen, die die REM Phase des Schlafs unterdrücken. Hopfen oder Baldrian sind sanfte Einschlafmittel, die eher empfohlen werden können.

* **KOMPENSATION**
  Keine Angst durch unruhigen Schlaf Deine Leistungsfähigkeit einzubüßen! Ein verkürzter Schlaf von fünf Stunden wirkt sich erst dann auf die Leistungsfähigkeit aus, wenn man wiederholt nacheinander zu kurz schläft.

5. ALLGEMEINE RATSCHLÄGE ZUR TESTDURCHFÜHRUNG

Im Folgenden haben wir Dir nochmals die wichtigsten Ratschläge für den Testtag zusammengestellt.

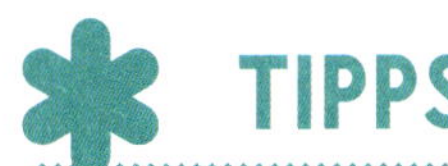

TIPPS

* **CHECK-IN**
  Der Test beginnt meist verspätet. Du solltest daher nicht als erster, aber auch nicht zu spät zum Test erscheinen. Zudem musst Du Dir völlig klar darüber sein, wie Du am Testtag zum Testort kommst, damit du am Morgen nicht in unnötige Hektik verfällst. Ideal wäre es, die Strecke einmal am Vorabend abgegangen zu sein.

* **SECURITY CHECK**
  Lineal, Taschenrechner, Armbanduhren, Kugelschreiber, Mäppchen, Brillenetuis und Maskottchen sind beim MedAT verboten und die Kontrollen sind sehr streng. Am besten zu Hause lassen.

* **HIC ET NUNC**
  Alle Lösungen sofort in den Antwortbogen übertragen! Das gilt vor allem für den Testteil am Vormittag. Es wird einem keine extra Zeit eingeräumt, um nachträglich Antworten zu übertragen!

* **CHECKS & BALANCES**
  Bei der Übertragung der Antworten genau prüfen, ob Du Deine Markierung auch bei der richtigen Aufgabennummer setzt! Du solltest in jedem Fall für jede Markierung die Aufgabennummer im Arbeitsheft mit der Aufgabennummer auf dem Antwortbogen abgleichen. Bearbeitest Du Nr. 73, dann überprüfst Du, dass Du bei Nr. 73 Deine Markierung setzt.

* **FÜNF GEWINNT**
  Da es beim MedAT für falsche Antworten keine Minuspunkte gibt sollte man immer eine Antwort markieren. Bei Aufgaben, bei denen Du die Lösung nicht kennst und die Auswahl nicht einschränken kannst, hast Du damit immer noch eine Trefferwahrscheinlichkeit von 20 Prozent. Das ist definitiv besser als nichts.

* **RENDEZVOUS**
  Unsichere Antworten markieren und bei verbleibender Zeit darauf zurückkommen.

* **REWIND**
  Bei verbleibender Bearbeitungszeit die Antworten von hinten nach vorne noch einmal kontrollieren (von hinten nach vorne = Zeitersparnis).

* **VOLLGAS**
Nicht bei schweren Aufgaben verweilen, sondern zur nächsten Aufgabe übergehen!

* **WEG DES GERINGSTEN WIDERSTANDES**
Da die Aufgaben zumeist von leicht nach schwer sortiert sind, solltest Du sie der Reihenfolge nach bearbeiten.

* **WASSER MARSCH!**
Nicht zu viel während der Prüfung trinken! Kleine Schlücke trinken und nicht literweise. Keine harntreibenden Substanzen wie Kaffee oder ähnliches trinken. Jeder Toilettengang verkürzt die eigene Bearbeitungszeit!

* **CHOOSE LIFE**
Viele trinken in der Mittagspause Energydrinks. Generell gilt jedoch, dass man ohne jegliche Einnahme von Medikamenten, Aufputschmitteln etc. besser fährt, weil man nie genau weiß, wie einen solche Substanzen beeinflussen, vor allem nicht in einer Stresssituation. Wir raten daher dringend hiervon ab. Falls Du Dich jedoch trotzdem dazu entschließen solltest eine solche Substanz zu Dir zu nehmen, solltest Du den Effekt zuvor schon einmal erprobt haben und nicht das erste Mal am Prüfungstag damit in Kontakt kommen!

* **BAGGAGE CLAIM**
Etwas Warmes anziehen bzw. dabei haben. Die riesigen Räume sind meist schlecht beheizt und es zieht. Die Jacke solltest Du jedoch im Auto oder in Deiner Unterkunft lassen, da die Schlange an der Garderobe sehr lang ist und es Dich nur unnötig nervös macht dort zu warten. Am besten einen Pullover, Brotzeit, Getränk, Geld, Ausweis und die offizielle Einladung zum MedAT in eine transparente Plastiktüte packen und nur damit zum Test erscheinen.

* **JUST DO IT!**
Auf Dich selber vertrauen und das Ding nach Hause bringen!

LÖSUNGEN

LÖSUNGEN

1. ANTWORT BOGEN ZUM KOPIEREN

Name:

Vorname:

Figuren Zusammensetzen

BEISPIELAUFGABEN

	(A)	(B)	(C)	(D)	(E)
1	☐	☐	☐	☐	☐
2	☐	☐	☐	☐	☐
3	☐	☐	☐	☐	☐
4	☐	☐	☐	☐	☐
5	☐	☐	☐	☐	☐

SIMULATION 1

	(A)	(B)	(C)	(D)	(E)
1	☐	☐	☐	☐	☐
2	☐	☐	☐	☐	☐
3	☐	☐	☐	☐	☐
4	☐	☐	☐	☐	☐
5	☐	☐	☐	☐	☐
6	☐	☐	☐	☐	☐
7	☐	☐	☐	☐	☐
8	☐	☐	☐	☐	☐
9	☐	☐	☐	☐	☐
10	☐	☐	☐	☐	☐
11	☐	☐	☐	☐	☐
12	☐	☐	☐	☐	☐
13	☐	☐	☐	☐	☐
14	☐	☐	☐	☐	☐
15	☐	☐	☐	☐	☐

SIMULATION 2

	(A)	(B)	(C)	(D)	(E)
1	☐	☐	☐	☐	☐
2	☐	☐	☐	☐	☐
3	☐	☐	☐	☐	☐
4	☐	☐	☐	☐	☐
5	☐	☐	☐	☐	☐
6	☐	☐	☐	☐	☐
7	☐	☐	☐	☐	☐
8	☐	☐	☐	☐	☐
9	☐	☐	☐	☐	☐
10	☐	☐	☐	☐	☐
11	☐	☐	☐	☐	☐
12	☐	☐	☐	☐	☐
13	☐	☐	☐	☐	☐
14	☐	☐	☐	☐	☐
15	☐	☐	☐	☐	☐

Gedächtnis und Merkfähigkeit

SIMULATION 1

	(A)	(B)	(C)	(D)	(E)
1	☐	☐	☐	☐	☐
2	☐	☐	☐	☐	☐
3	☐	☐	☐	☐	☐
4	☐	☐	☐	☐	☐
5	☐	☐	☐	☐	☐
6	☐	☐	☐	☐	☐
7	☐	☐	☐	☐	☐
8	☐	☐	☐	☐	☐
9	☐	☐	☐	☐	☐
10	☐	☐	☐	☐	☐
11	☐	☐	☐	☐	☐
12	☐	☐	☐	☐	☐
13	☐	☐	☐	☐	☐
14	☐	☐	☐	☐	☐
15	☐	☐	☐	☐	☐
16	☐	☐	☐	☐	☐
17	☐	☐	☐	☐	☐
18	☐	☐	☐	☐	☐
19	☐	☐	☐	☐	☐
20	☐	☐	☐	☐	☐
21	☐	☐	☐	☐	☐
22	☐	☐	☐	☐	☐
23	☐	☐	☐	☐	☐
24	☐	☐	☐	☐	☐
25	☐	☐	☐	☐	☐

SIMULATION 2

	(A)	(B)	(C)	(D)	(E)
1	☐	☐	☐	☐	☐
2	☐	☐	☐	☐	☐
3	☐	☐	☐	☐	☐
4	☐	☐	☐	☐	☐
5	☐	☐	☐	☐	☐
6	☐	☐	☐	☐	☐
7	☐	☐	☐	☐	☐
8	☐	☐	☐	☐	☐
9	☐	☐	☐	☐	☐
10	☐	☐	☐	☐	☐
11	☐	☐	☐	☐	☐
12	☐	☐	☐	☐	☐
13	☐	☐	☐	☐	☐
14	☐	☐	☐	☐	☐
15	☐	☐	☐	☐	☐
16	☐	☐	☐	☐	☐
17	☐	☐	☐	☐	☐
18	☐	☐	☐	☐	☐
19	☐	☐	☐	☐	☐
20	☐	☐	☐	☐	☐
21	☐	☐	☐	☐	☐
22	☐	☐	☐	☐	☐
23	☐	☐	☐	☐	☐
24	☐	☐	☐	☐	☐
25	☐	☐	☐	☐	☐

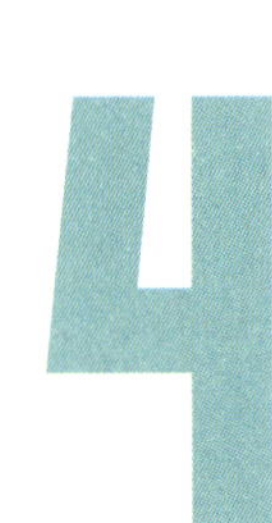

Zahlenfolgen

SIMULATION 1					
	(A)	(B)	(C)	(D)	(E)
1	☐	☐	☐	☐	☐
2	☐	☐	☐	☐	☐
3	☐	☐	☐	☐	☐
4	☐	☐	☐	☐	☐
5	☐	☐	☐	☐	☐
6	☐	☐	☐	☐	☐
7	☐	☐	☐	☐	☐
8	☐	☐	☐	☐	☐
9	☐	☐	☐	☐	☐
10	☐	☐	☐	☐	☐

SIMULATION 2					
	(A)	(B)	(C)	(D)	(E)
1	☐	☐	☐	☐	☐
2	☐	☐	☐	☐	☐
3	☐	☐	☐	☐	☐
4	☐	☐	☐	☐	☐
5	☐	☐	☐	☐	☐
6	☐	☐	☐	☐	☐
7	☐	☐	☐	☐	☐
8	☐	☐	☐	☐	☐
9	☐	☐	☐	☐	☐
10	☐	☐	☐	☐	☐

SIMULATION 3					
	(A)	(B)	(C)	(D)	(E)
1	☐	☐	☐	☐	☐
2	☐	☐	☐	☐	☐
3	☐	☐	☐	☐	☐
4	☐	☐	☐	☐	☐
5	☐	☐	☐	☐	☐
6	☐	☐	☐	☐	☐
7	☐	☐	☐	☐	☐
8	☐	☐	☐	☐	☐
9	☐	☐	☐	☐	☐
10	☐	☐	☐	☐	☐

Wortflüssigkeit

SIMULATION 1					
	(A)	(B)	(C)	(D)	(E)
1	☐	☐	☐	☐	☐
2	☐	☐	☐	☐	☐
3	☐	☐	☐	☐	☐
4	☐	☐	☐	☐	☐
5	☐	☐	☐	☐	☐
6	☐	☐	☐	☐	☐
7	☐	☐	☐	☐	☐
8	☐	☐	☐	☐	☐
9	☐	☐	☐	☐	☐
10	☐	☐	☐	☐	☐
11	☐	☐	☐	☐	☐
12	☐	☐	☐	☐	☐
13	☐	☐	☐	☐	☐
14	☐	☐	☐	☐	☐
15	☐	☐	☐	☐	☐

SIMULATION 2					
	(A)	(B)	(C)	(D)	(E)
1	☐	☐	☐	☐	☐
2	☐	☐	☐	☐	☐
3	☐	☐	☐	☐	☐
4	☐	☐	☐	☐	☐
5	☐	☐	☐	☐	☐
6	☐	☐	☐	☐	☐
7	☐	☐	☐	☐	☐
8	☐	☐	☐	☐	☐
9	☐	☐	☐	☐	☐
10	☐	☐	☐	☐	☐
11	☐	☐	☐	☐	☐
12	☐	☐	☐	☐	☐
13	☐	☐	☐	☐	☐
14	☐	☐	☐	☐	☐
15	☐	☐	☐	☐	☐

SIMULATION 3					
	(A)	(B)	(C)	(D)	(E)
1	☐	☐	☐	☐	☐
2	☐	☐	☐	☐	☐
3	☐	☐	☐	☐	☐
4	☐	☐	☐	☐	☐
5	☐	☐	☐	☐	☐
6	☐	☐	☐	☐	☐
7	☐	☐	☐	☐	☐
8	☐	☐	☐	☐	☐
9	☐	☐	☐	☐	☐
10	☐	☐	☐	☐	☐
11	☐	☐	☐	☐	☐
12	☐	☐	☐	☐	☐
13	☐	☐	☐	☐	☐
14	☐	☐	☐	☐	☐
15	☐	☐	☐	☐	☐

Implikationen erkennen

SIMULATION 1					
	(A)	(B)	(C)	(D)	(E)
1	☐	☐	☐	☐	☐
2	☐	☐	☐	☐	☐
3	☐	☐	☐	☐	☐
4	☐	☐	☐	☐	☐
5	☐	☐	☐	☐	☐
6	☐	☐	☐	☐	☐
7	☐	☐	☐	☐	☐
8	☐	☐	☐	☐	☐
9	☐	☐	☐	☐	☐
10	☐	☐	☐	☐	☐

SIMULATION 2					
	(A)	(B)	(C)	(D)	(E)
1	☐	☐	☐	☐	☐
2	☐	☐	☐	☐	☐
3	☐	☐	☐	☐	☐
4	☐	☐	☐	☐	☐
5	☐	☐	☐	☐	☐
6	☐	☐	☐	☐	☐
7	☐	☐	☐	☐	☐
8	☐	☐	☐	☐	☐
9	☐	☐	☐	☐	☐
10	☐	☐	☐	☐	☐

SIMULATION 3					
	(A)	(B)	(C)	(D)	(E)
1	☐	☐	☐	☐	☐
2	☐	☐	☐	☐	☐
3	☐	☐	☐	☐	☐
4	☐	☐	☐	☐	☐
5	☐	☐	☐	☐	☐
6	☐	☐	☐	☐	☐
7	☐	☐	☐	☐	☐
8	☐	☐	☐	☐	☐
9	☐	☐	☐	☐	☐
10	☐	☐	☐	☐	☐

Textverständnis

ÜBUNGSAUFGABEN					
	(A)	(B)	(C)	(D)	(E)
1	☐	☐	☐	☐	☐
2	☐	☐	☐	☐	☐
3	☐	☐	☐	☐	☐
4	☐	☐	☐	☐	☐
5	☐	☐	☐	☐	☐

2. LÖSUNGEN

Figuren zusammensetzen

BEISPIELAUFGABEN

	(A)	(B)	(C)	(D)	(E)
1	□	□	□	□	■
2	□	■	□	□	□
3	■	□	□	□	□
4	□	■	□	□	□
5	□	■	□	□	□

SIMULATION 1

	(A)	(B)	(C)	(D)	(E)
1	□	■	□	□	□
2	□	□	■	□	□
3	□	□	□	■	□
4	□	□	■	□	□
5	□	□	□	■	□
6	□	□	□	■	□
7	□	□	□	□	■
8	□	□	■	□	□
9	□	□	□	■	□
10	□	■	□	□	□
11	□	□	■	□	□
12	□	□	□	■	□
13	□	□	□	□	■
14	□	□	□	□	■
15	■	□	□	□	□

SIMULATION 2

	(A)	(B)	(C)	(D)	(E)
1	■	□	□	□	□
2	□	□	□	□	■
3	■	□	□	□	□
4	□	■	□	□	□
5	□	■	□	□	□
6	□	□	□	□	■
7	□	□	□	■	□
8	□	□	□	■	□
9	□	□	□	□	■
10	■	□	□	□	□
11	□	□	■	□	□
12	■	□	□	□	□
13	□	□	□	■	□
14	□	□	□	□	■
15	□	□	□	□	■

Gedächtnis und Merkfähigkeit

SIMULATION 1

	(A)	(B)	(C)	(D)	(E)
1	□	□	■	□	□
2	□	□	□	■	□
3	□	□	□	□	■
4	□	□	□	■	□
5	□	□	□	■	□
6	□	□	■	□	□
7	□	■	□	□	□
8	□	■	□	□	□
9	□	□	□	■	□
10	□	□	■	□	□
11	□	□	■	□	□
12	□	■	□	□	□
13	■	□	□	□	□
14	□	□	□	■	□
15	□	□	■	□	□
16	□	□	□	□	■
17	□	□	□	■	□
18	□	□	□	□	■
19	□	□	□	□	■
20	□	□	□	■	□
21	■	□	□	□	□
22	□	□	□	■	□
23	■	□	□	□	□
24	□	□	□	□	■
25	□	■	□	□	□

SIMULATION 2

	(A)	(B)	(C)	(D)	(E)
1	□	□	□	■	□
2	■	□	□	□	□
3	□	□	■	□	□
4	□	□	■	□	□
5	□	□	□	□	■
6	□	□	■	□	□
7	□	■	□	□	□
8	□	□	□	■	□
9	□	□	■	□	□
10	■	□	□	□	□
11	■	□	□	□	□
12	□	□	□	□	■
13	■	□	□	□	□
14	□	□	□	■	□
15	□	□	□	□	■
16	□	□	□	□	■
17	□	■	□	□	□
18	■	□	□	□	□
19	□	□	□	□	■
20	■	□	□	□	□
21	■	□	□	□	□
22	□	■	□	□	□
23	■	□	□	□	□
24	□	□	□	□	■
25	□	■	□	□	□

Zahlenfolgen

SIMULATION 1

	(A)	(B)	(C)	(D)	(E)
1	□	□	□	□	■
2	■	□	□	□	□
3	□	■	□	□	□
4	□	□	■	□	□
5	□	□	■	□	□
6	□	□	□	□	■
7	■	□	□	□	□
8	□	□	□	■	□
9	□	■	□	□	□
10	□	■	□	□	□

SIMULATION 2

	(A)	(B)	(C)	(D)	(E)
1	□	□	□	□	■
2	□	□	■	□	□
3	■	□	□	□	□
4	□	■	□	□	□
5	□	□	□	■	□
6	□	□	■	□	□
7	□	■	□	□	□
8	□	□	■	□	□
9	□	■	□	□	□
10	□	□	■	□	□

SIMULATION 3

	(A)	(B)	(C)	(D)	(E)
1	□	■	□	□	□
2	■	□	□	□	□
3	□	□	□	□	■
4	□	□	■	□	□
5	□	□	■	□	□
6	□	□	□	□	■
7	■	□	□	□	□
8	□	□	■	□	□
9	■	□	□	□	□
10	■	□	□	□	□

Wortflüssigkeit

SIMULATION 1

	(A)	(B)	(C)	(D)	(E)
1	□	■	□	□	□
2	□	■	□	□	□
3	□	□	■	□	□
4	■	□	□	□	□
5	□	□	□	□	■
6	■	□	□	□	□
7	■	□	□	□	□
8	□	□	■	□	□
9	□	■	□	□	□
10	□	■	□	□	□
11	□	□	□	□	■
12	■	□	□	□	□
13	□	■	□	□	□
14	□	□	□	□	■
15	□	□	□	□	■

SIMULATION 2

	(A)	(B)	(C)	(D)	(E)
1	□	□	■	□	□
2	□	□	□	■	□
3	□	■	□	□	□
4	■	□	□	□	□
5	□	□	□	□	■
6	□	■	□	□	□
7	□	■	□	□	□
8	□	□	□	□	■
9	□	■	□	□	□
10	■	□	□	□	□
11	■	□	□	□	□
12	□	■	□	□	□
13	■	□	□	□	□
14	□	□	■	□	□
15	□	■	□	□	□

SIMULATION 3

	(A)	(B)	(C)	(D)	(E)
1	□	□	■	□	□
2	□	■	□	□	□
3	■	□	□	□	□
4	□	□	□	□	■
5	■	□	□	□	□
6	□	□	□	■	□
7	□	□	□	■	□
8	■	□	□	□	□
9	□	□	■	□	□
10	□	□	□	□	■
11	□	□	□	□	■
12	■	□	□	□	□
13	□	□	□	■	□
14	□	□	□	■	□
15	■	□	□	□	□

Implikationen erkennen

SIMULATION 1

	(A)	(B)	(C)	(D)	(E)
1	□	■	□	□	□
2	□	□	□	□	■
3	■	□	□	□	□
4	□	■	□	□	□
5	□	□	□	□	■
6	□	□	■	□	□
7	■	□	□	□	□
8	□	□	□	□	■
9	□	□	■	□	□
10	□	□	□	■	□

SIMULATION 2

	(A)	(B)	(C)	(D)	(E)
1	■	□	□	□	□
2	□	□	□	□	■
3	□	□	□	□	■
4	□	■	□	□	□
5	□	□	□	□	■
6	□	□	□	□	■
7	□	■	□	□	□
8	■	□	□	□	□
9	□	□	□	■	□
10	□	□	□	□	■

SIMULATION 3

	(A)	(B)	(C)	(D)	(E)
1	□	□	■	□	□
2	□	□	■	□	□
3	□	□	□	■	□
4	□	□	□	■	□
5	□	□	□	□	■
6	□	■	□	□	□
7	□	□	□	□	■
8	□	□	□	□	■
9	□	□	□	□	■
10	□	□	■	□	□

Textverständnis

ÜBUNGSAUFGABEN

	(A)	(B)	(C)	(D)	(E)
1	□	■	□	□	□
2	□	□	■	□	□
3	□	□	□	■	□
4	□	□	■	□	□
5	□	□	■	□	□

3. FIGUREN ZUSAMMENSETZEN – LÖSUNGSSKIZZEN

SIMULATION 1

1.

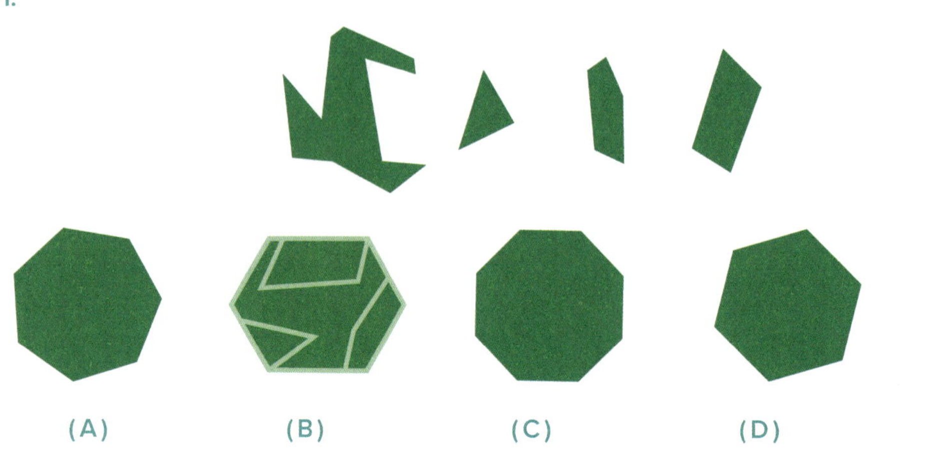

Keine der Figuren ist richtig.

2.

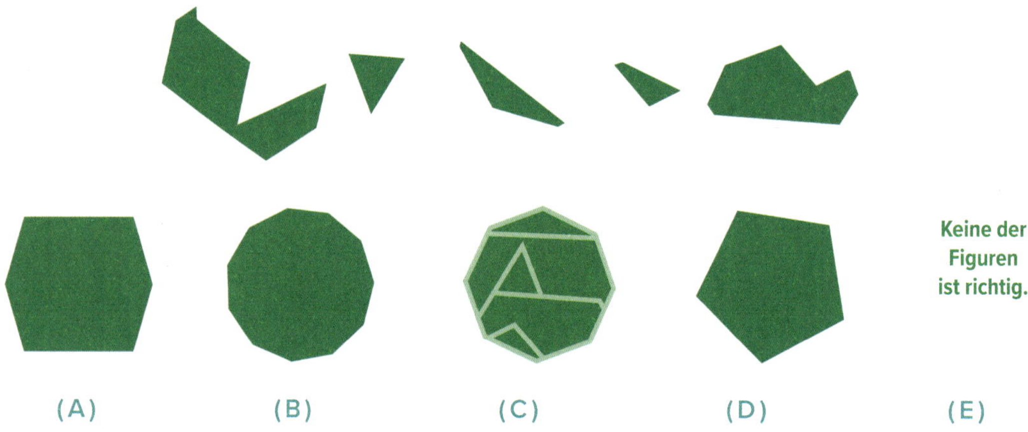

3.

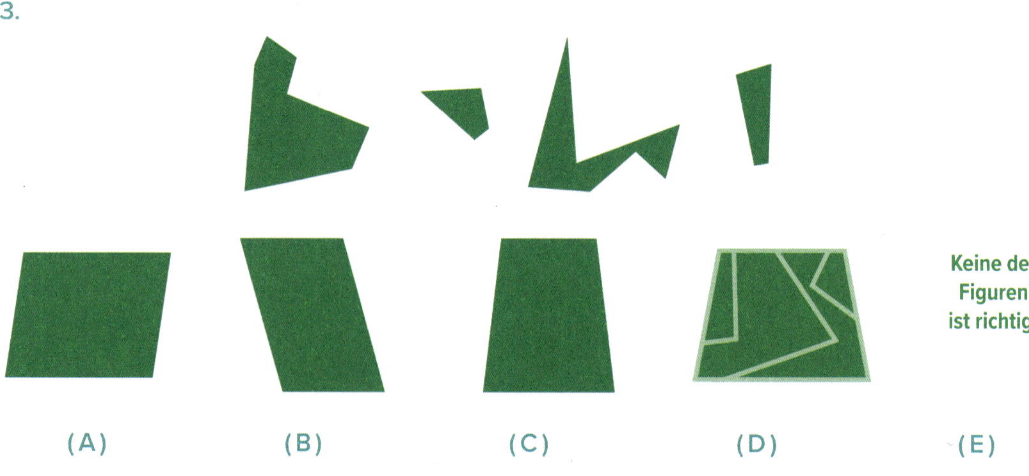

4.

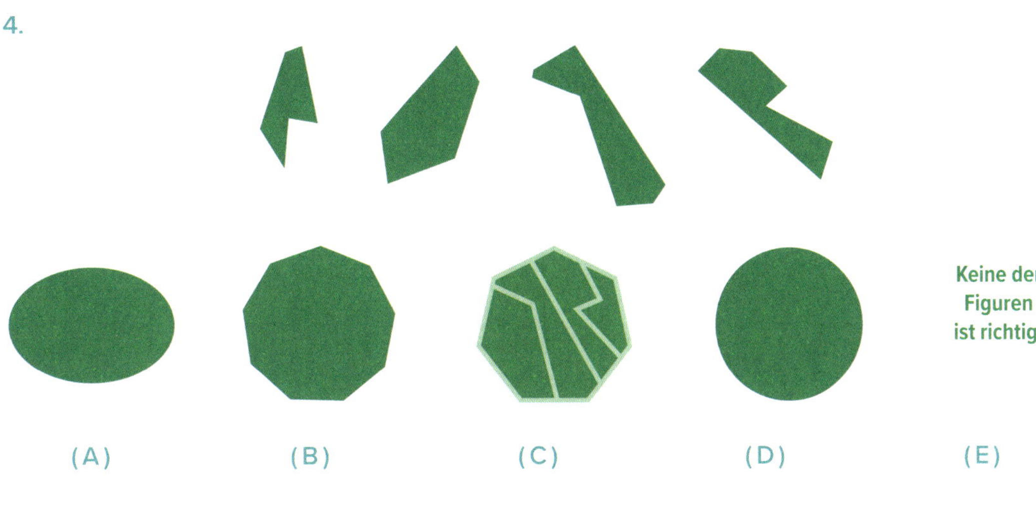

(A) (B) (C) (D) (E) Keine der Figuren ist richtig.

5.

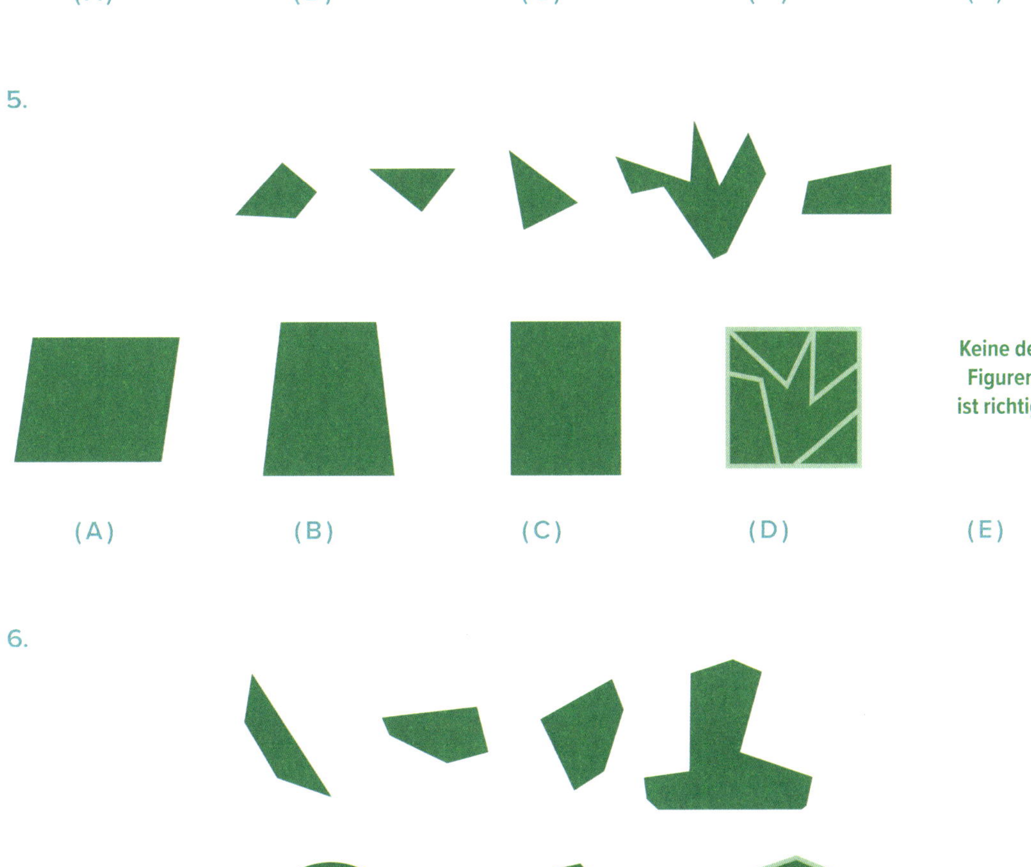

(A) (B) (C) (D) (E) Keine der Figuren ist richtig.

6.

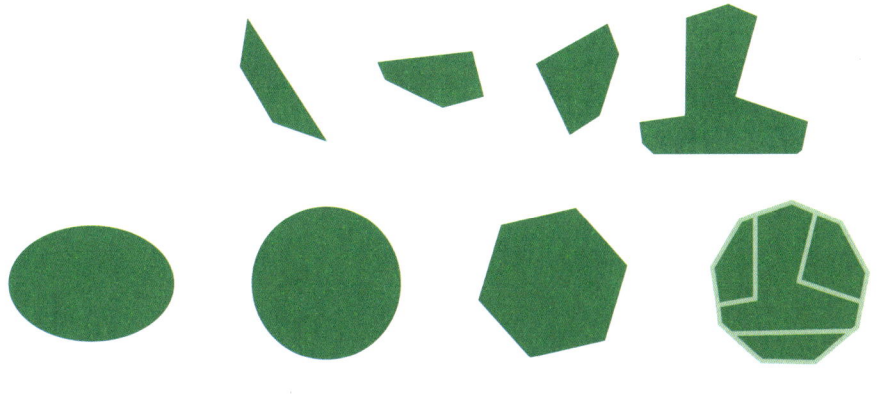

(A) (B) (C) (D) (E) Keine der Figuren ist richtig.

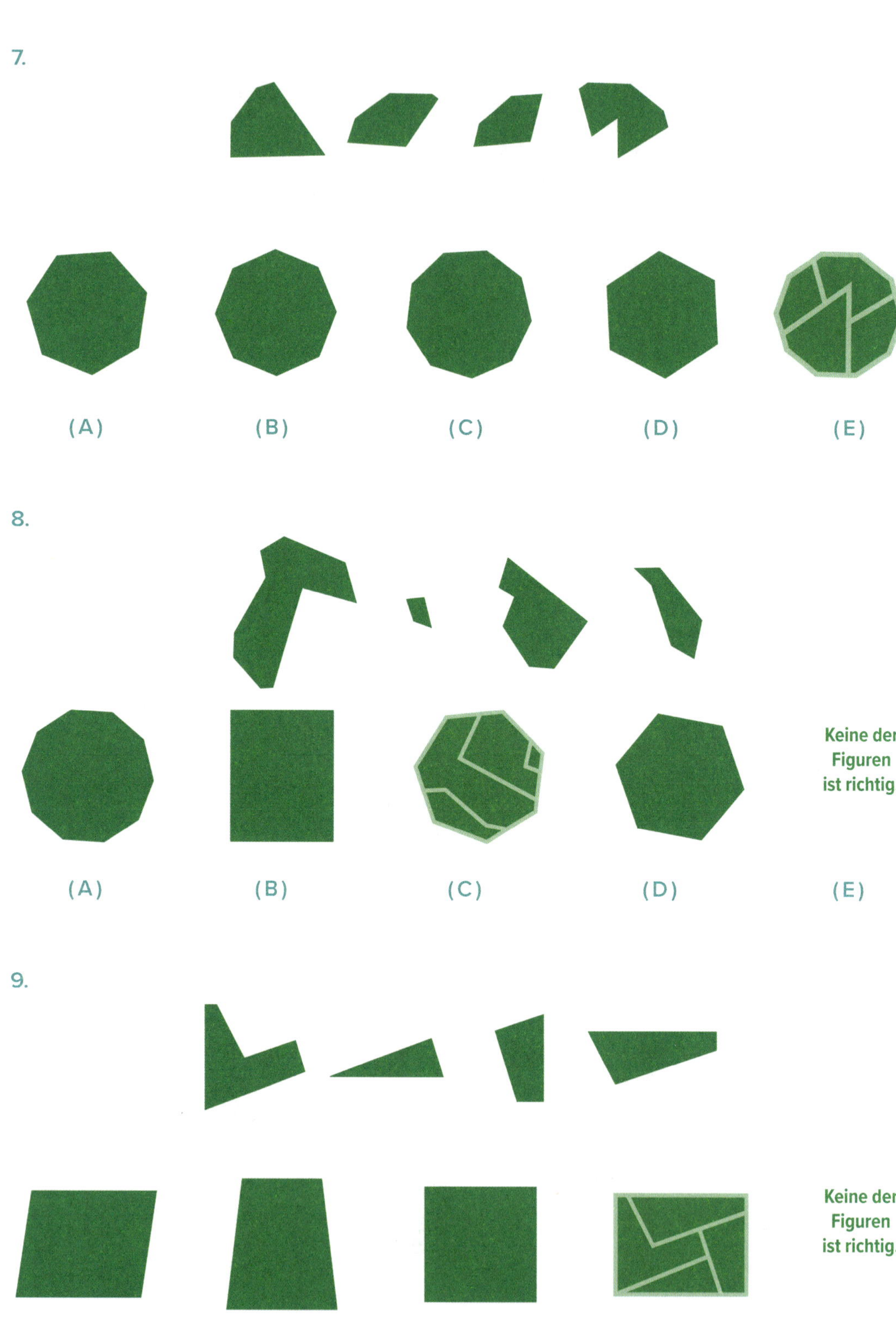
7.
(A)
(B)
(C)
(D)
(E)
8.
Keine der Figuren ist richtig.
(A)
(B)
(C)
(D)
(E)
9.
Keine der Figuren ist richtig.
(A)
(B)
(C)
(D)
(E)

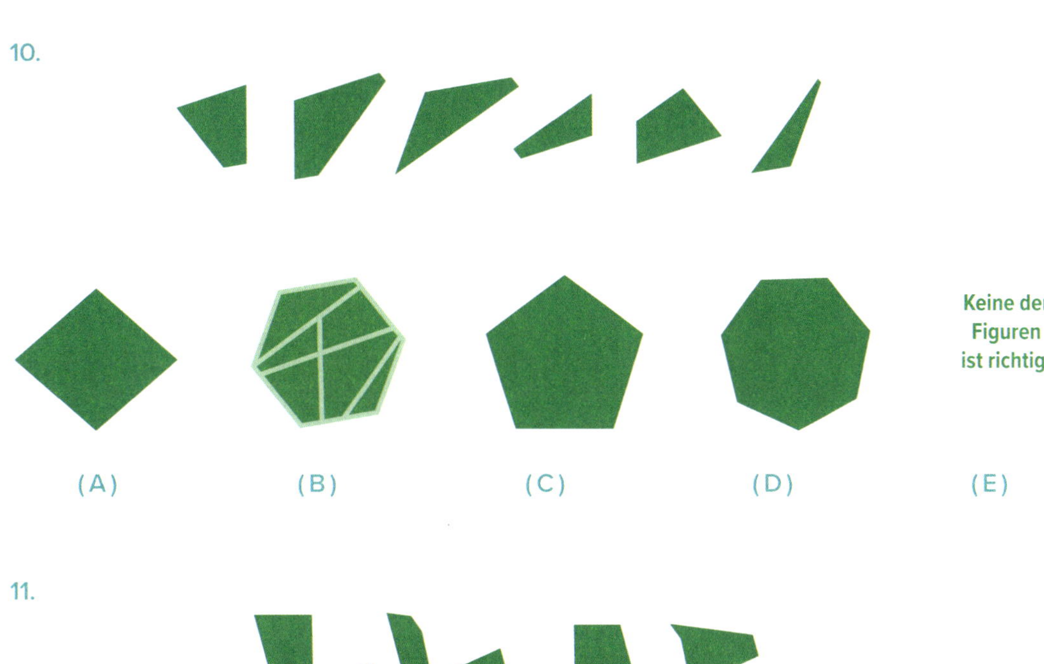

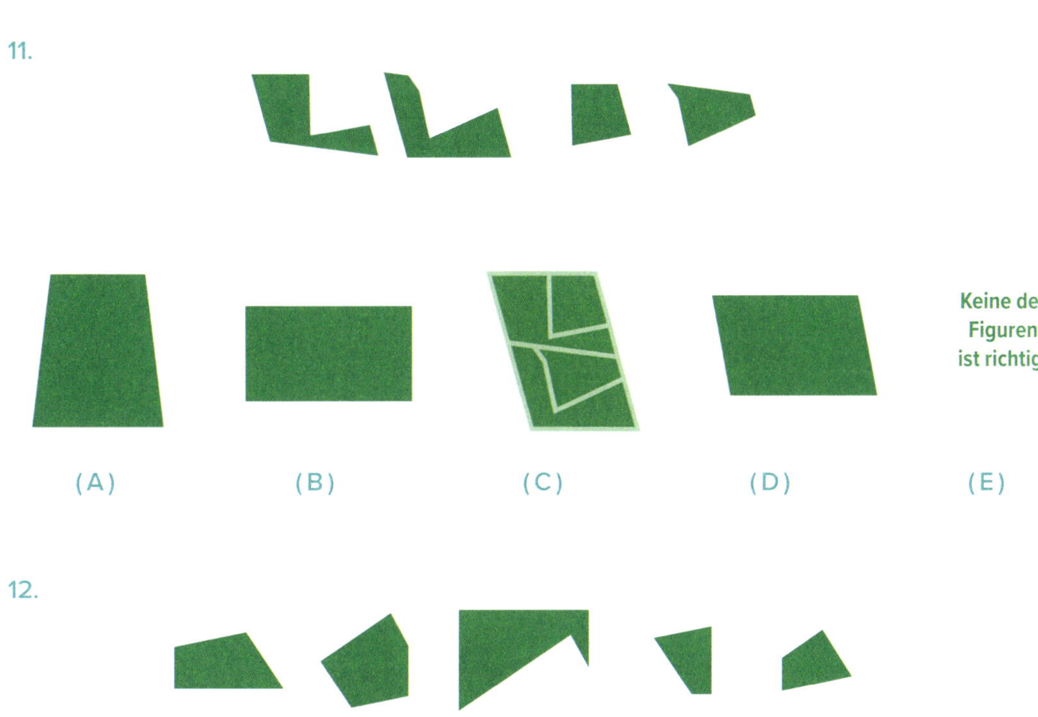

12.

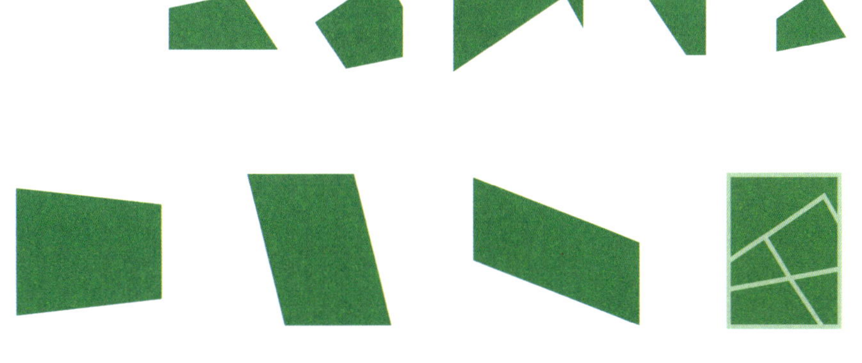

Keine der Figuren ist richtig.

(A) (B) (C) (D) (E)

13.

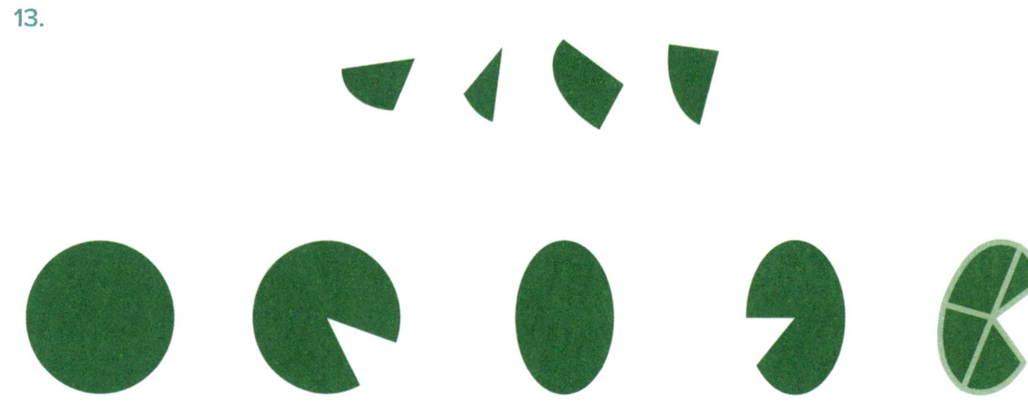

(A) (B) (C) (D) (E)

14.

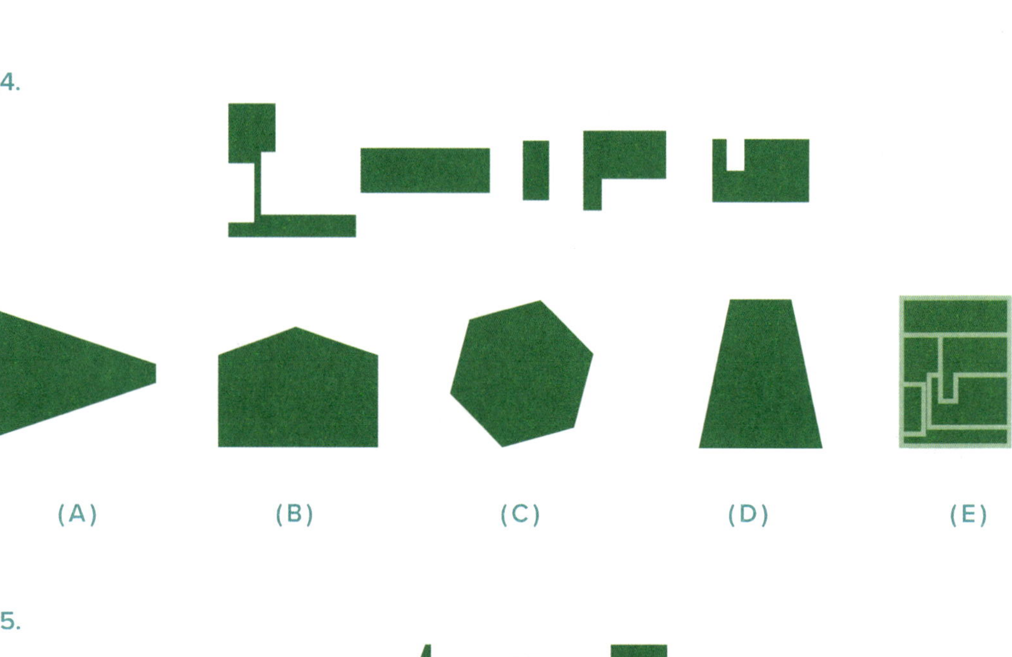

(A) (B) (C) (D) (E)

15.

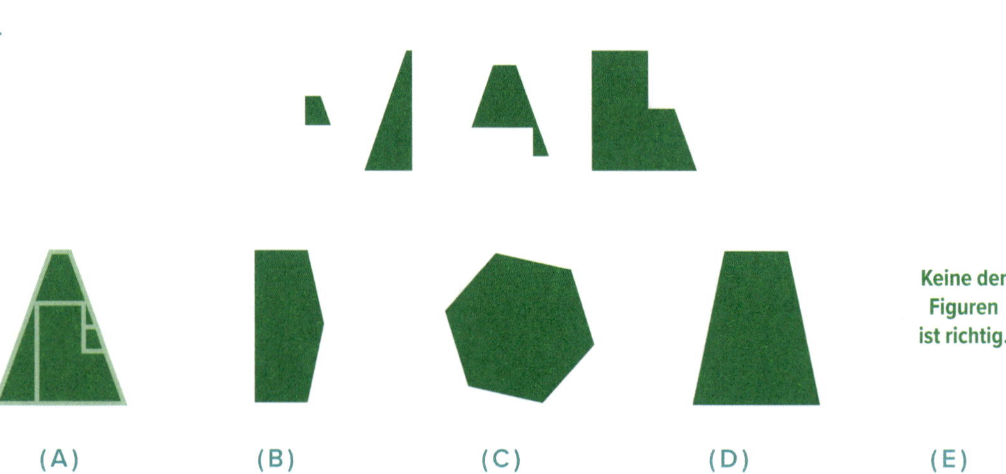
Keine der Figuren ist richtig.

(A) (B) (C) (D) (E)

SIMULATION 2

1.

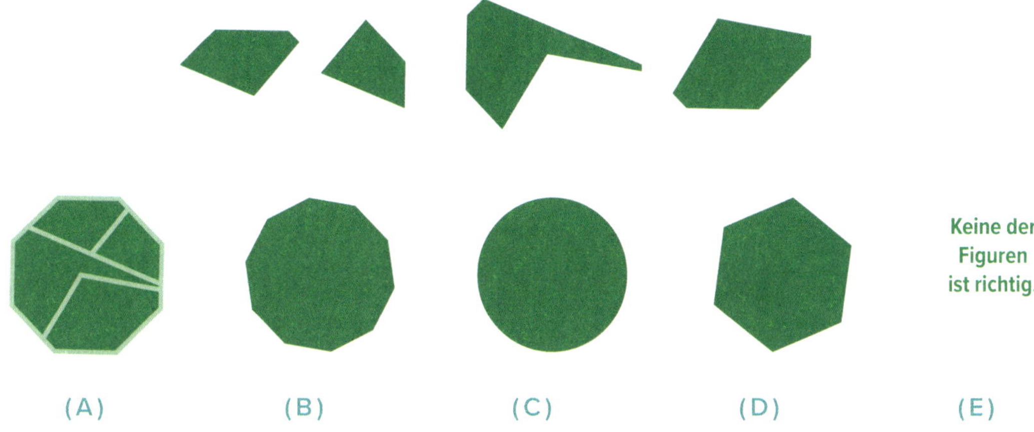

2.

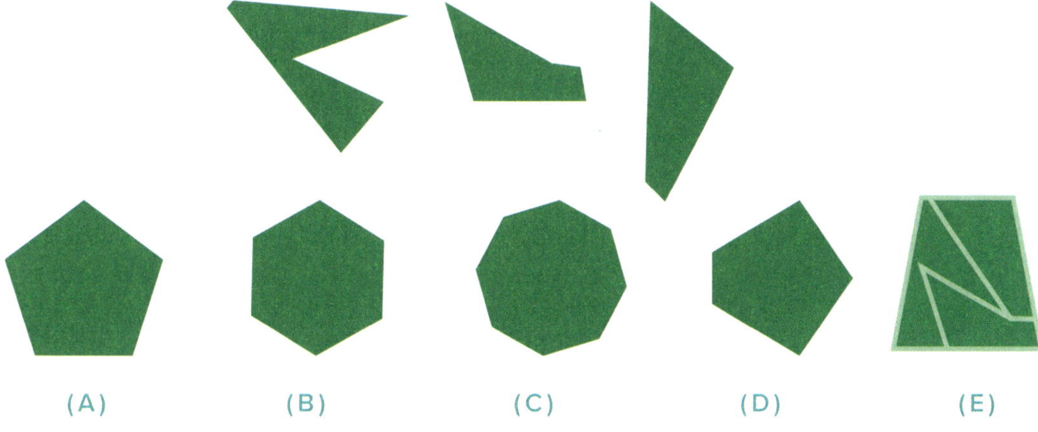

3.

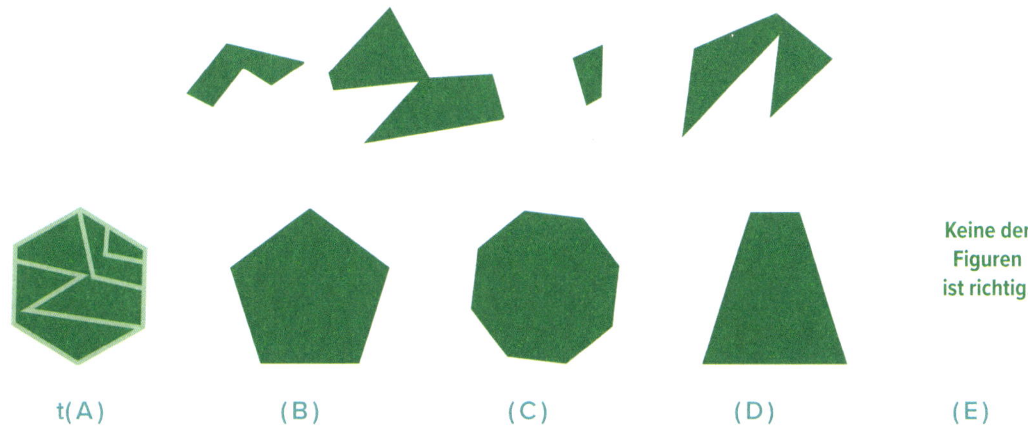

4.

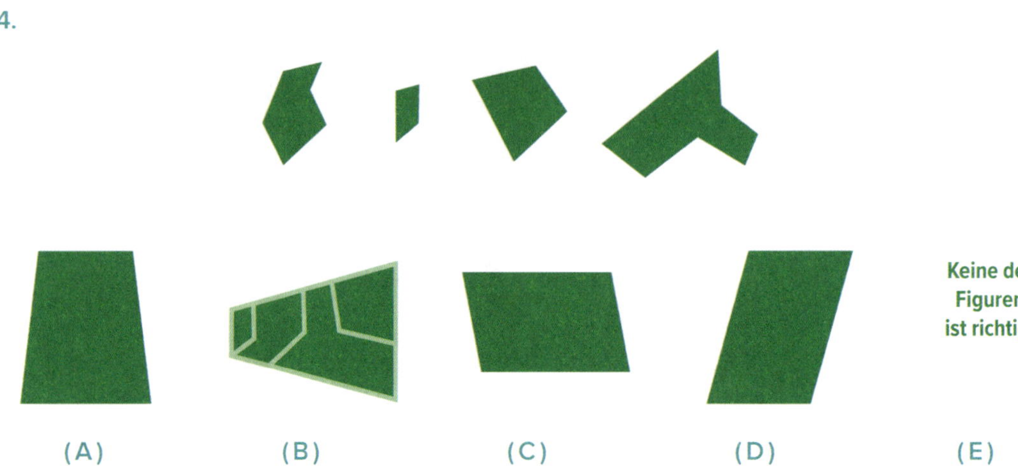
Keine der Figuren ist richtig.

(A) (B) (C) (D) (E)

5.

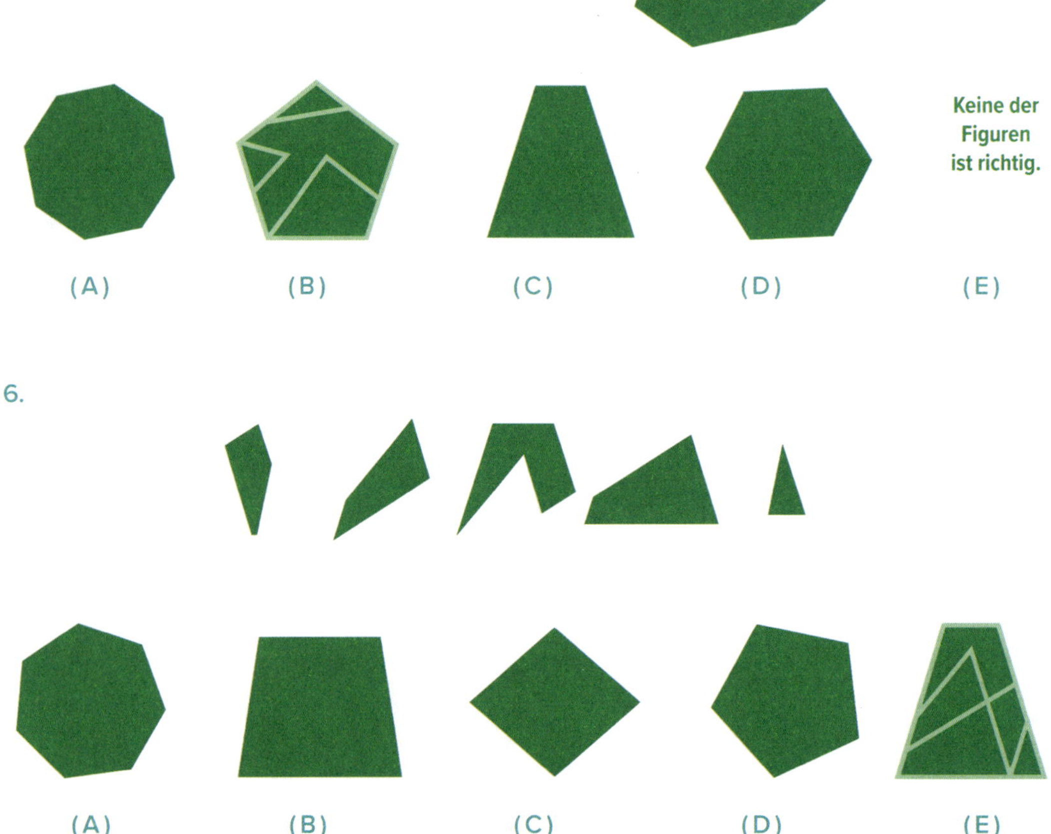
Keine der Figuren ist richtig.
(A) (B) (C) (D) (E)
6.
(A) (B) (C) (D) (E)

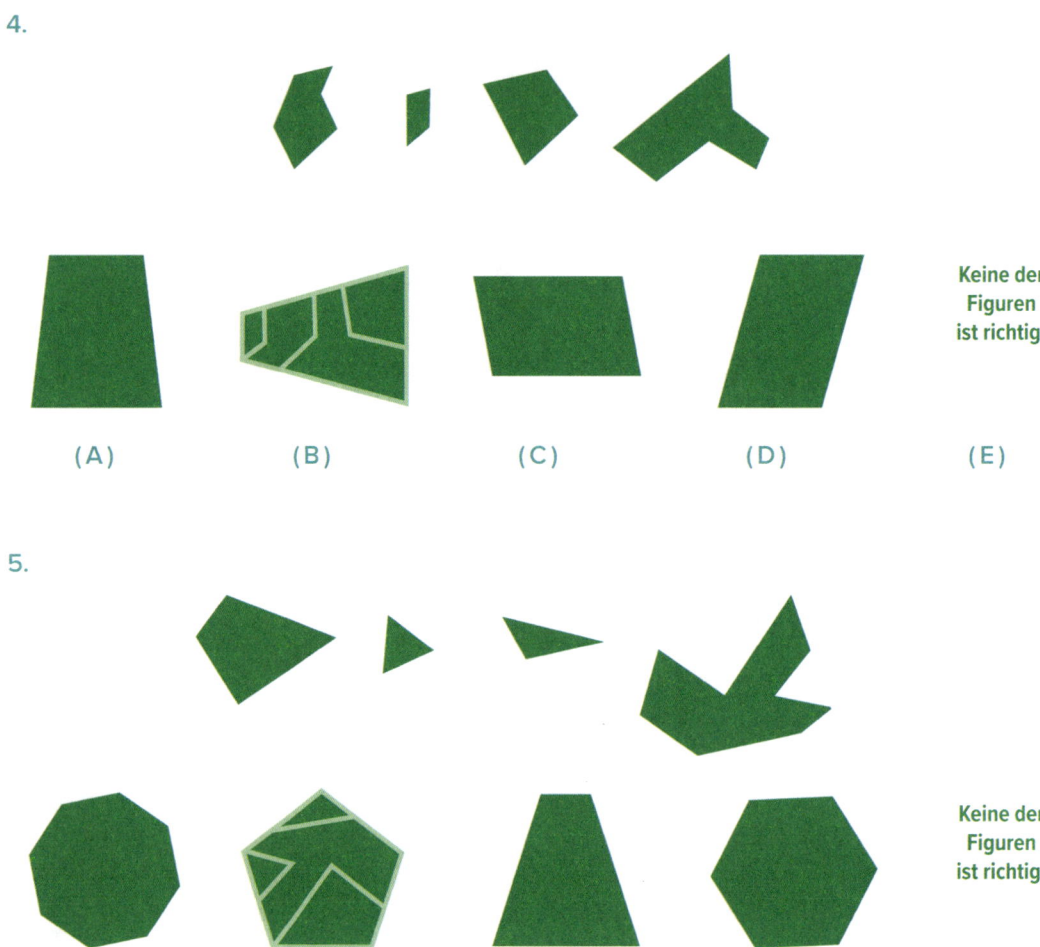

7.

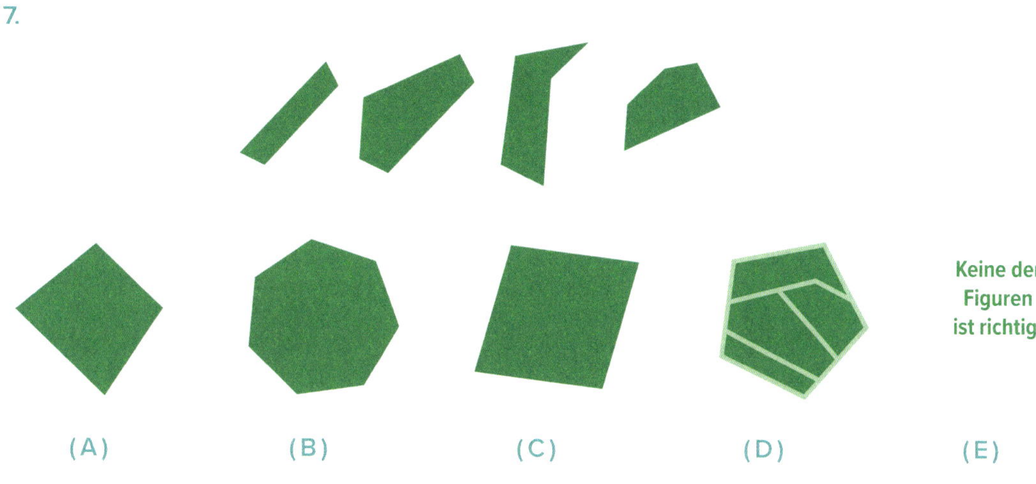
Keine der
Figuren
ist richtig.
(A)
(B)
(C)
(D)
(E)

8.

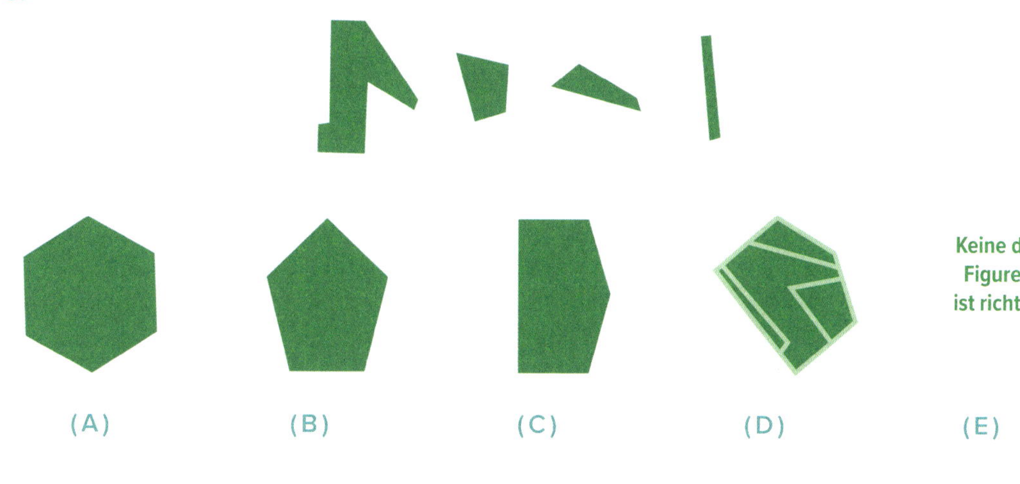
Keine der
Figuren
ist richtig.
(A)
(B)
(C)
(D)
(E)

9.

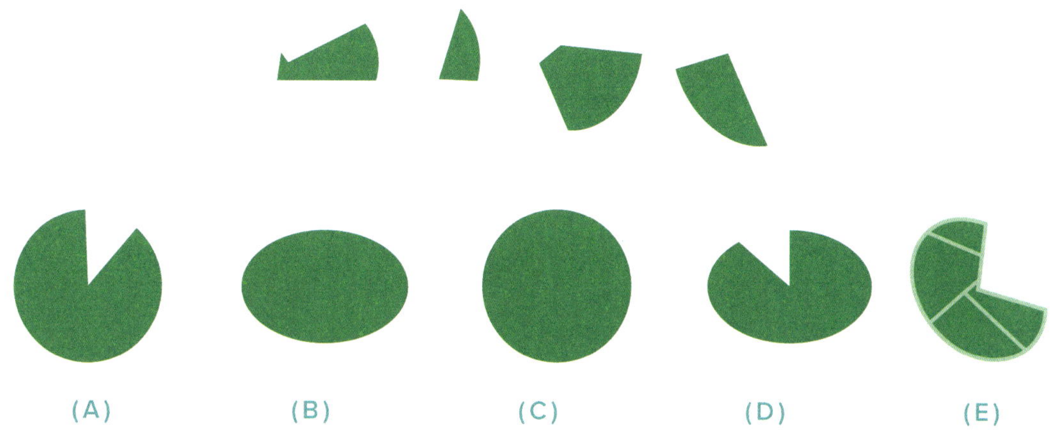
(A)
(B)
(C)
(D)
(E)

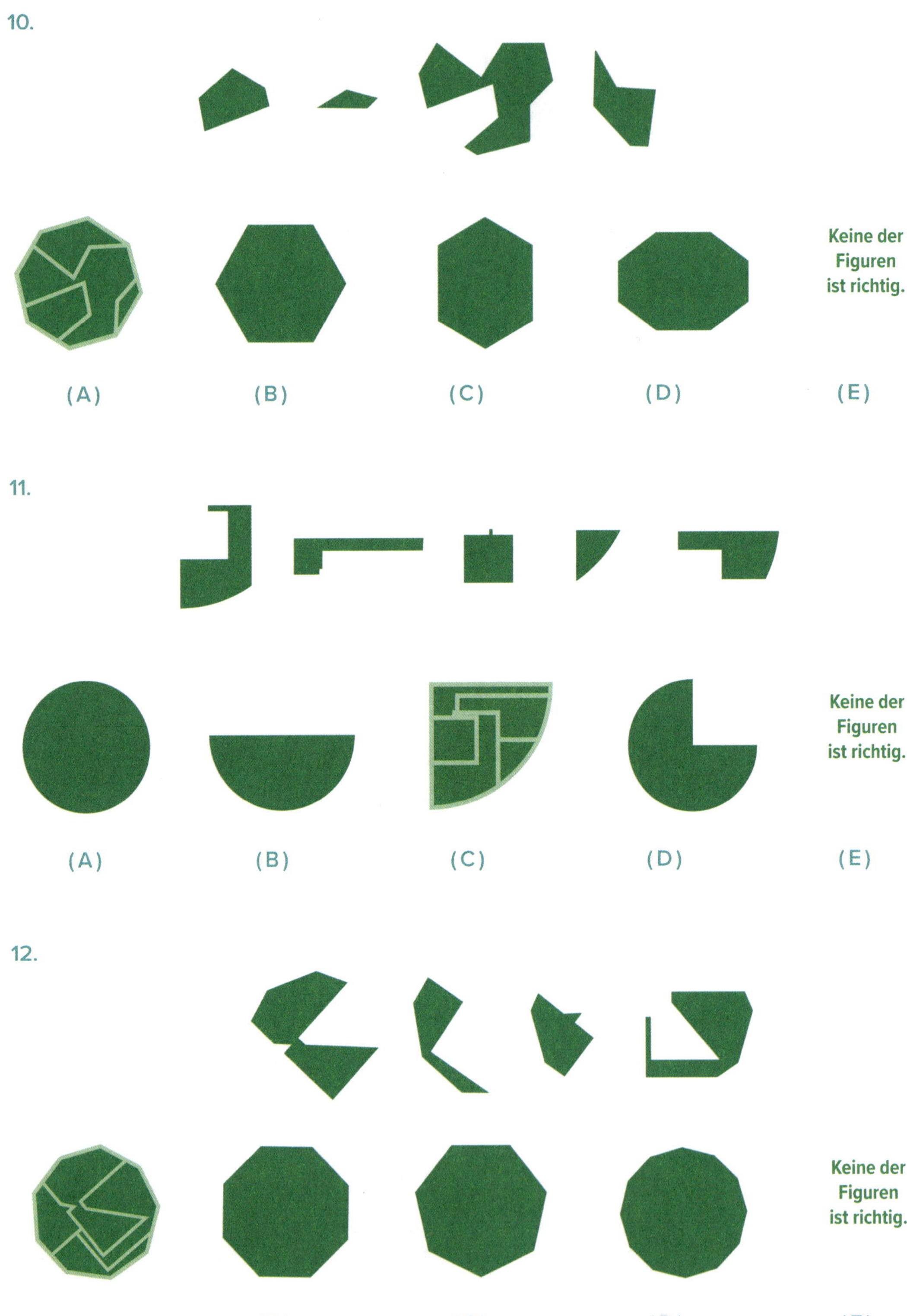
10.
Keine der Figuren ist richtig.
(A)
(B)
(C)
(D)
(E)
11.
Keine der Figuren ist richtig.
(A)
(B)
(C)
(D)
(E)
12.
Keine der Figuren ist richtig.
(A)
(B)
(C)
(D)
(E)

13.

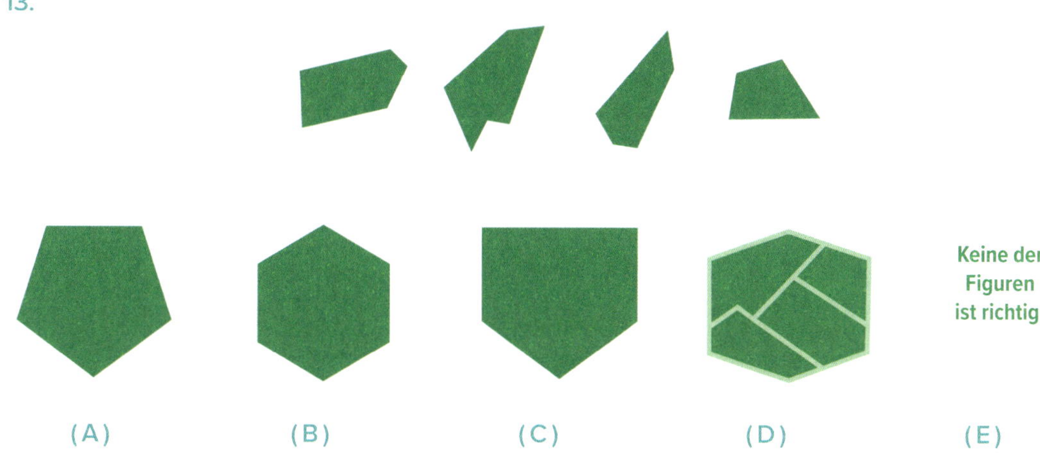

14.

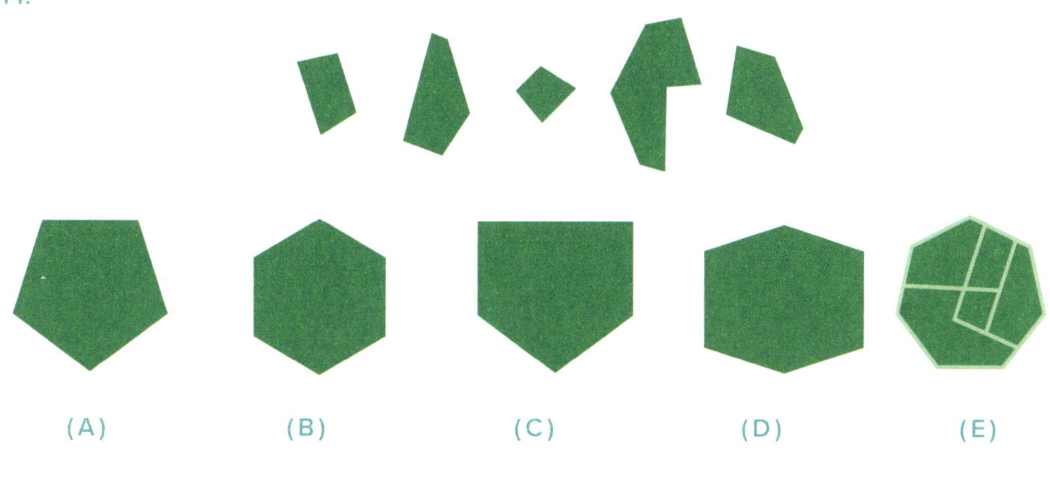

15.

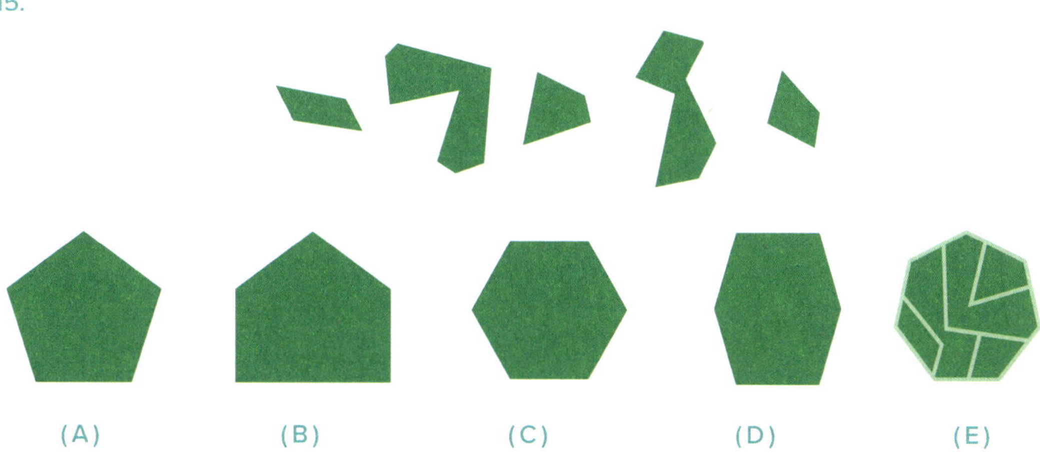

4. ZAHLENFOLGEN – LÖSUNGSSYSTEME

Übungsblock 1

1.	9 / 7	System:	+2; +2; –2; –2; etc.
2.	15 / 7,5	System:	/2; +2; –2; etc.
3.	27 / 81	System:	*3; –3; +3; etc.
4.	134 / 176	System:	+6; +12; +18; +24; +30; etc.
5.	38 / 46	System:	+5; +5; +6; +6; +7; +7; +8; +8; etc.
6.	51 / 66	System:	+3; +5; +7; +9; +11; etc.
7.	5 / 6	System:	zwei unabhängige Reihen, bei denen jeweils eins addiert wird
8.	28 / 36	System:	+2; +3; +4; +5; +6; +7; +8; etc.
9.	13 / 26	System:	*2; +3; –4; etc.
10.	13 / 5	System:	–2; +3; –4; +5; –6; +7; etc.

Übungsblock 2

1.	24 / 27	System:	+3; +4; etc.
2.	9 / 15	System:	+6; –5; etc.
3.	511 / 1023	System:	(*2 +1); (*2 +1); etc.
4.	134 / 217	System:	Addition mit vorheriger Zahl
5.	7 / 5	System:	–2; /2; +4; etc.
6.	29 / 37	System:	+2; +3; +4; +5; +6; +7; +8; etc.
7.	367 / 749	System:	(*2 +3); (*2 +5); (*2 +7); etc.
8.	14 / 18	System:	+1; +1; +2; +2; +3; +3; +4; etc.
9.	21 / 17	System:	–1; *1; –2; *2; –3; *3; etc.
10.	8 / 15	System:	+1; +2; –3; +4; +5; –6; +7; etc.

Simulation 1

1.	14 / 16	System:	+2; +1; +2; +1; etc.
2.	54 / 62	System:	+5; +5; +6; +6; +7; +7; etc.
3.	14 / 42	System:	*3; –1; *3; –1; etc.
4.	1 / –3	System:	–4; /2; –4; /2; etc.
5.	2 / 1	System:	–1; /3; –1; /3; etc.
6.	15 / 13	System:	–2; –4; –2; –4; etc.
7.	36 / 36	System:	*1; *2; *3; *1; *2; *3; etc.
8.	1500 / 750	System:	/2; *5; /2; *5; etc.
9.	1444 / 1433	System:	–11; 2; –11; 2; etc.
10.	10 / 60	System:	*3; –5; *4; –10; *5; –20; *6; –40; etc.

Simulation 2

1.	57 / 50	System:	–7; –7; –7; etc.
2.	93 / 108	System:	+3; +5; +7; +9; +11; etc.
3.	17 / 18	System:	+7; +6; +5; +4; +3; etc.
4.	144 / 147	System:	+3; *3; +3; *3; etc.
5.	13 / 9	System:	–1; +3; –2; +4; –3; +5; etc.
6.	–8 / –18	System:	–10; *4; –10; *4; etc.
7.	43 / 60	System:	+2; +3; +5; +7; +11; +13; +17; (Primzahlen)
8.	809 / 827	System:	+0; +3; +6; +9; +12; etc.
9.	124 / 36	System:	Zwei Reihen: 1. Reihe: –2; 2. Reihe: +7; +7
10.	455 / 1820	System:	(*4 –6); (*4 –5); (*4 –4); etc.

Simulation 3

1.	86 / 85	System:	–4; –3; –2; und –9; –8; –7; im Wechsel
2.	124 / 118	System:	–12; –10; –8; und +4; +3; +2; im Wechsel
3.	59 / 66	System:	+4; –15; +5; –15; +6; –15; etc.
4.	160 / 168	System:	+8; –3; +8; –3; etc.
5.	915 / 2738	System:	(*3 –1); (*3 –2); (*3 –3); etc.
6.	50 / 65	System:	+3; +5; +7; +9; +11; +13; etc.
7.	151 / 151	System:	+36; +30; +24; +18; +12; etc.
8.	464 / 571	System:	+47; +57; +67; +77; etc.
9.	33 / 54	System:	(*2 –12); +3; (*2 –12); +3; etc.
10.	14 / 12	System:	+2; *2; –2; /2; etc.

5. WORTFLÜSSIGKEIT – LÖSUNGSWORTE

Simulation 1

1. GRUPPE
2. ORDNER
3. REIFEN
4. URLAUB
5. MOMENTUM
6. BLUMENKIND
7. KALENDER
8. HALSTUCH
9. ZAHNFLEISCH
10. SCHREIBTISCH
11. KOCHTOPF
12. FINGERNAGEL
13. QUANTEN
14. LACHGAS
15. HARNDRANG

Simulation 2

1. KELLNER
2. ZWEIFEL
3. RELIGION
4. RUCKSACK
5. PROZESSION
6. PSYCHOPATH
7. MANDALA
8. DUSCHGEL
9. LEGEBATTERIE
10. BROTKORB
11. GITARRE
12. HINTERHALT
13. VEHIKEL
14. LANDWIRT
15. KLAPPSTUHL

Simulation 3

1. VISIER
2. ANSINNEN
3. ABSINTH
4. PHILOSOPHIE
5. NACKEN
6. MUTTER
7. MARIONETTE
8. KERZENLICHT
9. PALMENSTRAND
10. NAGELFEILE
11. LEUCHTTURM
12. WASSERPUMPE
13. ANGEKLAGTE
14. ALLIANZ
15. PARALYSE

6. EMOTIONEN ERKENNEN – LÖSUNGSTABELLEN

1. Aus der Situationsbeschreibung erfahren wir, dass die zahlreichen Heimatbesuche und damit verbundenen Flugreisen Brigitte sehr belastet haben. Da diese Belastung durch den Tod ihrer Mutter wegfällt, können wir davon ausgehen, dass Brigitte erleichtert ist. Sie ist erleichtert. ist daher eher wahrscheinlich. Wir erfahren auch, dass Brigitte ihre Mutter sehr geliebt hat. Daher können wir annehmen, dass der Tod ihrer Mutter Brigitte traurig macht. Sie ist traurig. ist daher eher wahrscheinlich.

   Aus der Situationsbeschreibung geht hervor, dass Brigitte ihre Mutter oft besucht hat und ein gutes Verhältnis zu ihr hatte. Daher ist es eher unwahrscheinlich, dass Brigitte etwas bereut. Da wir nicht explizit erfahren, ob sich Brigitte schuldig fühlt oder sich ärgert, sind diese Antworten eher unwahrscheinlich.

	EHER WAHRSCHEINLICH	EHER UNWAHRSCHEINLICH
SIE IST ERLEICHTERT.	■	□
SIE IST TRAURIG.	■	□
SIE FÜHLT SICH SCHULDIG.	□	■
SIE BEREUT ETWAS.	□	■
SIE ÄRGERT SICH.	□	■

2. Aus der Situationsbeschreibung erfahren wir, dass Marianne aktuell nicht einschätzen kann, wie schwerwiegend die Verletzung ist. Zudem kann Melanie aus ihrer Sicht nichts mehr selbst unternehmen um die Lage zu verbessern. Daher ist es eher wahrscheinlich, dass Marianne Angst empfindet. Wir erfahren, dass Melanie leidenschaftliche Sportlerin ist und der Wettkampf sehr wichtig für sie ist. Wir können davon ausgehen, dass Melanie traurig ist, da sie den Wettkampf aufgrund ihrer Verletzung nicht beenden kann. Aus der Situationsbeschreibung geht hervor, dass die Mutter eines Teamkollegen sich bereit erklärt, dass Mädchen in die Klinik zu begleiten. Da die Mutter Marianne damit einen Gefallen tut, können wir davon ausgehen, dass Marianne dankbar ist.

   Aus der Beschreibung der Situation geht nicht klar hervor, ob Marianne meint, dass sie etwas anders hätte machen können oder, ob sie glaubt, dass sie einen groben Fehler begangen hat und deswegen gestürzt ist. Daher ist es eher unwahrscheinlich, dass Marianne etwas bereut. Zudem erfahren wir nicht, ob Marianne von ihrer Verletzung oder dem Verhalten der Mutter ihres Teamkollegen überrascht ist.

	EHER WAHRSCHEINLICH	EHER UNWAHRSCHEINLICH
SIE IST TRAURIG.	■	□
SIE HAT ANGST.	■	□
SIE IST DANKBAR.	■	□
SIE BEREUT ETWAS.	□	■
SIE IST ÜBERRASCHT.	□	■

3. Aus dem Satz „Er hätte selbst gern ein luxuriöseres Auto und weniger Arbeit." wird deutlich, dass Frank selbst gerne bessere Arbeitsbedingungen hätte und es als ungerecht erlebt, dass sein Vorgesetzter diese besseren Bedingungen bereits hat. Daher ist es eher wahrscheinlich, dass er Neid empfindet. Er ist nicht eifersüchtig. In diese Falle darf man nicht tappen.

   Es geht nicht aus dem Text hervor, dass etwas, was für Frank wichtig ist, nicht geklappt hat. Daher ist es eher unwahrscheinlich, dass er wütend ist. Wir wissen auch nicht, ob Frank aktuell an Dingen arbeitet, die für ihn eine Herausforderung darstellen und die er gerne meistern würde. Daher können wir anhand der Informationen aus der Situationsbeschreibung nicht eindeutig sagen, ob Frank im Moment herausgefordert und motiviert ist. Er ist dankbar. ist eher unwahrscheinlich, weil er keine Hilfe empfangen hat.

	EHER WAHRSCHEINLICH	EHER UNWAHRSCHEINLICH
ER IST WÜTEND.	☐	■
ER IST NEIDISCH.	■	☐
ER IST HERAUSGEFORDERT UND MOTIVIERT.	☐	■
ER IST EIFERSÜCHTIG.	☐	■
ER IST DANKBAR.	☐	■

4. Er liebt seine Frau, da er mit ihr glücklich verheiratet ist. Er fühlt sich hilflos, da er nicht weiß wie er die Situation seiner Frau verbessern kann. Das macht ihn traurig. Weil er seine Frau liebt und sie glücklich sehen will, empfindet er Mitleid. Er kann sich also in ihre Gefühlslage hineinversetzen und Empathie verspüren. Hier können also, wie auch in dem veröffentlichten Probebeispiel des Testherstellers beide Emotionen „Traurigkeit" und „Miteild" gemeinsam auftreten und schließen sich nicht aus.

   Er fühlt sich schuldig. ist eher unwahrscheinlich, da es aus der Situationsbeschreibung nicht hervorgeht, dass er die wohlverstandenen Interessen seiner Frau verletzt hat. Er hat Angst. ist eher unwahrscheinlich, da keine Ungewissheit vor zukünftigen Ereignissen beschrieben wird.

	EHER WAHRSCHEINLICH	EHER UNWAHRSCHEINLICH
ER HAT ANGST.	☐	■
ER IST TRAURIG.	■	☐
ER HAT MITLEID.	■	☐
ER FÜHLT SICH SCHULDIG.	☐	■
ER LIEBT SEINE FRAU.	■	☐

5. Aus dem Satz „Dieter (ist) ungewiss“ geht hervor, dass sein Gefühlsleben verunsichert ist und er Angst empfindet. Er hat Angst. ist daher eher wahrscheinlich. Er ist traurig. ist eher wahrscheinlich, da beide „glücklich miteinander“ waren.

   Er ist überrascht. ist eher unwahrscheinlich, da sein Lebenspartner zwar vor kurzem verstorben ist, Überraschung aber eine zeitlich sehr kurze Dimension hat, die eine spontane Reaktion wie z. B. Blickwechsel, unkontrollierter Ausruf provoziert. Das wäre also ein sog. false friend. Er ist zuversichtlich. ist eher unwahrscheinlich, da er Angst vor der Zukunft empfindet. Aus dem Text geht auch nicht hervor, dass er aufgrund eines Versäumnisses oder einer Handlung etwas bereut.

	EHER WAHRSCHEINLICH	EHER UNWAHRSCHEINLICH
ER BEREUT ETWAS.	☐	■
ER HAT ANGST.	■	☐
ER IST TRAURIG.	■	☐
ER IST ZUVERSICHTLICH.	☐	■
ER IST ÜBERRASCHT.	☐	■

6. Wir erfahren aus dem vorletzten Satz, dass es für Ihn unklar ist, wie es jetzt weitergehen soll. Er hat Angst. ist somit eher wahrscheinlich.

   Wir erfahren zwar, dass Walter seit langer Zeit arbeitslos ist und auf Kosten der Rente seiner Oma lebt und, dass er der Oma keinen Pflegedienst organisieren möchte. Ob dadurch Schuld am Versterben der Oma empfindet, wäre eine reine Spekulation. Er fühlt sich schuldig., ist daher eher unwahrscheinlich. Aus der Situationsbeschreibung geht auch nicht hervor, dass er verärgert ist, weil er nun die Rente seiner Oma nicht mehr erhält. Glücklich und ausgeglichen werden durch den Satz „Für Ihn ist unklar, wie es jetzt weitergehen soll.“ wiederlegt und sind somit eher unwahrscheinlich.

	EHER WAHRSCHEINLICH	EHER UNWAHRSCHEINLICH
ER IST AUSGEGLICHEN.	☐	■
ER IST VERÄRGERT.	☐	■
ER FÜHLT SICH SCHULDIG.	☐	■
ER IST GLÜCKLICH.	☐	■
ER HAT ANGST.	■	☐

7. Sie schämt sich. ist in dieser Situation eher wahrscheinlich, da sie die ausgebliebene Zustimmung durch die Schwiegereltern in Verlegenheit bringt.

   Sie ist verärgert. ist eher unwahrscheinlich, da durch den Satz „Frederike wird darauf kleinlaut und gibt nach." angedeutet wird, dass sie eher eingeschüchtert ist. Sie ist traurig. ist eher unwahrscheinlich, da aus der Situationsbeschreibung nicht hervorgeht, dass sie einen Verlust beklagt. Sie hat Angst. oder Sie bereut etwas. ist ebenso eher unwahrscheinlich.

	EHER WAHRSCHEINLICH	EHER UNWAHRSCHEINLICH
SIE IST TRAURIG.	□	■
SIE HAT ANGST.	□	■
SIE SCHÄMT SICH.	■	□
SIE IST VERÄRGERT.	□	■
SIE BEREUT ETWAS.	□	■

8. Wir erfahren, dass Dörte öffentlich bloßgestellt wird und ihr das unangenehm ist. Scham ist ein Gefühl der Verlegenheit oder der Bloßstellung. Es ist daher eher wahrscheinlich, dass sie sich schämt.

   Es geht nicht aus der Situation hervor, dass ihr unklar ist, wie es nun weitergeht oder sie um ihren Job fürchten muss. Es ist daher eher unwahrscheinlich, dass sie Angst hat. Es wird auch nicht beschrieben, dass ein Ereignis eintreffen wird, dass ihre Situation wahrscheinlich verbessern wird. Es ist daher eher unwahrscheinlich, dass sie zuversichtlich ist. Wir wissen nicht, ob Dörte aktuell an Dingen arbeitet, die für sie eine Herausforderung darstellen und die sie gerne meistern würde. Es ist daher eher unwahrscheinlich, dass sie herausgefordert und motiviert ist. Es geht auch nicht aus der Situationsbeschreibung hervor, dass sie einen Fehler bereut.

	EHER WAHRSCHEINLICH	EHER UNWAHRSCHEINLICH
SIE SCHÄMT SICH.	■	□
SIE BEREUT ETWAS.	□	■
SIE IST HERAUSGEFORDERT UND MOTIVIERT.	□	■
SIE IST ZUVERSICHTLICH.	□	■
SIE HAT ANGST.	□	■

9. Wir erfahren, dass Christian unsicher ist, ob er die Probezeit überstehen wird und fürchtet ggf. seinen Job zu verlieren. Er hat Angst. ist also eher wahrscheinlich. Angst und Bestrafung sind eine Form der Motivation, wenn auch die schlechtesten die es gibt. Aus dem Satz „(er) möchte sich noch mehr anstrengen“ erfahren wir, dass er gewillt ist noch mehr in die Arbeit zu investieren. Es stellt für ihn eine Herausforderung dar, die er motiviert meistern möchte. Er ist herausgefordert und motiviert. ist demnach eher wahrscheinlich.

Er ist zuversichtlich. ist eher unwahrscheinlich, da er unsicher ist, ob er die Probezeit schaffen wird. Er ist traurig. und er schämt sich. sind eher unwahrscheinlich, weil es aus dem Text nicht hervorgeht.

	EHER WAHRSCHEINLICH	EHER UNWAHRSCHEINLICH
ER IST ZUVERSICHTLICH.	□	■
ER HAT ANGST.	■	□
ER IST TRAURIG.	□	■
ER SCHÄMT SICH.	□	■
ER IST HERAUSGEFORDERT UND MOTIVIERT.	■	□

10. Wir erfahren durch den Satz „Mila glaubt einen Fehler begangen zu haben.“, dass sie Reue empfindet. Sie führt den Tod des Pudels auf ihr Verschulden zurück. Sie bereut etwas. und sie fühlt sich schuldig. sind somit eher wahrscheinlich.

Es wird nicht beschrieben, dass sie Angst vor z.B. Strafverfolgung oder ähnlichem hätte. Sie hat Angst. ist somit eher unwahrscheinlich. Scham ist ein Gefühl der Verlegenheit oder der Bloßstellung. Sie schämt sich. ist hier also eher unwahrscheinlich. Sie ärgert sich. ist hier ebenso eher unwahrscheinlich.

	EHER WAHRSCHEINLICH	EHER UNWAHRSCHEINLICH
SIE HAT ANGST.	□	■
SIE SCHÄMT SICH.	□	■
SIE BEREUT ETWAS.	■	□
SIE FÜHLT SICH SCHULDIG.	■	□
SIE ÄRGERT SICH.	□	■

7. SOZIALES ENTSCHEIDEN – LÖSUNGSTABELLEN

1. Überlegung D reflektiert das eigene Handeln und orientiert sich an den universalen Prinzipien „Schütze die Umwelt“ und „Schade keinem Menschen“. Auch E reflektiert die Folgen des Handelns, aber in kleinerem Rahmen nur in Bezug auf eine Einzelperson. A orientiert sich am Mehrheitsverhalten (Haltung „good boy“ bzw. „good girl“), C stellt den eigenen Vorteil in den Vordergrund und B orientiert sich an der Vermeidung des Nachteils bzw. der Bestrafung.

	1	2	3	4	5
(A)	□	□	■	□	□
(B)	□	□	□	□	■
(C)	□	□	□	■	□
(D)	■	□	□	□	□
(E)	□	■	□	□	□

2. Die Überlegung B reflektiert die Folgen des eigenen Handelns und folgt einem universalen ethischen Prinzip, E könnte als ein allgemein gültiges Leitprinzip postuliert werden und folgt dem Zweck, dass das soziale System seinen Mitgliedern Nutzen bringt. A folgt dem Pflichtbewusstsein, D orientiert sich am eigenen Vorteil und C an der Bestrafung.

	1	2	3	4	5
(A)	□	□	■	□	□
(B)	■	□	□	□	□
(C)	□	□	□	□	□
(D)	□	□	□	■	□
(E)	□	■	□	□	■

3. Die Überlegung C orientiert sich an einem reflektierten moralischen Prinzip (Schade keinem Menschen). E orientiert sich am Pflichtbewusstsein („Ordnungs- und Pflichtbewusstseinsorientierung"), D am Prinzip gutes Verhalten ist Verhalten, das anderen gut gefällt. A folgt egoistischen Motiven, B stellt den eigenen Nachteil bzw. Bestrafung in den Vordergrund.

	1	2	3	4	5
(A)	□	□	□	■	□
(B)	□	□	□	□	■
(C)	■	□	□	□	□
(D)	□	□	■	□	□
(E)	□	■	□	□	□

4. Die Überlegung B reflektiert das eigene Handeln, C folgt dem Pflichtbewusstsein. A folgt dem Prinzip „good boy bzw. good girl"; gutes Verhalten ist das, was anderen gut gefällt. D stellt den eigenen Vorteil in den Vordergrund, E den eigenen Nachteil bzw. Bestrafung.

	1	2	3	4	5
(A)	□	□	■	□	□
(B)	■	□	□	□	□
(C)	□	■	□	□	□
(D)	□	□	□	■	□
(E)	□	□	□	□	■

5. Die Überlegung D reflektiert das eigene Handeln und folgt einem moralischen Prinzip. A orientiert sich an „Ordnungs- und Pflichtbewusstseinsorientierung", E an der Haltung „good boy bzw. girl", die das eigene Handeln von der Meinung anderer abhängig macht. C orientiert sich am eigenen Vorteil, B an der Vermeidung einer Bestrafung.

	1	2	3	4	5
(A)	□	■	□	□	□
(B)	□	□	□	□	■
(C)	□	□	□	■	□
(D)	■	□	□	□	□
(E)	□	□	■	□	□

6. Die Überlegung C reflektiert das eigene Handeln und hat das Ziel möglichst viele Menschen zu nutzen. D orientiert sich am Pflichtbewusstsein, E am Mehrheitsverhalten („good boy bzw. girl"). B folgt egoistischen Motiven und dem eigener Nutzen, A orientiert sich an der Bestrafung bzw. dem eigenen Nachteil.

	1	2	3	4	5
(A)	□	□	□	□	■
(B)	□	□	□	■	□
(C)	■	□	□	□	□
(D)	□	■	□	□	□
(E)	□	□	■	□	□

7. Die Überlegung D folgt einem reflektierten moralischen Prinzip, B orientiert sich am Pflichtbewusstsein und A am Verhalten anderer („good boy bzw. good girl"). E stellt den eigenen Vorteil in den Vordergrund und C den eigenen Nachteil bzw. Bestrafung.

	1	2	3	4	5
(A)	□	□	■	□	□
(B)	□	■	□	□	□
(C)	□	□	□	□	■
(D)	■	□	□	□	□
(E)	□	□	□	■	□

8. Die Überlegung A reflektiert das Handeln und orientiert sich an einem allgemeinen moralischen Prinzip („Sicherheit geht vor"). B folgt dem Pflichtbewusstsein, E der Haltung „good boy bzw. good girl" bzw. was würden andere an meiner Stelle tun. C stellt den eigenen Nutzen in den Vordergrund, D den eigenen Nachteil bzw. Bestrafung.

	1	2	3	4	5
(A)	■	□	□	□	□
(B)	□	■	□	□	□
(C)	□	□	□	■	□
(D)	□	□	□	□	□
(E)	□	□	■	□	■

9. Die Überlegung E folgt einem reflektierten moralischen Prinzip, A dem Pflichtbewusstsein, D der Haltung „good boy bzw. girl“, das das eigenen Handeln von der Meinung anderer abhängig macht. Überlegung C orientiert sich am eigenen Vorteil, B an der Bestrafung bzw. Strafvermeidung.

	1	2	3	4	5
(A)	□	■	□	□	□
(B)	□	□	□	□	■
(C)	□	□	□	■	□
(D)	□	□	■	□	□
(E)	■	□	□	□	□

10. Die Überlegung B reflektiert das eigene Handeln und folgt einem moralischen Prinzip („Hilf anderen Menschen“). E orientiert sich am Pflichtbewusstsein den Verwandten gegenüber, A am Verhalten anderer Menschen („good boy bzw. good girl“). D folgt egoistischen Motiven, C stellt den möglichen Nachteil bzw. Bestrafung in den Vordergrund.

	1	2	3	4	5
(A)	□	□	■	□	□
(B)	■	□	□	□	□
(C)	□	□	□	□	■
(D)	□	□	□	■	□
(E)	□	■	□	□	□

BUCHEMPFEHLUNGEN, E-LEARNING UND SEMINARE

BUCHEMPFEHLUNGEN, E-LEARNING UND SEMINARE

Für eine intensive Vorbereitung ist ausreichend hochwertiges Übungsmaterial unverzichtbar. Wir haben Dir deshalb unsere Übungsbücher nach Untertest sortiert aufgeführt. Über den nebenstehenden QR-Link erhältst Du weitere Informationen und Leseproben zum jeweiligen Buch.

Darüber hinaus empfiehlt es sich Bücher in Gruppen zu besorgen und diese gemeinsam zu nutzen. Eine weitere günstige Alternative ist unsere EMS, TMS, MedAT Tauschbörse. Du findest diese Gruppe auf Facebook und kannst hier mit ehemaligen TeilnehmerInnen Bücher tauschen oder vergünstigt kaufen.

Zudem findest Du in diesem Kapitel alle wichtigen Informationen zu unseren MedAT Seminaren und zu unserer E-Learning-Plattform. Via QR-Link gelangst Du direkt zu den Informationsvideos.

1. BASISKENNTNISTEST FÜR MEDIZINISCHE STUDIEN

Das Feld der Vorbereitungsbücher ist dicht gesät und die Qual der Wahl groß. Auf der Basis einer Umfrage mit ehemaligen MedAT-TeilnehmerInnen konnten wir einige besonders empfehlenswerte Bücher zur Vorbereitung auf den MedAT selektieren. Die Umfrage ist seit 2015 online und bisher haben mehr als 500 TeilnehmerInnen partizipiert. Es wurde insbesondere gefragt, mit welchen Büchern man sich den Lernstoff angeeignet hat, in wieweit das Inhaltsverzeichnis der Bücher mit dem Lernstoffkatalog übereinstimmt und ob die Bücher empfehlenswert sind. Die Umfrage ist weiterhin online und wir wären dankbar für Deine Meinung zu diesem Thema. Einfach dem QR-Link folgen und abstimmen.

Die bisherige Auswertung hat Gewinner hervorgebracht, die wir uneingeschränkt empfehlen können. Diese literarischen Leckerbissen sollten in Deinem Bücherregal nicht fehlen! Es wurden Noten von 1 (sehr gut) bis 5 (sehr schlecht) vergeben. Die Anzahl N der Bewertungen spiegelt auch die Beliebtheit der Bücher wieder. Die TeilnehmerInnen haben nur Bücher bewertet, die sie auch wirklich kennen.

BIOLOGIE

Zur Vorbereitung auf das Fach Biologie im MedAT wurden 14 relevante Bücher bewertet. Das Buch Körper des Menschen vom Thieme Verlag und das Buch Lindner Biologie sind die Favoriten. Das zeigt sich sowohl an der Anzahl der Bewertungen, als auch an der Note.

Ein anonymer Rezensent schrieb über das Buch Körper des Menschen:

„Kein anderes Biologielehrbuch hat meines Erachtens eine größere Schnittmenge mit der Stichwortliste für Biologie. Zudem ist es kompakt und gut lesbar geschrieben. Teilweise vermutlich (zu) hohes Niveau. Für die Vorbereitung trotzdem super. Fachbegriffe und deutsche Begriffe. Aussagekräftige Abbildungen. Gewohnt durchgängiges Layout des Thieme Verlags."

PLATZ	TITEL	NOTE (MITTELWERT)	ANZAHL DER BEWERTUNGEN (N)
1	Der Körper des Menschen Thieme Verlag ISBN: 978-3-133297-16-5	1,85	N = 227
2	Linder Biologie SII Schroedel Verlag ISBN: 978-3-507109-30-8	2,07	N = 242
3	Campbell Biologie Pearson Studium ISBN: 978-3-868942-59-0	2,12	N = 113
4	Kurzlehrbuch Biologie Thieme Verlag ISBN: 978-3-131409-83-6	2,13	N = 116
5	Biologie Anatomie Physiologie Urban & Fischer ISBN: 978-3-437268-02-1	2,18	N = 152
6	T-Med Skriptum Biologie	2,34	N = 113
7	mediscript Kurzlehrbuch Biologie Urban & Fischer Verlag ISBN: 978-3-437433-22-1	2,38	N = 128
8	Biologie für Mediziner Springer Verlag ISBN: 978-3-662461-77-8	2,45	N = 118
9	Medi-Learn Skriptenreihe 2014/15: Biologie ISBN: 978-3-956580-01-7	2,47	N = 110
10	Duden Basiswissen Schule Biologie Bibliographisches Institut ISBN: 978-3-411046-13-3	2,51	N = 105
11	IFS Studentenkurse Skriptum Biologie & Chemie	2,52	N = 129
12	Crashkurs MedAT: Biologie TOKAstudent ISBN: 978-3-950374-43-8	2,72	N = 118
13	Kurzlehrbuch Histologie Thieme Verlag ISBN: 978-3-131355-74-4	2,72	N = 104

Wir möchten darauf hinweisen, dass wir uns von Skripten kommerzieller Vorbereiter distanzieren wollen und raten daher vom Kauf dieser Kompendien ab. Seit vielen Jahren gibt es hervorragende Bücher bekannter Verlage auf dem Markt, die die Themengebiete nicht nur bestens abdecken, sondern auch didaktisch besser erklären. Meist sind die Skripte kommerzieller Anbieter nur eine billige Abschrift des Originals. Darüber hinaus ändern sich Inhalte durch neue Erkenntnisse rasch. Um nicht auch noch die Richtigkeit des Lernstoffes überprüfen zu müssen, empfehlen wir daher Bücher namhafter Verlage in der neuesten Auflage.

CHEMIE

Zur Vorbereitung auf das Fach Chemie im MedAT wurden neun relevante Bücher bewertet. Die beiden Sieger der Umfrage sind Chemie: Basiswissen der Chemie vom Thieme Verlag alias der „Mortimer“ und Chemie für Mediziner vom Urban und Fischer Verlag, der unter Medizinstudenten besser unter dem Begriff der „Zeeck“ bekannt ist. Beide Bücher sind ausgezeichnet und von uns im Studium selbst verwendet worden.

Zum „Mortimer“ schreibt ein anonymer Teilnehmer der Umfrage:
„Das Basiswissen kann man mit diesem Buch vertiefen.“

Zum „Zeeck“ schreibt ein anderer Teilnehmer der Umfrage:
„Gute verständliche Erklärungen und Darstellungen. Es ist einfach und verständlich erklärt und die zahlreichen Kasten sind zudem sehr hilfreich.“

PLATZ	TITEL	NOTE (MITTELWERT)	ANZAHL DER BEWERTUNGEN (N)
1	Chemie für Mediziner Urban & Fischer Verlag ISBN: 978-3-437424-44-1	1,92	N = 100
2	Chemie: Das Basiswissen der Chemie Thieme Verlag ISBN: 978-3-134843-12-5	2,04	N = 78
3	mediscript Kurzlehrbuch Chemie Urban & Fischer Verlag ISBN: 978-3-437433-27-6	2,15	N = 82
4	Duden Basiswissen Schule: Chemie Abitur Bibliographisches Institut ISBN: 978-3-411045-94-5	2,27	N = 106
5	T-Med Skriptum Chemie	2,27	N = 67
6	Kurzlehrbuch Chemie Thieme Verlag ISBN: 978-3-131355-22-5	2,29	N = 75
7	Startwissen Chemie Spektrum Akademischer Verlag ISBN: 978-3-827418-09-8	2,40	N = 55
8	Übungsbuch Chemie für Dummies Wiley-VCH Verlag ISBN: 978-3-527706-891	2,43	N = 84
9	Crashkurs Chemie TOKAStudent ISBN: 978-3-950374-42-1	2,83	N = 82

PHYSIK

Die Auswahl an geeigneten Büchern zur Vorbereitung auf den Teil Physik im BMS ist begrenzt und die meisten SchülerInnen lernen mit Ihren Schulbüchern. Sieger in dieser Kategorie ist das Buch mediscript Kurzlehrbuch Physik.

Ein anonymer Rezensent kommentierte das Buch wie folgt:

„Alle Themen sind in dem Buch zu finden, es ist halt nicht direkt für den MedAT ausgelegt, weshalb ein paar Themen vielleicht etwas zu wenig beschrieben werden und andere zu viel."

PLATZ	TITEL	NOTE (MITTELWERT)	ANZAHL DER BEWERTUNGEN (N)
1	mediscript Kurzlehrbuch Physik Urban & Fischer ISBN: 978-3-437433-21-4	2,09	N = 82
2	Abiturtraining Physik STARK Verlag ISBN: 978-3-894491-76-5	2,28	N = 96
3	Kurzlehrbuch Physik Thieme Verlag ISBN: 978-3-131464-71-2	2,28	N = 75
4	Crashkurs MedAT: Physik & Mathematik TOKAStudent ISBN: 978-3-950374-44-5	2,71	N = 78

MATHE

Es wurden vier Bücher zur Vorbereitung auf den MedAT auf den Prüfstand gestellt. Erfreulicherweise hat sich in dieser Kategorie unser Buch Mathe Leitfaden durchgesetzt.

Ein anonymer Kommentator schreibt über das Buch kurz und knapp:
„Für die Grundlagen gut."

PLATZ	TITEL	NOTE (MITTELWERT)	ANZAHL DER BEWERTUNGEN (N)
1	Mathe Leitfaden für den EMS & TMS MedGurus Verlag ISBN: 978-3-950333-22-0	2,20	N = 89
2	TRAINING Mathematik STARK Verlag ISBN: Reihe	2,22	N = 82
3	Kompaktwissen Mathematik STARK Verlag ISBN: Reihe	2,29	N = 77
4	Basiswissen Schule – Mathematik Abitur Bibliographisches Institut ISBN: 978-3-411717-44-6	2,47	N = 77

2. ÜBUNGSMATERIAL ZU DEN EINZELNEN UNTERTESTS

Ausführliche Informationen zu unseren Büchern, Seminaren und zu unserer E-Learning-Plattform erhältst Du auf unserer Homepage www.medgurus.de. Wenn Du mehr Informationen, Bilder oder Leseproben zu den unten aufgeführten Büchern unserer TMS, EMS, MedAT und Ham-Nat Buchreihen erhalten willst, folge einfach dem QR-Link neben den Büchern.

DIE KOMPLETTE MEDAT BUCHREIHE

LEITFADEN
Medizinaufnahmetest in Österreich

* Lösungsstrategien zu allen Untertests werden anhand anschaulicher Beispiele erklärt
* Übungsaufgaben zu allen Untertests des MedAT
* Musterlösungen zu allen Übungsaufgaben
* Allgemeine Tipps, Tricks und Ratschläge für den MedAT
* Detaillierter Lernplan zur Vorbereitung auf den MedAT
* Alle Infos rund um den MedAT inkl. Erfahrungsberichten von Teilnehmern

SIMULATION
Übungsbuch

* Eine komplette Simulation des MedAT
* Alle Aufgaben wurden an die aktuellen Ansprüche des MedAT angepasst
* Alle Aufgaben wurden von über 1000 Teilnehmern getestet
* Musterlösungen zu allen Übungsaufgaben

TEXTVERSTÄNDNIS
Übungsbuch

* 55 medizinische Übungstexte zu aktuellen, MedAT-relevanten Themen
* 133 originalgetreue Übungsaufgaben
* Lösungsstrategien, Tipps und Tricks zur effizienten Bearbeitung
* Acht komplette MedAT Simulationen
* Lösungen zu allen Übungsaufgaben
* Die Themen sind an die Ansprüche des MedAT angepasst

KOGNITIVE FÄHIGKEITEN

Übungsbuch

- 1460 Übungsaufgaben zu allen Untertest der Kognitiven Fähigkeiten im MedAT
- 112 komplette Untertest-Simulationen
- Lösungen zu allen Übungsaufgaben
- Alle Aufgaben sind top-aktuell und an den MedAT angepasst

DER BASISKENNTNISTEST MEDIZINISCHE STUDIEN BMS

Übungsbuch

- Die komplette Vorbereitung auf den BMS mit mehr als 750 Aufgaben
- Musterlösungen zu allen Aufgaben
- Alle Aufgaben wurden an die Ansprüche des MedAT angepasst
- Ausführliche Erklärungen zu Lern- und Mnemotechniken
- Themenschwerpunkte der letzten Jahre sind besonders hervorgehoben
- Detaillierte Buchempfehlungen

MANUELLE FÄHIGKEITEN IM MEDAT-Z

Übungsbuch

- 150 originalgetreue Übungsaufgaben
- Zehn komplette Simulationen Draht biegen
- Acht komplette Simulationen Formen spiegeln
- Tipps für eine effizientere und schnellere Bearbeitung
- Ein Set mit 30 Drähten, die den Drähten im MedAT-Z entsprechen

MANUELLE FÄHIGKEITEN IM MEDAT-Z

Übungsdrähte

- Ein Set mit 30 Drähten, die den Drähten im MedAT-Z entsprechen
- Die Drähte wurden von Zahnmedizinern geprüft
- Runder Querschnitt, 0,7 mm Durchmesser, 30 cm Länge

3. E-LEARNING

In den letzten Jahren haben wir eine E-Learning-Plattform entwickelt auf der Du mittels Video-Tutorials alle Lösungsstrategien gezeigt bekommst und diese direkt mithilfe verschiedener Übungs- und Simulationsmodi trainieren kannst. Mithilfe der ausgeklügelten Lernstatistik erhältst Du Deinen individuellen Lernplan und kannst Dich dank unserer innovativen Ranking-Funktion mit allen anderen Teilnehmern vergleichen.

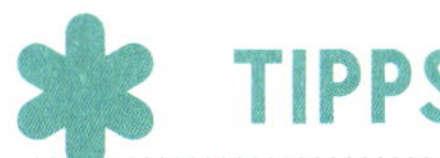

TIPPS

* **FÜR UMME**
  Auf unserer E-Learning-Plattform hat jeder die Möglichkeit kostenlos einen Einstufungstest zu machen. Dank der Ranking-Funktion kannst Du Dich direkt mit allen anderen Teilnehmern vergleichen und erhältst eine detaillierte Auswertung Deiner Stärken und Schwächen. Mehr Infos gibt es im Video. Einfach dem QR-Link folgen.

* **GEHE DIREKT AUF LOS!**
  Scannen und loslegen! Hier geht's direkt zu unserer Lernplattform. Einfach dem QR-Link folgen.

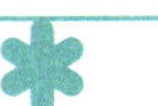

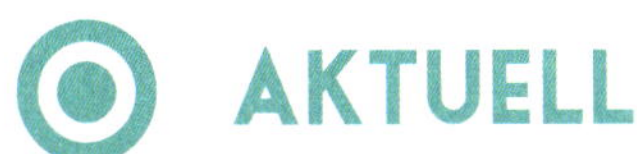

AKTUELL

* **BULLSEYE**
  Eine Umfrage unter allen Teilnehmern unserer E-Learning Plattform im vergangenen Jahr hat gezeigt, dass unser errechnetes Ranking beim Großteil auch dem tatsächlichen MedAT Ergebnis entsprach. Mehr als 80 Prozent der Teilnehmer gaben an das exakt gleiche oder nur ein minimal abweichendes Ergebnis erreicht zu haben.

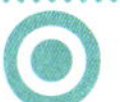

4. VORBEREITUNGSSEMINARE

Seit 2007 bieten wir Vorbereitungskurse zu studentisch fairen Preisen für den EMS, TMS, MedAT und Ham-Nat an. In unseren Seminaren stellen wir effiziente Bearbeitungsstrategien zu den einzelnen Untertests vor und trainieren diese mit den Teilnehmern anhand von Beispielaufgaben ein. Video Tutorials, Allgemeine Informationen zum EMS, TMS, MedAT und Ham-Nat, sowie Informationen zu unserem Kursangebot findest Du auf unserer Homepage www.medgurus.de.

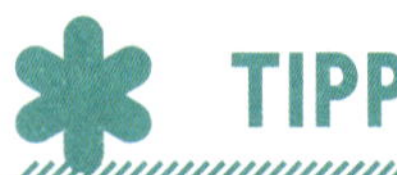

* **WATCH AND LEARN**
  Lass Dir von Lucas unser gurutastisches MedAT Kursprogramm verständlich erklären. Da ist für jeden Geschmack etwas dabei. Einfach dem QR-Link folgen.

QUELLEN VERZEICHNIS

QUELLEN VERZEICHNIS

1. LITERATURVERZEICHNIS

A

Amelang, M., & Schmidt-Atzert, L. (2006): Psychologische Diagnostik und Intervention (4. Ausg.). Berlin: Springer Verlag.

Antike Heilkunde (2014): Zugriff am 26.01.2014. Verfügbar unter: http://www.antike-heilkunde.de/AntikeHeilkundeAerzte/Asklepios/Asklepios.php

B

Best Management e. U. (2016): Die Stufen der moralischen Entwicklung nach Lawrence Kohlberg, Verfügbar unter: http://arbeitsblaetter.stangl-taller.at/MORALISCHEENTWICKLUNG/KohlbergStufen.shtml, zuletzt besucht 28.01.2019

Biba, F. (2014): Asklepios und das Schlangensymbol in Medizin und Pharmazie. Zugriff am 26.01.2014. Verfügbar unter: http://www.apotheker.or.at/Internet/OEAK/NewsPresse_1_0_0a.nsf/ca4d14672a08756bc125697d004f8841/49712c01bd081b43c1256ac60034f51b/$FILE/schlange%C3%96AZ.pdf

Böhmert, C. (2013): Darf man mit IQ-Tests Ethnien und Geschlechter vergleichen? Gehirn und Geist, 1,50.

C

Colby, Ann & Kohlberg, Lawrence (1978): Das moralische Urteil: Der kognitionszentrierte entwicklungspsychologische Ansatz. In: Steiner, G. (Hrsg.): Die Psychologie des 20. Jahrhunderts. Band VII: Piaget und die Folgen. Zürich: Kindler. (Stangl, 2019).

G

Gunther, K. (2012): Erfolgsgedächtnis. München: Goldmann.

H

Habersack, M., Dimai, H., Ithaler, D., Neges, N., & Reibnegger, G. (2012): Inventory of an experiment: Situational Judgment Test. Medical University Graz.

Hänsgen et al. (2005): Vorbereitungsreport 2005. Vorbereitung auf den EMS – was und wie viel ist richtig? Freiburg: ZTD – Zentrum für Testentwicklung und Diagnostik an der Universität Freiburg.

Heidenberger, I. B. (2013): Zeitblüten. Abgerufen am 27.03.2013. Verfügbar unter: http://www.zeit-blueten.com/news/atemuebungen/

Hesse, J., & Schrader, H. (2006): Testtraining Rechnen und Mathematik – Eignungs- und Einstellungstests sicher bestehen (1. Ausg.). München: Stark Verlagsgesellschaft mbH & Co. KG.

Hofmann, E., & Löhle, M. (2012): Erfolgreich Lernen. Göttingen: Hogrefe Verlag.

I

Institut für Psychologie der Universität Graz, Psychologische Diagnostik & Methodik, Untertest Emotionen erkennen (2017): Verfügbar unter: https://vmc.medunigraz.at/add-on, zuletzt besucht 21.03.2017

Institut für Psychologie der Universität Graz, Psychologische Diagnostik & Methodik, Untertest Soziales Entscheiden (2017): Verfügbar unter: https://vmc.medunigraz.at/add-on, zuletzt besucht 21.03.2017

K

Kohlberg, Lawrence (1976): Moral stages and moralization: the cognitive development approach. In: Kohlberg, L. (Hrsg.): Moral development and behavior. New York: Holt, Rinehart & Winston.

M

McDaniel, M. A., Hartman, N. S., Whetzel, D. L. und Grubb, W. B. (2007): Situational judgment tests, response instructions and validity: a meta-analysis. In Burke, M. J. (Hsg.). Personnel psychology (S. 63–84). Blackwell Publishing.

Medizinische Universität Graz (2019): Vorbereitung zum Aufnahmetest Humanmedizin – MedAT-H. Basiskenntnistest für medizinische Studien BMS. Veröffentlichte Stichwortlisten Biologie, Chemie, Physik und Mathematik. Abgerufen am 9.02.2019. Verfügbar unter: https://vmc.medunigraz.at/add-on/course/view.php?id=14

Medizinische Universität Graz (2015): Studienplätze. Abgerufen am 09.02.2019. Verfügbar unter: https://www.medunigraz.at/aufnahmeverfahren-humanmedizin/kontingenteinteilung-und-studienplatzvergabe/

Medizinische Universität Innsbruck (2015): Studienplätze. Abgerufen am 09.02.2019. Verfügbar unter: http://www.medizinstudieren.at/allgemeine-informationen/studienplaetze-platzvergabe/innsbruck/

Medizinische Universität Linz (2019): Studienplätze. Abgerufen am 09.02.2019. Verfügbar unter: https://www.jku.at/studieren/studium-von-a-z/aufnahmeverfahren/bachelorstudium-humanmedizin/

Medizinische Universität Wien (2019): Studienplätze. Abgerufen am 09.02.2019. Verfügbar unter: http://www.medizinstudieren.at/allgemeine-informationen/studienplaetze-platzvergabe/wien/

Mück, (2008): „Komplexe Simulationen oder Situational Judgment Tests Referat im Rahmen der Veranstaltung Personalmarketing und Personalauswahl Sommersemester 2008“, Universität Hohenheim. Verfügbar unter: https://www.uni-hohenheim.de/www540f/lehrveranstaltungen/Lvss08/PmPa/Referate/PA%204%20B%20H%20Komple-xe%20Simulationen%20oder%20SJTs-Handout.pdf

P

Prasch, P. (2012): Schlangenmystik. Zugriff am 26.01.2014. Verfügbar unter: http://www.planet-wissen.de/natur_technik/reptilien_und_amphibien/schlangen/schlangenmystik.jsp

S

Smolle, J. (2015): Mitteilungsblatt der Medizinischen Universität Graz 4. Sondernummer. Graz.

Smolle, J. (2010): Der Standard.at. Abgerufen am 21.02.2015 von http://derstandard.at/ 1276413421242/Kritik-an-Ueberpruefung-der-sozialen-Kompetenz-bei-Medizin-Aufnahmetest

Spillner, V. (2009): Trainieren für den höheren IQ? Abgerufen am 16.05.2013. Verfügbar unter: http://www.spektrum.de/alias/vortragsbericht/trainieren-fuer-den-hoeheren-iq/983260

Stangl, W. (2019): Stufen der moralischen Entwicklung nach Lawrence Kohlberg. [werner stangl]s arbeitsblätter. Abgerufen am 15.02.2019. Verfügbar unter https://arbeitsblaetter.stangl-taller.at/MORALISCHEENTWICKLUNG/KohlbergStufen.shtml

W

Wikipedia (2013): Galle. Zugriff am 13.11.2013. Verfügbar unter: http://de.wikipedia.org/wiki/Galle

Wikipedia (2013): Laktoseintoleranz. Zugriff am 15.11.2013. Verfügbar unter: http://de.wikipedia.org/wiki/Laktoseintoleranz

Z

ZTD (2005): Vorbereitungsreport 2005. Vorbereitung auf den EMS – was und wie viel ist richtig? Freiburg: ZTD – Zentrum für Testentwicklung und Diagnostik an der Universität Freiburg.

2. ABBILDUNGSVERZEICHNIS

Passfotos: Passbild © Dream-Emotion – Fotolia.com; junger Mann © Claudia Paulussen – Fotolia.com; Geschäftsmann Portrait © TrudiDesign – Fotolia.com; Mädchen © Michaela Müller – Fotolia.com; Frau im Portrait © Edler von Rabenstein – Fotolia.com; Ernstes Gesicht eines junges Mädchen. © anoli – Fotolia.com; Hübscher blonder Teenager © absolutimages – Fotolia.com; Junge © Dron – Fotolia.com; Portrait Junge © Janina Dierks – Fotolia.com; Neutrales Portrait einer Frau © Robert Kneschke – Fotolia.com; Portrait eines attraktiven Mannes © Kaarsten – Fotolia.com; Ernste Frau von vorne © Robert Kneschke – Fotolia.com; Frontales Portrait einer Frau © Robert Kneschke – Fotolia.com; Portrait einer Frau © Robert Kneschke – Fotolia.com; Mann schaut ernst © Robert Kneschke – Fotolia.com; Portrait einer jungen Frau © Bernd Leitner – Fotolia.com; Portrait eines Managers © Robert Kneschke – Fotolia.com; portrait einer jungen geschäftsfrau © Picture-Factory – Fotolia.com; Junger Mann von vorne © Robert Kneschke – Fotolia.com; Portrait einer Frau © Christian Schwier – Fotolia.com; Portrait eines Mannes © Christian Schwier – Fotolia.com; Portrait eines Mannes © Christian Schwier – Fotolia.com; Lachender junger Mann © Robert Kneschke – Fotolia.com; Bewerbungsfoto eines jungen Mannes © Robert Kneschke – Fotolia.com; portrait © detailblick – Fotolia.com; portrait einer fröhlichen jungen frau © Picture-Factory – Fotolia.com; Schönes Portrait einer jungen Frau © Dan Race – Fotolia.com

NOTIZEN

NOTIZEN

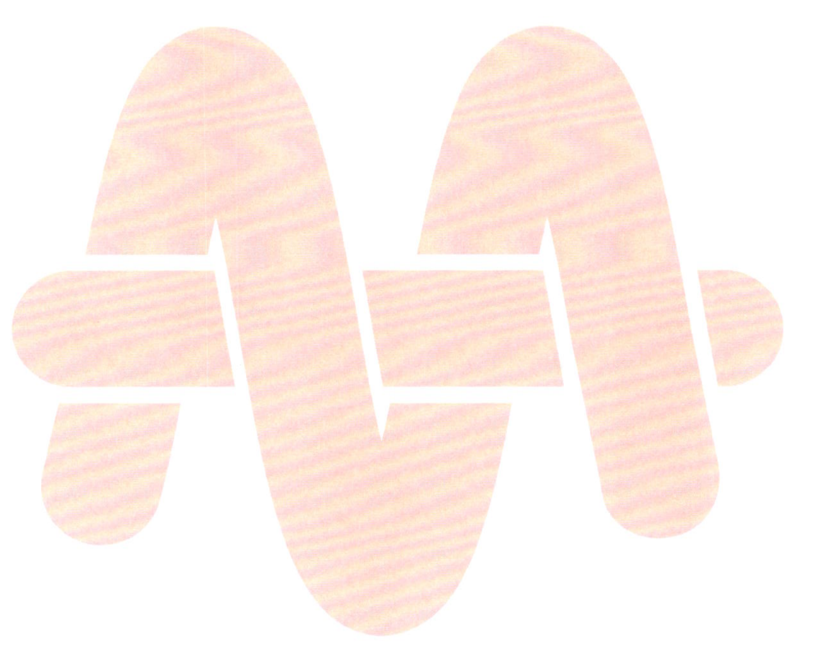

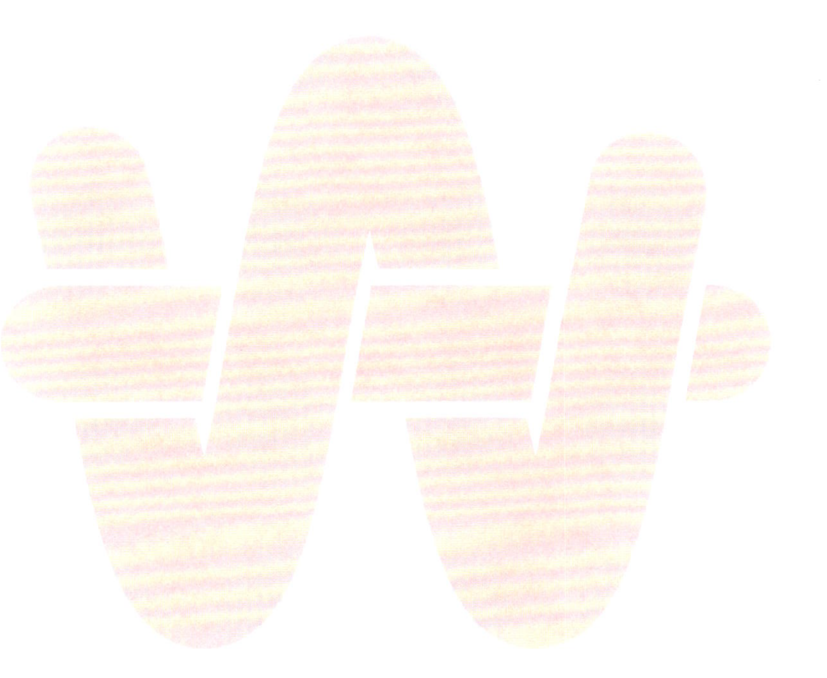

NOTIZEN

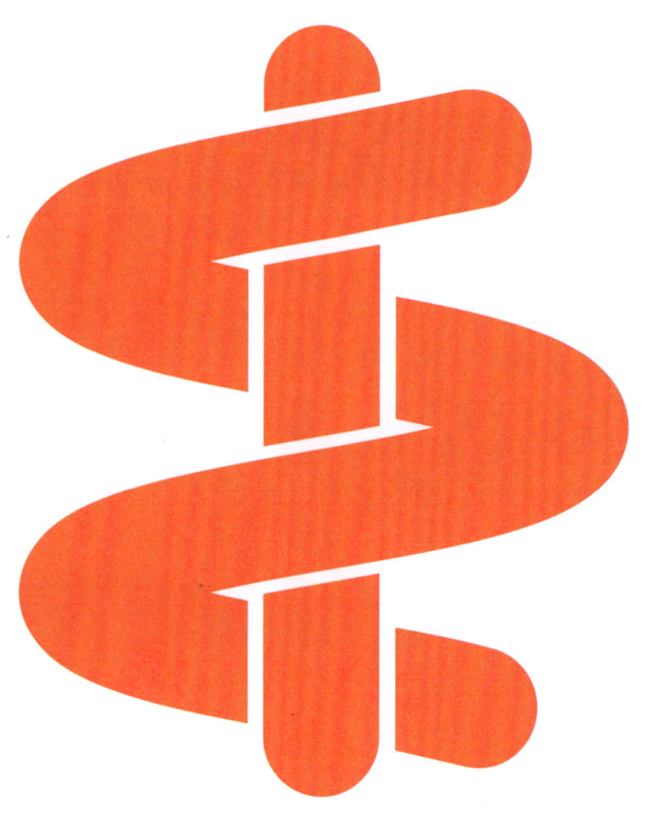